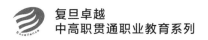

复旦卓越
中高职贯通职业教育系列

受上海高校内涵建设项目"经管专业人才培养创新"
（项目编号2016-SHNGE-08NH）项目资助

U0259894

Inspection Practice

报检实务

金 朵 主编

复旦大學 出版社

前　言

商品检验是国际贸易发展的产物,它随着国际贸易的发展已成为商品买卖的一个重要环节和买卖合同中不可缺少的一项内容,国家有关报检工作的法律法规的陆续出台,也更加明确指出了出入境报检工作的重要性。2018 年 4 月 20 日,出入境检验检疫局正式并入中国海关,这对所有从事进出口贸易,国际物流,港口及报关、报检等工作的人员和企业而言都意义重大。在此背景下,本书根据"关检融合"最新政策组织教材内容,使学生能全面掌握最新报检工作内容,及时完成专业知识能力和职业能力的提升。

本书以国际贸易报检知识为基础,以国家最新检验检疫法律、法规为依据,以进出口货物报检为核心,以进出口货物报检技能掌握为重点,以岗位知识素质和技能要求为线索,从出入境检验检疫概述、出入境检验检疫基础、出入境检验检疫流程设计、出入境检验检疫的签证和通关放行、出入境特殊货物及其他出入境检验检疫对象的报检、特殊监管区域的货物报检等九个方面对报检实务的知识进行有关阐述,注重理论知识和技能训练的有机结合,侧重内容的简明、通俗和应用性。

本书立足中高职教育,紧密结合中高职教育实际进行教材的编写,在编写上有以下特色:

在知识体系上,突出专业知识内容和职业定向性的有机联系,以职业能力培养为基础,以基本技能培养为主线,以专业理论知识为指导,以掌握概念、强化应用为重点,把理论知识和实践技能有机结合起来进行阐述。

在知识内容上,精简专业理论知识,以实用、够用为目的,注重吸纳本学科最新的法律法规和操作方法,使内容更贴近实际业务的操作,体现职业教育的职业特色。

在知识结构方面,实现学历教育和考证培训的结合,体现双证融通的特色。每章开篇设置"学习目标""案例导入",正文中穿插"知识链接""同步案例",每章结尾设置"单元知识逻辑"及"教学一体化训练"。

在教材配套上,提供教材的电子课件、教学大纲及教学进度方案等。

本书在编写过程中,得到了许多专家、老师的指导,也参阅了大量学者的专著和文献,在此表示衷心的感谢。

由于作者水平有限,本书难免存在不足之处,恳请各位专家学者和广大读者批评指正。

编　者

2019 年 12 月

目　录

第1章
出入境检验检疫概述

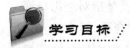

学习目标

知识目标：

1. 理解出入境检验检疫的基本含义；
2. 了解出入境检验检疫的历史沿革；
3. 明确出入境检验检疫工作的地位、目的与任务；
4. 掌握我国出入境检验检疫的工作内容；
5. 熟悉出入境检验检疫工作主管部门的主要职能。

能力目标：

1. 理解出入境检验检疫工作的重要意义；
2. 通过各种信息渠道收集和获取有关出入境检验检疫工作的政策、法规和制度等；
3. 能够根据检验检疫的相关法律、法规和国际惯例解决实际问题。

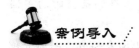

案例导入

2018年8月5日，拱北海关隶属闸口海关关员在对拱北口岸一名入境的中国澳门旅客携带行李进行查验时，截获12只活蟋蟀。由于活动物(犬、猫除外)属于禁止进境物，该旅客未申报且无检疫审批手续，海关关员依法对该批活蟋蟀作退回处理。

根据《中华人民共和国禁止携带、邮寄进境的动植物及其产品名录》规定，活体昆虫属于禁止携带进境物。如需携带除犬、猫以外的活动物进境，必须事先办理动植物检疫审批手续并经由货物渠道进口，切勿违规携带，以免因违法被追究法律责任。

1.1 出入境检验检疫的概念

出入境检验检疫，是指海关依照法律、行政法规和国际惯例等的要求，对出入境的货物、交通运输工具、人员等进行检验检疫、认证及签发官方检验检疫证明等监督管理工作。出入境检验检疫的目的，是确保人民的生命健康和生活环境的安全，保护国家经济的顺利发展。

出入境检验检疫,其实是由"进出口商品检验"、"进出境动植物检疫"和"过境卫生检疫"组合演变出的新名词。因此,检验检疫实际包含了进出口商品检验、动物及动物产品检疫、植物及植物产品检疫和卫生检疫四个专业的范畴,其实质性内容就是"检验"和"检疫"。

1.1.1　检验

"检验"(Inspection)是通过观察和判断,辅以测量、测试、度量,进行符合性评价(ISO/IEC 指南 2,14.2)。它在"商检学"中有狭义和广义之分,从狭义来看,就是指对进出口商品的品质检验。其具体的含义是指在国家的授权下,以法律为依据,按照合同、标准或者来样的要求,运用各种手段,包括感官、物理测试、化学检验、仪器分析、微生物学的分辨分析方法,对进出口商品所含的各种原材料、成品和半成品的品质、规格、等级等进行检查,确定其是否符合外贸合同(包括成交样品)、标准等规定的过程。从广义来看,检验包含两个层次的含义:第一层包括检查管理的水平、效果,以衡量管理是否恰当、有效;第二层包括检验商品的质量、规格、数量、重量、包装以及是否符合安全、健康、环保、卫生等要求。其具体的含义是指根据国家的授权,对进出口的商品进行检验、监督管理以及公证鉴定。

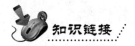知识链接

ISO/IEC

ISO 是国际标准化组织(International Standard Organization)的简称,其成员由来自世界上 100 多个国家的国家标准化团体组成。代表中国参加 ISO 的国家机构是当时的中国国家质量技术监督局(CSBTS)。

IEC 是国际电工组织(International Electronic Committee)的简称,中国参加 IEC 的国家机构也是国家质量技术监督局。ISO 和 IEC 作为一个整体,担负着制定全球国际标准的任务,ISO 和 IEC 都是非政府性机构,它们制定的标准实质上是自愿执行的,但得到了国际的认可。

1.1.2　检疫

"检疫"(Quarantine)是以法律为依据(包括 WTO 通行规则、法律与法规和国家法律与法规),由国家授权的特定机关对有关生物及其产品和其他相关商品实施科学检验鉴定与处理,以防止有害生物在国内蔓延和在国际上传播的一项强制性行政措施,或者说是为了防止人类疾病的传播所采取的防范管理措施。"Quarantine"一词源于拉丁文"Quarantum",本义是 40 天。早在 14 世纪中叶,由于欧洲对外经济贸易的发展,鼠疫、天花、霍乱、黄热病等传染病相继通过海上客轮或货轮运输传入欧洲,严重威胁了人们的生命安全。为了防止传染病传入,各国纷纷对进入本国的外贸货物和人员进行传染病的检查和控制。1348 年为了防止鼠疫传入,威尼斯港建立了世界上第一家卫生检疫站,要求入境的

外来船舶和人员,采取进港前一律在锚地滞留、隔离 40 天的防范措施。在此期间,如未发现船上人员染有传染疫病,方可允许船舶进港和人员靠岸。这种带有强制性的隔离措施,在当时医药尚不发达的条件下,对阻止疫病的传播蔓延起到了很大的作用。从此以后,这一方法在国际上被普遍采用并逐渐发展,形成了"检疫"的概念。这种始于人类防范疫病的隔离检疫措施(即卫生检疫),给人们以启迪,被人们逐步运用到阻止动物、植物危险性病虫害的传播方面,产生了动物检疫学和植物检疫学理论。

现引申到出入境检验检疫学中,检疫又含有"阻止"或"禁止"之意。因此,检疫的含义可以表述为:在国家的授权下,以法律为依据,对有关生物及其产品以及其他相关物品实施科学检验鉴定与处理,以防止有害生物传入或传出的一项强制性行政措施。

1.2　中国出入境检验检疫的产生和发展

中国出入境检验检疫产生于 19 世纪后期,源自进出口商品检验、出入境动植物检疫和国境卫生检疫,迄今已有 100 多年的历史。

1.2.1　进出口商品检验

1864 年,上海仁济洋行作为英商劳合氏的保险代理人,开始代办水险、船舶检验和鉴定业务,这是中国第一个商检机构。

1928 年,国民政府工商部颁布《商品出口检验暂行规则》,就生丝、棉麻、茶叶等 8 类商品实施检验。

1929 年,国民政府工商部颁布《商品检验局暂行章程》,并且同年国民政府工商部上海商品检验局成立。这是我国第一家官方商品检验局。

1932 年,国民政府行政院通过了《商品检验法》,这是我国关于商品检验最早的法律。

1949 年,中华人民共和国成立后,中央贸易部国外贸易司设立了商品检验处,统一领导全国商检工作,并在各地设立了商品检验局。

1952 年,中央贸易部分为商业部和对外贸易部,在对外贸易部内设立了商品检验总局,统一管理全国的进出口商品检验工作。1953 年,制定了《输出输入商品暂行条例》,并于 1954 年 1 月 3 日实施。

1980 年,国务院做出关于改革商检管理体制的决定,将对外贸易部商品检验总局改为中华人民共和国进出口商品检验总局,1982 年,将进出口商品检验总局更名为国家进出口商品检验局。

1989 年 2 月 21 日,第七届全国人大常委会第六次会议通过了《中华人民共和国进出口商品检验法》(以下简称《商检法》)。

1992 年 10 月,经国务院批准,国家商检局发布了《中华人民共和国进出口商品检验法实施条例》(以下简称《商检法实施条例》)。

2002 年 4 月 28 日,第九届全国人大常委会第二十七次会议通过了《全国人民代表大会常务委员会关于修改〈中华人民共和国进出口商品检验法〉的决定》,并于 2002 年 10 月 1 日起实施修改后的《商检法》。

2005 年 8 月 10 日,国务院第一百零一次常务会议通过了修改后的《商检法实施条例》。

1.2.2　出入境动植物检疫

1903 年,在中东铁路管理局成立铁路兽医检疫处,对来自沙俄的各种肉类食品进行检疫,这是中国最早的动植物检疫。

1927 年,国民政府在天津成立了农工部毛革肉类检查所,这是我国的官方动植物检疫机构。

1928 年,国民政府制定了《农产物检查所检查农产物规则》等一系列规章,这是我国官方最早的动植物检疫法规。

1952 年,中华人民共和国政府明确对外贸易部商品检验总局负责对外动植物检疫工作,其中,畜产品检验处负责动物检疫;农产品检验处负责植物检疫。

1964 年 2 月,国务院决定将动植物检疫从外贸部划归农业部领导,并于 1965 年在全国 27 个口岸设立了动植物检疫所。

1982 年,成立国家动植物检疫总所,负责统一管理全国口岸动植物检疫工作,并颁布了《进出口动植物检疫条例》。1983 年,颁布了农业部制定的《中华人民共和国进出口动植物检疫条例实施细则》。

1991 年 10 月 30 日,第七届全国人大常委会第二十二次会议通过了《中华人民共和国进出境动植物检疫法》(以下简称《动植物检疫法》),并于 1992 年 4 月 1 日起实施。

1995 年,国家动植物检疫总所更名为国家动植物检疫局。

1996 年 12 月 2 日,国务院批准发布了《中华人民共和国进出境动植物检疫法实施条例》(以下简称《动植物检疫法实施条例》)。

1.2.3　国境卫生检疫

1873 年,由于印度、泰国等地霍乱流行并向海外广泛传播,为此在华列强在上海、厦门海关设立卫生检疫并订立相应的检疫章程,且任命一批卫生官员登轮检疫,这是我国国境卫生检疫的雏形。

1930 年,国民政府在上海建立了全国海港检疫总管理处,制定全国检疫章程并收回各口岸的卫生检疫机构,隶属国民政府内务部卫生署领导。

1946 年,国民政府卫生署颁布了全国统一的卫生检疫法规。

1957 年,全国人大常委会通过了第一部卫生检疫法规《中华人民共和国国境卫生检疫条例》,翌年颁布《国境卫生检验检疫条例实施细则》。1980 年发布《国境卫生传染病检测试行办法》,1986 年通过《中华人民共和国国境卫生检疫法》。

1988 年,国家卫生检疫总所成立。

1989 年 3 月 6 日,卫生部发布并实施了《中华人民共和国国境卫生检疫法实施细则》。

1995 年,卫生检疫总所更名为中华人民共和国卫生检疫局。

1.2.4　国家出入境检验检疫局的成立

1998 年 3 月,国家进出口商品检验局、国家动植物检疫局和国家卫生检疫局合并组建国家出入境检验检疫局,这就是统称的"三检合一"。合并后,国家出入境检验检疫局继承了原来"三检"机构的执法授权,其职责更加明确,法律地位更加清晰,机构和人员更加精简、高效。

1999 年 8 月 10 日,各地 35 个直属检验检疫局同时挂牌成立。1999 年 12 月,全国 278 个分支检验检疫机构陆续挂牌成立,出入境检验检疫事业全面进入新时期。

1.2.5　国家质量监督检验检疫总局的成立

2001 年 4 月,国家出入境检验检疫局和国家质量技术监督局合并,组建国家质量监督检验检疫总局(以下简称国家质检总局,为国务院正部级直属机构),原国家出入境检验检疫局设在各地的出入境检验机构、管理体制及业务不变。

组建国家质量监督检验检疫总局的同时,成立国家认证认可监督管理委员会(以下简称国家认监委)和国家标准化管理委员会,分别统一管理全国质量认证、认可和标准化工作。

1.2.6　关检合一

2018 年 3 月 17 日,第十三届全国人民代表大会第一次会议表决通过了国务院机构改革方案。根据方案,将组建国家市场监督管理总局,不再保留国家工商行政管理总局、国家质量监督检验检疫总局、国家食品药品监督管理总局,其中出入境检验检疫管理职责和队伍划入海关总署。2018 年 4 月 20 日起,原中国出入境检验检疫部门正式并入中国海关,中国出入境检验检疫统一以海关名义对外开展工作,一线旅检、查验和窗口岗位统一上岗、统一着海关制服、统一佩戴关衔。

统一开展工作后,入境方面,海关原有申报、现场调研、查验、处置 4 个作业环节,检验检疫原有卫生检疫、申报、现场调研、查验、处置 5 个环节,共计 9 个环节,合并 4 个环节,保留卫生检疫、申报、现场调研、查验、处置 5 个环节。出境方面,海关原有申报、现场调研、查验、处置 4 个作业环节,检验检疫原有卫生检疫、现场调研、查验、处置 4 个环节,共计 8 个环节,合并 3 个环节,保留卫生检疫、申报、现场调研、查验、处置 5 个环节。此外,在运输工具登临检查方面,原有的关检 3 个监管环节,优化整合为检疫处置、登临检查 2 个环节。在快件监管方面,原有的关检 9 个监管环节,优化整合为申报、动植物检疫、查验、放行 4 个环节,作业现场进行整合,设施设备统一安排使用。同时,海关与检验检疫的原旅客通道进行合并,监管检查设备统一使用,行李物品只接受一次查验。对外统一使用海关标志,设置统一的政策宣传设施。

在国门安全管控上,海关将在原有的安全准入(出)、税收征管风险防控的基础上,增加卫生检疫、动植物防疫、商品检验、进出口食品安全监管等职责,推行全链条式管理,强化智能监管、精准监管，更好地贯彻国家安全观。在促进贸易便利化上，依托全国海关通关一体化"两中心、三制度"整体框架，全国检验检疫作业将全面融入，优化作业流程，减少非必要的作业环节和手续，从而降低通关成本，提升通关效率。在提升行政管理效能上，按照优化协同高效的要求，两支队伍融为一支队伍，两套印章减为一套印章，两个窗口合为一个窗口，两次执法并为一次执法，落实"放管服"改革。

1.3 出入境检验检疫的法律地位、目的和任务

1.3.1 中国出入境检验检疫的法律地位

世界各国法律法规和国际通行做法以及有关规则、协定等，都赋予检验检疫机构以公认的法律地位，同时，国际贸易合同中对检验检疫一般也有明确的条款规定。这使得检验检疫工作受到法律保护，检验检疫机构所签发的证件具有法律效力。

1. 国家以法律的形式确定出入境检验检疫工作的性质、权限与职责

为了加强进出口商品检验工作，规范进出口商品检验行为，维护社会公共利益和进出口贸易有关各方的合法权益，促进对外经济贸易关系的顺利发展，全国人大常委会先后制定了《中华人民共和国进出口商品检验法》《中华人民共和国进出境动植物检疫法》《中华人民共和国国境卫生检疫法》以及《中华人民共和国食品安全法》（简称《食品安全法》）等法律，分别规定了出入境检验检疫的目的和任务、责任范围，授权执法机关和管辖权限，检验检疫的执行程序，执法监督和法律责任等重要内容，从根本上确定了出入境检验检疫工作的法律地位。

2. 国家从法律上确立了海关是四部法律的执法机构，依法具有执法主体地位

根据检验检疫法律规定，国务院设立检验检疫部门，作为授权执行有关法律和主管相关方面工作的主管机关，确立了检验检疫部门在法律上的行政执法主体地位。2018年4月，出入境检验检疫管理职责和队伍划入海关总署，成为统一的授权执法部门。

3. 完善的出入境检验检疫法律体系是依法施检的执法基础

我国的检验检疫法律及其实施条例或实施细则公布后，各种配套法规、规范性文件、检验检测技术标准、检疫处理工作程序规范等，经过具体化和修改补充已基本完整齐备。检验检疫机构经过优化组合、健全管理制度度、规范执法行为，已建立了高素质的执法队伍和高效的管理体系。同时，我国加入了联合国食品法典委员会（CODEX）和亚太地区植保委员会（APPPC）等多个国际组织，并与20多个国家签订了双边检验检疫协定，为中国的检验检疫与国际法规标准相一致创造了条件。

4. 检验检疫法律法规具有完备的监管程序，保证了法律的有效实施

我国出入境检验检疫法规的实施，在将近百年发展的历史中，借鉴历史传统和国际经验，已形成了一个配套体系完整、监管要素齐备的执法监督体系，保证了法律的有效实施。完备的监管程序具体体现为：

（1）具有强制性的闭环性的监管措施。所有检验检疫法规都有一个具有强制性的闭环性的监管措施，其中最主要的是货物进出口都要通过海关最后一道监管措施，凡列入《出入境检验检疫机构实施检验检疫的进出境商品目录》①（以下简称《法检目录》）的出入境货物，未经检验检疫并取得有效检验检疫单证的，海关不予以放行。

（2）通过与海关配合，检验检疫部门实施强制性报检签证程序、强制性安全卫生检测技术标准、强制性的抽样检查程序等监督机制，保证有关法律法规的有效实施。

（3）合同或信用证有关条款规定凭检验证书交货结算和对外索赔的，没有证书则无法装船结汇和对外索赔，起到了有关法律法规的监督和制约作用。

1.3.2　出入境检验检疫的目的和任务

出入境检验检疫工作是海关检验检疫部门依照国家检验检疫法律法规规定，对进出境的商品（包括动植物产品）以及运输这些商品、动植物和旅客的交通工具、运输设备，分别实施检验、检疫、鉴定、监督管理，对出入境人员实施卫生检疫及口岸卫生监督的统称。当前我国出入境检验检疫工作的目的与任务主要有以下几点：

（1）对进出口商品进行检验、鉴定和监督管理，加强进出口商品检验工作，规范进出口商品检验行为，维护社会公共利益和进出口贸易有关各方合法利益，促进对外贸易的顺利发展。

（2）对出入境动植物及其产品，包括其运输工具、包装材料的检疫和监督管理，防止危害动植物的病菌、害虫、杂草种子及其他有害生物由国外传入或由国内传出，保护我国农、林、渔、畜牧业生产和国际生态环境与人类的健康。

（3）对出入境人员、交通工具、运输设备以及可能传播检疫传染病的行李、货物、邮包等物品实施国境卫生检疫和口岸卫生监督，防止传染病由国外传入或由国内传出，保护人类健康。

（4）海关检验检疫部门按照《实施动植物卫生检疫措施的协议》（*Agreement on the Application of Sanitary and Phytosanitary Measures*，*SPS*）和《技术性贸易壁垒协议》（*Agreement on Technical Barriers to Trade*，*TBT*）所建立的有关制度，在保护我国人民健康和安全以及我国动植物生命和健康的同时采取有效措施，以打破国外技术壁垒。

1.4　出入境检验检疫的工作内容

从业务种类和层次上看，我国出入境检验检疫管理的主要内容有以下方面。

1.4.1　口岸通关管理

口岸是由国务院审批开放的供人员、货物、物品和交通工具直接出入国境（关境、边境）

---

①　2018 年 4 月 28 日海关总署通过《海关总署关于修改部分规章的决定》（海关总署第 238 号令）将《出入境检验检疫机构实施检验检疫的进出境商品目录》更名为《海关实施检验检疫的进出境商品目录》。

的港口、机场、车站(铁路、公路)、跨境通道等正式场所,是经贸往来、人员交往的桥梁和窗口。

检验检疫管理中的口岸通关管理,主要是指海关参加国家对外开放口岸的规划和验收等有关工作,依法制定《海关实施检验检疫的进出境商品目录》(简称《法检目录》),对涉及环境、卫生、动植物健康、人身安全的出入境货物、交通工具和人员实施检验检疫通关管理。口岸通关管理的实质是出入境检验检疫管理的宏观和综合管理。

随着我国改革开放的深入,在对外贸易迅猛增长、口岸人流物流急剧增加、一些国家疫病疫情十分复杂的情况下,只有加强出入境检验检疫的口岸通关管理,严把"国门",对出入境商品、货物、人员、动植物、交通运输工具实施严格的检验检疫,才能够有效地防止不合格产品、疫病疫情、有毒有害物质的传入传出。

1.4.2 法定检验检疫

法定检验检疫又称强制性检验检疫,是指根据《进出口商品检验法》《动植物检疫法》及其实施条例、《卫生检疫法》及其实施细则、《食品安全法》及其他有关法律法规的规定,海关依法对出入境人员、货物、运输工具、集装箱及其他法定检验检疫物(统称法定检验检疫对象)实施检验、检疫、鉴定等检验检疫业务。除国家法律、行政法规规定必须由海关实施检验检疫的货物以外,输入国规定必须凭海关出具的证书方准入境的,和有关国际条约规定必须经海关实施检验检疫的进出境货物,货主或其代理人也应当向海关报检,也属于法定检验检疫的范围。法定检验检疫包括进出口商品检验、进出境动植物检疫和国境卫生检疫。

1. 进出口商品检验

进出口商品检验是根据《进出口商品检验法》及其实施条例的规定,由海关对进出口商品及其包装和运载工具所进行的品质、质量检验和监督管理的制度。商品检验的主要内容包括进出口商品的质量、规格、数量、重量、包装,以及商品是否符合安全、卫生的要求等。进出口商品检验制度的目的是为了保证进出口商品的质量,维护社会公共利益和进出口贸易有关各方的合法权益,促进对外经济贸易关系的顺利发展。

对列入《法检目录》内的商品,海关依法实施检验,判定其是否符合国家技术规范的强制性要求。判定的方式采取合格评定活动,合格评定程序包括:抽样、检验和检查;评估、验证和合格保证;注册、认可和批准以及各项的组合。

对《法检目录》以外的商品,法律法规及有关规定还规定了一些出入境货物必须经海关检验的情况,如废旧物品(包括旧机电产品)、援外物资等。上述进出境货物无论是否在《法检目录》内,按规定均应当向海关申报。例如,对国家允许作为原料进口的废物和涉及国家安全、环境保护、人类和动植物健康的旧机电产品,特别实施装运前检验的制度。实施装运前检验可有效防止境外有害废物或不符合我国有关安全、卫生和环境保护等技术规范强制性要求的旧机电进入国内,从而有效保障人身和财产安全、有效地保护环境。此外,海关还可以对必须经海关检验检疫的进出口商品以外的进出口商品实施抽查检验。

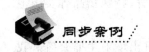

同步案例

福特探险者越野车质量安全缺陷严重

2017年2月,上海海关发现了17例美国产进口福特探险者越野车存在转向系统缺陷的相关投诉信息。在对福特汽车(中国)有限公司开展质量安全约谈和缺陷调查后,发现在全国范围内有180余例转向助力失效,主要原因是车辆转向助力总成件中的防尘套破损、灰尘堵塞。最终,福特中国公司对受影响车辆主动召回,涉及2013—2016年款福特探险者车型共计37 734台。

2017年,上海海关共对12个品牌、93万辆进口汽车进行监督管理,提高了上海地区进口汽车质量安全管理水平,维护了消费者合法权益。

2. 进出境动植物检疫

进出境动植物检疫是根据《动植物检疫法》及其实施条例的规定,对进出境和旅客携带、邮寄的进出境动植物、动植物产品和其他检疫物,装载动植物、动植物产品和其他检疫物的装载容器、包装物、铺垫材料,以及来自动植物疫区的运输工具实施检疫和进出境监督管理。

动植物检验检疫的主要内容包括根据法律、法规、国际条约、多双边协议规定或贸易合同约定应当实施进境、出境、过境的动植物、动植物产品和其他检疫物;装载动植物、动植物产品和其他检疫物的装载容器、包装物、铺垫材料;来自动植物疫区的运输工具;进境拆解的废旧船舶;有关法律、行政法规、国际条约规定或者贸易合同约定应当实施进出境动植物检疫的其他货物、物品。我国实行进出境动植物检疫的目的是为了防止动物传染病、寄生虫病和植物危险性病、虫、杂草以及其他有害生物传入、传出国境,保护农、林、牧、渔业生产和人体健康,促进对外经济贸易的发展。

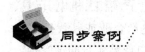

同步案例

上海口岸首次在进口蜂产品中检出狄斯瓦螨

2019年3月,上海海关在一批墨西哥蜂蜜中检出狄斯瓦螨,该批产品共计9.44吨,货值3.40万美元,为全国首例。上海局在第一时间将不合格信息上报海关总署,海关总署据此发布了警示信息,要求全国各口岸加强对墨西哥蜂产品检验检疫监管,上海局依法对该批蜂蜜采取了监督销毁的处理措施,切实保障了我国消费者"舌尖上的安全"。

2019年度,上海口岸在进口蜂产品中共检出不合格产品14批次,不合格原因包括锌含量超标、菌落总数超标、检出蜂病病原等。

3. 国境卫生检疫

国境卫生检疫是根据《卫生检疫法》及其实施细则,以及其他的卫生法律、行政法规等的规定,对出入境人员、交通工具、集装箱、货物、行李、邮包、尸体骸骨、特殊物品等实施卫生检疫查验、传染病监测、卫生监督和卫生处理。

国境卫生检疫的主要内容包括进出境检疫、国境传染病检测、进出境卫生监督等。我国实行国境卫生检疫制度的目的是为了防止传染病由国外传入或者由国内传出,保护人体健康。对未染有检疫传染病或者已实施卫生处理的交通工具签发入境或者出境检疫证。

海关对出入境人员实施传染病监测,有权要求出入境人员填写健康申明卡、出示预防接种证书、健康证书或其他有关证书。对患有鼠疫、霍乱、黄热病的出入境人员实施隔离留验;对患有艾滋病、性病、麻风病、精神病、开放性肺结核的外国人阻止其入境;对患有监测传染病的出入境人员,视情况分别采取留验、发放就诊方便卡等措施。

海关对国境口岸和停留在国境口岸的出入境交通工具的卫生状况实施卫生监督,监督和指导对啮齿动物、病媒昆虫的防除;检查和检验食品、饮用水及其储存、供应、运输设施;监督从事食品、饮用水供应的从业人员的健康状况;监督和检查垃圾、废物、污水、粪便、压舱水的处理;对卫生状况不良和可能引起传染病传播的因素采取必要措施。

海关对发现的患有检疫传染病、检测传染病、疑似检疫传染病的入境人员实施隔离、留验和就地诊验等医学措施;对来自疫区、被传染病污染、发现传染病媒介的出入境交通工具、集装箱、行李、货物、邮包等物品进行消毒、除鼠、除虫等卫生处理。

1.4.3 进口认证和出口质量许可

国家对涉及人类健康和动植物生命和健康,以及环境保护和公共安全的产品实行强制性认证制度。凡是列入《中华人民共和国实施强制性产品认证的产品目录》内的商品,必须经过指定的认证机构认证合格、取得指定认证机构颁发的认证证书、并加施认证标志后,方可进口。此目录内的商品在进口时,海关按规定实施验证,查验单证、核对货证是否相符。

国家对重要出口商品实行质量许可制度,海关单独或会同有关主管部门发放出口商品质量许可证,未获得质量许可证的商品不准出口。海关已对机械、电子、轻工、机电、玩具、医疗器械、煤炭类等商品实施出口商品质量许可制度,上述产品的生产企业或其代理人可向当地海关申请出口质量许可证书。海关对实施质量许可制度的出口商品实行验证管理。

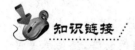知识链接

3C 认证

3C 认证的全称为"强制性产品认证制度",英文名称 China Compulsory Certification,英文缩写 CCC。是指为保护国家安全、防止欺诈行为、保护人体健康或者安全、保护动植物生命或者健康、保护环境,对国家规定的相关产品必须经过认证,并标注认证标志后,方可出厂、销售、进口或者在其他经营活动中使用。需要注意的是,3C 标志并不是质量标志,而只是一种最基础的安全认证。

国家对实施强制性产品认证的产品,统一产品目录(以下简称目录),统一技术规范的

强制性要求、标准和合格评定程序,统一认证标志,统一收费标准,彻底解决长期以来中国产品认证制度中出现的政出多门、重复评审、重复收费以及认证行为与执法行为不分的问题,并建立与国际规则相一致的技术法规、标准和合格评定程序,促进贸易便利化和自由化。海关总署、国家认监委会同国务院有关部门制定和调整目录,目录由海关总署、国家认监委联合发布,并会同有关方面共同实施。列入目录产品的生产者或者销售者、进口商应当委托经国家认监委指定的认证机构对其生产、销售或者进口的产品进行认证。

强制性产品认证标志,见图1-1。基本图案是椭圆形,在椭圆形边缘上印有黑色边框,图案中间印有三个黑色"C"字,按顺序排列,底纹为激光全息银色图案,在黑色图案右边印制认证种类标注,它由代表认证种类的英文单词的缩写字母组成。其中"S"代表"安全","F"代表"消防","S&E"代表"安全与电磁兼容","EMC"代表"电磁:兼容"。

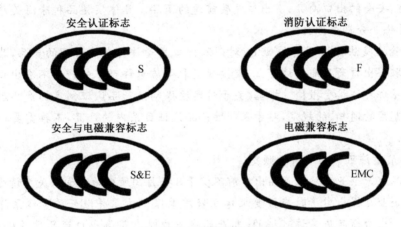

图1-1 强制性产品认证标志(3C认证标志)

1.4.4 进出口鉴定

进出口鉴定包括出口危险货物运输包装鉴定、货物装载和残损鉴定以及外商投资财产价值鉴定三种业务形式。

生产危险货物出口包装容器的企业,必须向海关申请包装容器的性能鉴定。包装容器经海关鉴定合格后,方可用于包装危险货物。生产出口危险货物的企业,必须向海关申请危险货物包装容器的使用鉴定。危险货物包装容器经海关鉴定合格的,方可包装危险货物出口。

对装运出口易腐烂变质的食品、冷冻品的船舱、集装箱等运载工具,承运人、装箱单位或者其代理人必须在装运前向海关申请清洁、卫生、冷藏、密固等适载检验,经海关检验合格方可装运。

对外贸易关系人及仲裁、司法等机构对海运进口商品可向海关申请办理监视、残损鉴定、监视卸载等鉴定工作。对于外商投资企业及各种对外补偿贸易方式,海关对投资者(包括港、澳、台地区)用以作价投资的实物,以及外商投资企业委托国外投资者用以投资,从境外购买的财产进行价值鉴定。通过价值鉴定,可有效防止低价高报或高价低报的现象,保护外商投资企业各投资方的合法权益。外商投资财产价值鉴定的内容包括外商投资财产的品种、质量、数量、价格和损失鉴定等。海关进行价值鉴定后出具《价值鉴定证书》,供企业到所在地会计师事务所办理验资手续。

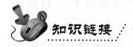 知识链接

质量许可证制度

1. 质量许可证制度的概念

出口商品质量许可制度,是国家为了加强对涉及安全、卫生等重要出口商品的质量管理,保证出口商品质量,维护外贸有关各方合法权益,促进对外经济贸易发展而实施的一种强制性产品质量认证制度。重要出口商品包括:大宗传统出口商品;品质不稳定的出口商品;涉及卫生、安全的出口商品;有出口发展前途的商品。具体实施品种除海关总署另有规定外,由主管海关分期分批公布。

根据检验检疫法律法规有关规定,对列入出口质量许可制度管理的产品,其生产企业必须按规定取得出口商品质量许可证,未按规定取得质量许可证的产品不准出口。海关凭出口商品质量许可证接受报检。根据《关于对实施强制性产品认证制度的产品不再实施出口质量许可制度的通知》的规定,对于强制性产品认证目录内的产品,不再需要提交出口质量许可证。

2. 出口质量许可证的申请和颁发

出口商品生产企业必须在产品出口前不少于3个月向所在地主管海关申请办理出口质量许可证。企业在提出申请时应按要求建立好质量保证体系并做好质量体系评审的准备工作。已申请出口商品质量许可证的,其产品在出口时未获得出口商品质量许可证,可申请办理临时出口质量许可证。临时出口质量许可证的有效期为6个月,直属海关根据申请单位提交的材料是否齐全、是否符合法定形式,当场或5日内做出受理或不予受理的决定,并按规定出具书面凭证。受理申请后,直属海关按规定对申请材料内容进行具体审查,申请产品送交指定检测实验室进行检测,对申请单位进行生产现场考核。考核完成后,直属海关做出准予许可或不准予许可的决定。准予许可的,于10个工作日内颁发"出口质量许可证";不予许可的,书面说明理由,一般半年后方可重新提出申请。

3. 出口质量许可证的管理

海关对获证企业实施年度监督检查。有下列情况之一者,由发证机关吊销质量许可证:(1)国外客户对质量反映强烈,一年内两次要求质量索赔或退货,经查明系生产加工单位责任的;(2)半年内商检检验批次合格率低于80%,或连续两次抽样检验不合格,限期改进后达不到标准要求的;(3)海关日常检查监督和复查发现不符合要求,在限期内仍不改进的,质量许可证被吊销半年后,方可重新办理申请手续。

1.4.5　进出口食品安全管理

根据《食品安全法》和《进出口商品检验法》及相关规定,对进出口食品和化妆品安全、

卫生、质量进行检验监督管理,组织实施对进出口食品和化妆品及其生产单位的日常监督管理。

1.4.6　国际合作

检验检疫部门承担世界贸易组织《贸易技术壁垒协议》和《实施动植物卫生检疫措施协议》咨询业务;承担联合国、亚太经合组织等国际组织在标准与一致化和检验检疫领域的联络工作;负责对外签订政府部门间的检验检疫合作协议、认证认可合作协议、检验检疫协议执行议定书等,并组织实施。

1.5　出入境检验检疫的管理机构

国家出入境检验检疫管理是由依法行使职权的出入境检验检疫部门实施的。在我国,出入境检验检疫部门是国家以行政手段管理对外经济贸易活动设立的官方机构。

1.5.1　出入境检验检疫的管理体制变革

改革开放之前,出入境检验检疫工作涉及多家检查、查验机构,主要有边防、海关、港务监督、卫生检疫、动植物检疫、商品检验、食品检验、船舶检验等部门。这些单位既有中央建制的,又有地方建制的,没有形成独立、统一的管理体系。改革开放之后,出入境检验检疫管理的体制改革逐步健全完善起来。

1980 年 2 月,国务院批准将外贸部商品检验局改为中华人民共和国进出口商品检验总局,为外贸部代管的国家局;各地的进出口商品检验机构作为总局的下属机构,接受总局和省级地方政府的双重领导。同年 11 月,经国务院批准将设立在全国重点口岸的动植物检疫所改为农业部直属单位,实行农业部和省级人民政府双重领导的管理体制。1982 年 2 月,农业部组建了中华人民共和国动植物检疫总所。1988 年 5 月,国务院批准卫生部组建中华人民共和国卫生检疫总所,将全国各重点口岸的卫生检疫机构划归卫生部垂直管理。同时,将全国口岸的食品卫生监督检验工作划归口岸卫生检疫机构负责。至此商检、动植检、卫检三个相对独立的管理体制建立起来,其中卫检率先实现了垂直管理。

1994 年全国政府机构再次改革,国家商检总局升格为副部级的国务院直属机构,全国的商检机构由此开始实行统一的垂直管理体制。经国务院批准,动植物检疫总所更名为中华人民共和国动植物检疫局,对派驻全国各口岸的动植物检疫机构实行垂直管理体制。这次改革以后,三个检验检疫系统均实现了垂直管理,但仍然处于不统一的状况。

根据党的十五大关于推进机构改革的精神,1998 年 3 月,九届全国人大一次会议通过了国务院机构改革方案,其中商检、卫检、动植检"三检合一"成为重要的改革内容。在这次改革中,国务院决定组建中华人民共和国出入境检验检疫局。将原由卫生部承担的国境卫生检疫、进出口食品卫生监督的职能,原由农业部承担的进出境动植物检疫职能,原由国家进出口商品检验检疫局承担的进出口商品检验。鉴定和监管的职能都交给新组建的国家出入境检验检疫局。机构级别为副部级,由海关总署管理。在全国组建了35个直属出入境海关,实行垂直管理。这样,商检、卫检、动植检终于形成了统一而独立的管理体制。

进入21世纪后,为做好我国加入世界贸易组织(WTO)应对工作,实行公平统一的贸易原则,2001年4月,国务院将国家出入境检验检疫局和国家质量技术监督局合并,组建正部级的国家质量监督检验检疫总局,并成立国家认证认可监督管理委员会和国家标准化管理委员会。国家质量监督检验检疫总局作为国务院的直属机构,其原属垂直管理的各地出入境海关和原地方管理的各地质量技术监督机构管理体制维持不变。

2018年3月17日,第十三届全国人民代表大会第一次会议表决通过国务院机构改革方案,决定将国家质量监督检验检疫总局的出入境检验检疫管理职责和队伍划入海关总署。自2018年4月20日起,原出入境检验检疫系统以海关名义对外开展工作。

1.5.2 出入境检验检疫管理的组织机构

关检业务全面融合的目标,是将检验检疫作业全面融入全国通关一体化整体框架和流程,实现"统一申报单证、统一作业系统、统一风险研判、统一指令下达、统一现场执法"。关检业务全面融合的总体工作思路是"两变两不变",即执法内容拓宽,将检验检疫作业融入全国通关一体化整体框架和流程,在"两中心"与现场作业各岗位、各环节整合检验检疫工作职责与内容;管理手段延伸,将管理进一步延伸至进出境商品的境外和境内生产、加工、存放、使用单位等环节;业务架构不变,保持全国通关一体化"中心—现场式"基本架构;作业流程不变,保持"一次申报、分布处置"的基本流程。

1. 海关总署内设检验检疫相关业务司局

根据"三定"方案,海关总署关于检验检疫方面的主要职责包括:负责出入境卫生检疫、出入境动植物及其产品检验检疫;负责进出口商品法定检验等。

海关总署内设检验检疫相关业务司局主要包括:

(1)卫生检疫司。职责:拟订出入境卫生检疫监管的工作制度及口岸突发公共卫生事件处置预案,承担出入境卫生检疫、传染病及境外疫情监测、卫生监督、卫生处理以及口岸突发公共卫生事件应对工作。

(2)动植物检疫司。职责:拟订出入境动植物及其产品检验检疫的工作制度,承担出入境动植物及其产品的检验检疫、监督管理工作,按分工组织实施风险分析和紧急预防措施,承担出入境转基因生物及其产品、生物物种资源的检验检疫工作。

(3)进出口食品安全局。职责:拟订进出口食品、化妆品安全和检验检疫的工作制度,依法承担进口食品企业备案注册和进口食品、化妆品的检验检疫、监督管理工作,按分工组织实施风险分析和紧急预防措施工作。依据多双边协议承担出口食品相关工作。

(4)商品检验司。职责:拟订进出口商品法定检验和监督管理的工作制度,承担进口商品安全风险评估、风险预警和快速反应工作。承担国家实行许可制度的进口商品验证工作,监督管理法定检验商品的数量、重量鉴定。依据多双边协议承担出口商品检验相关工作。

(5) 口岸监管司。职责:拟订进出境运输工具、货物、物品、动植物、食品、化妆品和人员的海关检查、检验、检疫工作制度并组织实施,拟订物流监控、监管作业场所及经营人管理的工作制度并组织实施,拟订进出境邮件快件、暂准进出境货物、进出境展览品等监管制度并组织实施。承担国家禁止或限制进出境货物、物品的监管工作,承担海关管理环节的反恐、维稳、防扩散、出口管制等工作,承担进口固体废物、进出口易制毒化学品等口岸管理工作。

2. 出入境检验检疫地方机构

关检融合后,原国家质检总局在全国各省(自治区、直辖市)所设的直属出入境检验检疫局、海陆空口岸和货物集散地的分支局和办事处,分别改为检验检疫机关本部、办事处等,履行相应的检验检疫职能。

1.6　关检融合下对报检相关事项的管理

据海关总署公告 2018 年第 28 号《关于企业报关报检资质合并有关事项的公告》,海关总署对企业报关报检资质进行了优化整合,主要内容如下。

1.6.1　企业报关报检资质合并范围

(1) 将检验检疫自理报检企业备案与海关进出口货物收发货人备案,合并为海关进出口货物收发货人备案。企业备案后同时取得报关和报检资质。

(2) 将检验检疫代理报检企业备案与海关报关企业(包括海关特殊监管区域双重身份企业)注册登记或者报关企业分支机构备案,合并为海关报关企业注册登记和报关企业分支机构备案。企业注册登记或者企业分支机构备案后,同时取得报关和报检资质。

(3) 将检验检疫报检人员备案与海关报关人员备案,合并为报关人员备案。报关人员备案后同时取得报关和报检资质。

1.6.2　新企业注册登记或者备案业务办理方式

自 2018 年 4 月 20 日起,企业在海关注册登记或者备案后,同时取得报关报检资质。

1. 注册登记或者备案申请

企业在互联网上办理注册登记或者备案的,应当通过"中国国际贸易单一窗口"标准版(以下简称"单一窗口",https://www.singlewindow.cn/)"企业资质"子系统填写相关信息,并向海关提交申请。企业申请提交成功后,可以到其所在地海关任一业务现场提交申请材料。企业同时办理报关人员备案的,应当在"单一窗口"相关业务办理中,同时填写报关人员备案信息。其中,报关人员身份证件信息应当填写居民身份证相关信息,"单一窗口"暂时不支持使用其他身份证件办理报关人员备案。

除在"单一窗口"办理注册登记或者备案申请外,企业还可以携带书面申请材料到业务现场申请办理相关业务。

2. 提交申请材料

企业按照申请经营类别情况,向海关业务现场提交下列书面申请材料:

(1) 申请进出口货物收发货人备案的,需要提交:营业执照复印件、对外贸易经营者备案登记表(或者外商投资企业批准证书、外商投资企业设立备案回执、外商投资企业变更备案回执)复印件。

(2) 申请报关企业(海关特殊监管区域双重身份企业)注册登记的,需要提交:注册登记许可申请书、企业法人营业执照复印件、报关服务营业场所所有权证明或者使用权证明。

(3) 申请报关企业分支机构备案的,需要提交:报关企业"中华人民共和国海关报关单位注册登记证"复印件、分支机构营业执照复印件、报关服务营业场所所有权证明或者使用权证明。

此外,企业通过"单一窗口"还可向海关申请备案成为加工生产企业或者无报关权的其他企业,企业需要提交营业执照复印件。企业备案后可以办理报检业务,但不能办理报关业务。

企业提交的书面申请材料应当加盖企业印章;向海关提交复印件的,应当同时交验原件。

3. 海关审核

海关在收取企业申请材料后进行审核,审核通过的,予以注册登记或者备案;审核不通过的,应当一次性告知企业需要补正的全部内容。海关将审核结果通过"单一窗口"反馈企业,企业登陆"单一窗口"可以查询注册登记或者备案办理结果。

4. 证书发放

自 2018 年 4 月 20 日起,海关向注册登记或者备案企业同时核发"中华人民共和国海关报关单位注册登记证书"和"出入境检验检疫报检企业备案表",相关证书或者备案表加盖海关注册备案专用章。企业有需要的,可以在业务现场领取;没有领取的,不影响企业办理海关业务。

自 2018 年 10 月 29 日起,对完成注册登记的报关单位,海关向其核发的"海关报关单位注册登记证书"自动体现企业报关、报检两项资质,原"出入境检验检疫报检企业备案表""出入境检验检疫报检人员备案表"不再核发。

1.6.3　已办理注册登记或者备案企业处理方式

(1) 已在海关和原检验检疫部门办理了报关和报检注册登记或者备案的企业。企业无需再到海关办理相关手续,原报关和报检资质继续有效。

(2) 只办理了报关或者报检注册登记或者备案的企业。海关将对现行报关和报检企业管理作业系统数据库及相关功能进行整合和修改,共享相关数据。自 2018 年 6 月 1 日起,企业可以通过"单一窗口"补录企业和报关人员注册登记或者备案相关信息。

① 只取得报关资质的企业或者只取得报检资质的代理报检企业，在补录信息后，将同时具有报关、报检资质；

② 只取得报检资质的自理报检企业，在补录信息后，还需要向海关提交商务部门的"对外贸易经营者备案登记表"（或者"外商投资企业批准证书""外商投资企业设立备案回执""外商投资企业变更备案回执"）复印件，才能同时具有报关、报检资质。

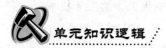 **单元知识逻辑**

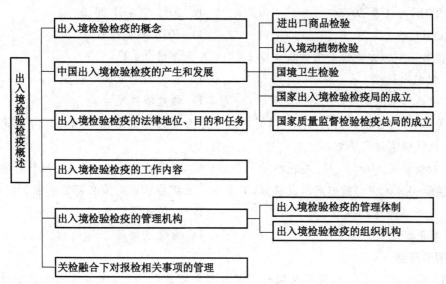

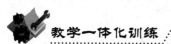 **教学一体化训练**

一、单项选择题

1. 1864 年，由英商劳合氏的保险代理人（ ）代办水险和船舶检验、鉴定业务，这是中国第一个办理商检的机构。

A. 大连仁济洋行　　B. 上海仁济洋行　　C. 烟台仁济洋行　　D. 天津仁济洋行

2. （ ）主管全国报检企业的管理工作。

A. 隶属海关　　　　B. 海关总署　　　　C. 直属海关　　　　D. 主管海关

3. 国家对涉及人类健康、动植物生命和健康，以及环境保护和公共安全的入境产品实行（ ）制度。

A. 技术性贸易壁垒　B. 强制性认证　　　C. 注册登记　　　　D. 监督管理

4. 法定检验检疫是指（ ）。

A. 海关对出入境货物实行的监管

B. 商检部门实施的对进出口商品的检验

C. 检验检疫部门对入境动植物实施的强制性检验检疫

D. 依据国家法律法规对法定检验检疫对象实施的检验检疫业务

5. 1980年,国务院改革商检管理体制,将外贸部商品检验总局改为中华人民共和国
（　　）。

    A. 动植物检疫局　　　　　　　　　　B. 进出口商品检验总局

    C. 卫生检疫局　　　　　　　　　　　D. 出入境检验检疫局

6. （　　）是国务院授权的履行行政管理职能、统一管理全国标准化工作的主管机构。

    A. 海关总署　　　　B. 隶属海关　　　　C. 国务院　　　　D. 商务部

7. 出入境检验检疫局在（　　）正式并入中国海关。

    A. 2015年4月20日　　　　　　　　　B. 2016年4月20日

    C. 2017年4月20日　　　　　　　　　D. 2018年4月20日

8. 中国第一个官方检验动植物机构是1927年在天津设立的（　　）。

    A. 仁记洋行　　　　　　　　　　　　B. 农工部毛革肉类检查所

    C. 商品检验总局　　　　　　　　　　D. 铁路兽医检疫处

9. 海关总署对《进出口商品检验法》规定必须经海关检验的进出口商品以外的进出口商品,根据国家规定实施（　　）。

    A. 抽查检验　　　　B. 委托检验　　　　C. 申请检验　　　　D. 批批检验

10. 对装运出口（　　）的船舱和集装箱,其承运人或装箱单位必须在装货前申请适载检验。

    A. 易燃烧爆炸物品　　　　　　　　　B. 易破碎损坏物品

    C. 易腐烂变质食品　　　　　　　　　D. 易受潮物品

二、多项选择题

1. 1982年颁布了（　　）,翌年又颁布了农业部制定的（　　）,作为我国进出境动植物检疫的法律依据。

    A. 进出口动植物检疫条例　　　　　　B. 进出口动植物检疫条例实施细则

    C. 国境卫生检疫条例　　　　　　　　D. 进出口动植物检疫实施细则

2. 出入境检验检疫工作是指海关对报检人申报的（　　）等进行检验检疫、认证和签证等监督管理工作。

    A. 出入境货物　　　　　　　　　　　B. 出入境交通运输工具

    C. 出入境人员　　　　　　　　　　　D. 出入境食品

3. 中国出入境检验检疫按其业务内容可分为（　　）。

    A. 进出口商品检验　　　　　　　　　B. 进出境动植物检验

    C. 国境卫生检验　　　　　　　　　　D. 进出境商品检验

4. 根据《中华人民共和国进出口商品检验法》的规定,以下属于进出口商品合格评定程序的有（　　）。

    A. 抽样、检验和检查　　　　　　　　B. 评估、验证和合格保证

    C. 注册、认可和批准　　　　　　　　D. 熏蒸、消毒和除害处理

三、判断题

1. 保护国家经济的顺利发展、保护人民的生命和生活环境的安全与健康,是出入境检验检疫的重要目的。　　　　　　　　　　　　　　　　　　　　（　　）

2. 海关对法定检验以外的进出口商品实施抽查检验。　　　　　　　　（　　）

3. 上海仁记洋行作为中国第一个商检机构于1864年开始代办水险和船舶检验业务。

（　　）

四、简答题

1. 简述我国出入境检验检疫的法律地位。
2. 我国出入境检验检疫的基本内容有哪些?

五、案例分析题

2018年5月,为杜绝不合格进口商品流入市场,确保消费者的合法权益,北京海关组织人员对进口有机食品和进口玩具进行检查。在北京某儿童用品商店,检验检疫人员对在售的进口玩具进行了检查,检查中发现部分进口塑料玩具、电动童车未加贴中文标志或3C认证标志,现场共查封上述涉嫌不符合要求的玩具15件。工作人员根据以上检查情况,要求经销商提供上述玩具的"入境货物检验检疫证明"及"强制性产品认证证书"。

请分析:北京海关此行动属于海关总署哪项工作职能?

第2章
出入境检验检疫基础

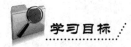 **学习目标**

知识目标：

1. 理解报检的基本规定；
2. 了解自理报检单位、代理报检单位的基本规定；
3. 了解出入境检验检疫处理单位和人员的基本规定；
4. 掌握《法检目录》的规定。

能力目标：

1. 能够理解报检的基本规定；
2. 能够看懂《法检目录》。

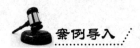 **案例导入**

上海康丰进出口有限公司成立于1990年，是一家经营礼品、家纺、家具、玻璃制品、灯具、塑料制品等系列产品的进出口公司。产品通过UL、CE、GS等国际认证。产品出口至欧洲、美国、亚洲、中东等世界各地。2016年10月王丽手持考取的报检员资格证书成为上海康丰进出口有限公司（SHANGHAI CONF IMP/EXP CO.，LTD.）的一名员工，主要负责公司日后的进出口商品的报检工作。在办理第一笔报检业务前，王丽需要做好报检前的准备工作。

2.1 报检的基本知识

2.1.1 报检的含义

报检是指有关当事人根据法律、行政法规的规定，对外贸易合同的约定或证明履约的需要，向海关申请检验、检疫、鉴定，以获准出入境或取得销售使用的合法凭证及某种公证证明所必须履行的法定程序和手续。

2.1.2　报检范围

出入境检验检疫的报检范围主要包括：(1)法律、行政法规规定必须由海关实施检验检疫的；(2)输入国家或地区规定必须凭检验检疫出具的证书方准入境的；(3)有关国际条约或与我国有协议/协定，规定必须经检验检疫的；(4)对外贸易合同约定须凭海关签发的证书进行交接、结算的；(5)申请签发一般原产地证明书、普惠制原产地证明书的。

其中，法律、行政法规规定必须由海关实施检验检疫的报检范围有：

(1) 列入《海关实施检验检疫的进出境商品目录》(以下简称《法检目录》)内的货物；(2)入境废物、进口旧机电产品；(3)出口危险货物包装容器的性能检验和使用鉴定；(4)进出境集装箱；(5)进境、出境、过境的动植物、动植物产品及其他检疫物；(6)装载动植物、动植物产品和其他检疫物的装载容器、包装物、铺垫材料，进境动植物性包装物、铺垫材料；(7)来自动植物疫区的运输工具，装载进境、出境、过境的动植物、动植物产品及其他检疫物的运输工具；(8)进境拆解的废旧船舶；(9)出入境人员、交通工具、运输设备以及可能传播检疫传染病的行李、货物和邮包等物品；(10)旅客携带物(包括微生物、人体组织、生物制品、血液及其制品、骸骨、骨灰、废旧物品和可能传播传染病的物品以及动植物、动植物产品和其他检疫物)和携带伴侣动物；(11)国际邮寄物(包括动植物、动植物产品和其他检疫物、微生物、人体组织、生物制品、血液及其制品以及其他需要实施检疫的国际邮寄物)；(12)其他法律、行政法规规定需经海关实施检验检疫的其他检验对象。

2.1.3　报检资格

报检当事人从事报检行为，办理报检业务，必须按照海关的要求，取得报检资格，未按规定取得报检资格的，海关不予受理报检。

报检单位办理业务应当向海关备案，并由该企业在海关备案的报检人员办理报检手续。代理报检的，须向海关提供委托书，委托书由委托人按海关规定的格式填写。非贸易性质的报检行为，报检人凭有效证件可直接办理报检手续。

2.1.4　报检方式

1. 整合申报项目

2018 年关检融合后，取消"入境/出境货物通关单""入境/出境货物报检单"。进口申报整合报检要素，报关报检合并为一张报关单及一套随附单证。出口申报由信息化系统自动核对出口检验检疫电子底账数据。在进出口申报电子逻辑校验中增加检验检疫校验参数。

2. 申报方式

2018 年 5 月 9 日，为进一步优化营商环境，促进贸易便利化，海关总署发布《关于全面取消"入/出境货物通关单"有关事项的公告》(海关总署公告 2018 年第 50 号)，就报检申报有关事项做出规定。具体内容如下：

(1) 涉及法定检验检疫要求的进口商品申报时，在报关单随附单证栏中不再填写原通关单代码和编号。企业可以通过"单一窗口"（包括通过"互联网＋海关"接入"单一窗口"）报关报检合一界面向海关一次申报。如需使用"单一窗口"单独报关、报检界面或者报关报检企业客户端申报的，企业应当在报关单随附单证栏中填写报检电子回执上的检验检疫编号，并填写代码"A"。

（2）涉及法定检验检疫要求的出口商品申报时，企业不需在报关单随附单证栏中填写原通关单代码和编号，应当填写报检电子回执上的企业报检电子底账数据号，并填写代码"B"。

（3）对于特殊情况下，仍需检验检疫纸质证明文件的，按以下方式处理：对入境动植物及其产品，在运输途中需提供运递证明的，出具纸质"入境货物调离通知单"；对出口集中申报等特殊货物，或者因计算机、系统等故障问题，根据需要出具纸质"出境货物检验检疫工作联系单"。

（4）海关统一发送一次放行指令，海关监管作业场所经营单位凭海关放行指令为企业办理货物提离手续。

3. 检验检疫单证电子化

2018 年 7 月 11 日，为进一步促进对外贸易便利，提升口岸通关效率，海关总署发布《关于检验检疫单证电子化的公告》（海关总署公告 2018 年第 90 号），就检验检疫单证电子化事宜做出规定。具体内容如下：

（1）自然人、法人或者其他组织（以下简称"申请人"）向海关办理检验检疫手续，可按照以下要求提供单证电子化信息，无需在申报时提交纸质单证：

① 国内外相关主管部门或机构出具的单证，实现联网核查或可互联网查询的，只需录入单证编号。尚未实现联网核查且不能互联网查询的，需上传单证扫描件。

② 海关出具的资质证明及其他单证，只需录入相关资质证明或单证编号。

③ 法律、法规、规章规定应当向海关提交的其他证明、声明类材料，只需依法申明持有相关材料。

（2）申请人应保证电子化单证信息的真实性和有效性，上传单证扫描件格式应符合海关要求，并按规定保存相关纸质单证。

（3）海关监管过程中按照风险布控、签注作业等要求需要验核纸质单证的，申请人应当补充提交相关纸质单证。

2.2 出入境检验检疫报检企业管理

2.2.1 报检企业

报检企业是指根据《中华人民共和国进出口商品检验法》及其实施条例、《中华人民共和国进出境动植物检疫法》及其实施细则、《中华人民共和国食品安全法》等法律、法规的有关规定，依法在海关登记备案或注册登记从事出入境运输工具、货物、物品报检业务的境内企业法人、组织或个人。

报检企业按其性质分成自理报检企业和代理报检企业。

1. 自理报检企业

自理报检企业,是指向海关办理本企业报检业务的进出口货物收发货人。出口货物的生产、加工单位办理报检业务的,按照有关自理报检企业的规定管理。自理报检单位的范围有:

(1) 具有进出口经营权的国内企业;

(2) 进口货物的收货人或其代理人;

(3) 出口货物的生产企业;

(4) 出口货物运输包装及出口危险货物运输包装生产企业;

(5) 中外合资、中外合作、外商独资企业;

(6) 国外(境外)企业、商社驻中国代表机构;

(7) 出入境动物隔离饲养和植物繁殖生产单位;

(8) 出入境动植物产品的生产、加工、存储、运输单位;

(9) 对出入境动植物、动植物产品、装载容器、包装物、交通运输工具等进行药剂熏蒸和消毒服务的单位;

(10) 从事集装箱的储存场地和中转场(库)清洗、卫生除害处理、报检的单位;

(11) 有出入境交换业务的科研单位;

(12) 其他报检单位。

2. 代理报检企业

代理报检企业,是指接受进出口货物收发货人(以下简称委托人)委托,为委托人向海关办理报检业务的境内企业。

报检人员,是指负责向海关办理所在企业报检业务的人员。报检企业对其报检人员的报检行为承担相应的法律责任。

海关总署主管全国报检企业的管理工作。主管海关负责所辖区域报检企业的日常监督管理工作。

2.2.2　备案管理

报检企业办理报检业务应当向海关备案,备案时应当提供以下材料:

(1) 报检企业备案表;

(2) 营业执照复印件;

(3) 报检人员备案表及报检人员的身份证复印件;

(4) 企业的公章印模;

(5) 使用报检专用章的,应当提交报检专用章印模;

(6) 出入境快件运营企业应当提交国际快递业务经营许可证复印件。

以上材料应当加盖企业公章,提交复印件的应当同时交验原件。材料齐全、符合要求的,海关应当为报检企业办理备案手续,核发报检企业及报检人员备案号。鼓励报检企业在报检前向海关办理备案。已经办理备案手续的报检企业,再次报检时可以免予提交上述所列材料。已备案的报检企业向海关办理报检业务时,应当由该企业在海关备案的报检人员办理。报检人员办理报检业务时应当提供备案号及报检人员身份证明。

2.2.3 报检业务

报检企业可以向海关办理下列报检业务:

(1) 办理报检手续;

(2) 缴纳出入境检验检疫费;

(3) 联系和配合海关实施检验检疫;

(4) 领取检验检疫证单。

报检企业应当在中华人民共和国境内口岸或者检验检疫监管业务集中的地点向海关办理本企业由报检业务。

自理报检企业可以委托代理报检企业代为办理报检业务:

(1) 代理报检企业办理报检业务时,应当向海关提交委托人授权的代理报检委托书(表 2-1),委托书应当列明货物信息、具体委托事项、委托期限等内容,并加盖委托人的公章。

(2) 代理报检企业应当在委托人授权范围内从事报检业务,并对委托人所提供材料的真实地进行审查。

(3) 代理报检企业代缴出入境检验检疫费的,应当将出入境检验检疫收费情况如实告知委托人,不得假借海关名义向委托人收取费用。

2.2.4 监督管理

报检企业办理报检业务应当遵守国家有关法律、行政法规和检验检疫规章的规定,承担相应的法律责任。报检企业办理备案手续时,应当对所提交的材料以及所填报信息内容的真实性负责且承担法律责任。

海关对报检企业的报检业务进行监督检查,报检企业应当积极配合,如实提供有关情况和材料。

代理报检企业应当在每年 3 月底前提交上一年度的代理报检业务报告,主要内容包括企业基本信息、遵守检验检疫法律法规情况、报检业务管理制度建设情况、报检人员管理情况、报检档案管理情况、报检业务情况及分析、报检差错及原因分析、自我评估等。

海关对报检企业实施信用管理和分类管理,对报检人员实施报检差错记分管理。报检人员的差错记分情况列入报检企业的信用记录。

海关可以公布报检企业的信用等级、分类管理类别和报检差错记录情况。

报检企业备案表、报检人员备案表中载明的备案事项发生变更的,企业应当自变更之日起 30 日内持变更证明文件等相关材料向备案的海关办理变更手续。

表 2-1　代理报检委托书

代 理 报 检 委 托 书

　　本委托人(备案号/组织机构代码_____)保证遵守国家有关检验检疫法律、法规的规定，保证所提供的委托报检事项真实、单货相符。否则，愿承担相关法律责任。具体委托情况如下：

　　本委托人将于_____年_____月间进口/出口如下货物：

品名		HS 编码	
数(重)量		包装情况	
信用证/合同号		许可文件号	
进口货物 收货单位及地址		进口货物提/运单号	
其他特殊要求			

　　特委托_____(代理报检注册登记号_____)，代表本委托人办理上述货物的下列出入境检验检疫事宜：

　　□1. 办理报检手续；　　　　　　　　□2. 代缴纳检验检疫费；
　　□3. 联系和配合检验检疫机构实施检验检疫；　　□4. 领取检验检疫证单。
　　□5. 其他与报检有关的相关事宜：
　　联系人：_____　联系电话：
　　本委托书有效期至_____年___月___日　委托人(加盖公章)
　　年　　月　　日
　　受托人确认声明
　　本企业完全接受本委托书。保证履行以下职责：
　　1. 对委托人提供的货物情况和单证的真实性、完整性进行核实；
　　2. 根据检验检疫有关法律法规规定办理上述货物的检验检疫事宜；
　　3. 及时将办结检验检疫手续的有关委托内容的单证、文件移交委托人或其指定的人员；
　　4. 如实告知委托人检验检疫部门对货物的后续检验检疫及监管要求。
　　如在委托事项中发生违法或违规行为，愿承担相关法律和行政责任。
　　联系人：_____　联系电话：
　　受托人(加盖公章)
　　年　　月　　日

　　报检企业可以向备案的海关申请注销报检企业或者报检人员备案信息。报检企业注销备案信息的，报检企业的报检人员备案信息一并注销。

　　因未及时办理备案变更、注销而产生的法律责任由报检企业承担。

　　鼓励报检协会等行业组织实施报检企业行业自律管理，开展报检人员能力水平认定和报检业务培训等，促进报检行业的规范化、专业化，防止恶性竞争。

　　海关应当加强对报检协会等行业组织的指导，充分发挥行业组织的预警、组织、协调作用，推动其建立和完善行业自律制度。

2.2.5   法律责任

代理报检企业违反规定扰乱报检秩序，有下列行为之一的，由海关按照《中华人民共和国进出口商品检验法实施条例》的规定进行处罚：

(1) 假借海关名义向委托人收取费用的；

(2) 拒绝配合海关实施检验检疫，拒不接受海关监督管理，或者威胁、贿赂检验检疫工作人员的；

(3) 其他扰乱报检秩序的行为。

报检企业有其他违反出入境检验检疫法律法规规定行为的，海关按照相关法律法规规定追究其法律责任。

海关按照"出入境检验检疫企业信用信息采集条目"对报检人员的报检差错进行记分。

出入境快件运营企业代理委托人办理出入境快件报检业务的，免予提交报检委托书。海关参照代理报检企业进行管理。

机关单位、事业单位、社会团体等非企业单位按照国家有关规定需要从事非贸易性进出口活动的，凭有效证明文件可以直接办理报检手续。

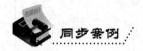

代理报检单位未尽责受处罚

2019 年 3 月 29 日，昆明海关受理一批南通海关电子转单业务，在审核换证凭单内容时发现货物包装情况不明，遂要求提供南通海关出具的书面说明。几天后，企业提交来一份南通海关签发的"工作联系单"，云南海关检务处签证人员仔细审核后，发现该"工作联系单"存在几大疑点：抬头为根本不存在的"昆明检验检疫局"；该"工作联系单"为手写；该"工作联系单"有错别字。为识别该"工作联系单"的真伪，昆明海关立即与南通海关联系，请他们帮助核实。经南通海关调查核实，该"工作联系单"系南通某企业伪造，南通海关目前已对该企业进行立案调查。在这起伪造检验检疫证单的事件中，云南方面的代理报检单位——云南物产进出口股份公司，因未对委托人提供的单证进行真实性核查就提交海关用于办理相关业务，被昆明海关作"企业失信"扣分处理，对相关报检员给予差错扣分。

2.3   出入境检疫处理单位和人员

2.3.1   适用范围

适用于对出入境检疫处理单位和人员的核准以及监督管理。

出入境检疫处理是指利用生物、物理、化学的方法，对出入境货物、交通工具、集装箱及其他检疫对象采取的消除疫情疫病风险或者潜在危害,防止人类传染病传播、动植物病虫害传入传出的措施。

出入境检疫处理单位(以下简称检疫处理单位)是指经直属海关核准从事出入境检疫处理工作的单位。

出入境检疫处理人员(以下简称检疫处理人员)是指经直属海关核准,在检疫处理单位从事出入境检疫处理工作的人员。

海关总署主管全国检疫处理单位和人员管理工作。主管海关负责所辖地区检疫处理单位和人员的日常监督管理。

出入境检疫处理按照实施方式和技术要求,分为 A 类、B 类、C 类、D 类、E 类、F 类和 G 类。

(1) A 类,熏蒸(出入境船舶熏蒸、疫麦及其他大宗货物熏蒸);

(2) B 类,熏蒸(A 类熏蒸除外);

(3) C 类,消毒处理(熏蒸方式除外);

(4) D 类,药物及器械除虫灭鼠(熏蒸方式除外);

(5) E 类,热处理;

(6) F 类,辐照处理;

(7) G 类,除上述类别外,采用冷处理、微波处理、除污处理等方式实施的出入境检疫处理。

检疫处理单位和人员可以申请从事一类或者多类出入境检疫处理工作。

检疫处理单位和人员应当在核准范围内从事出入境检疫处理工作;未经核准,不得从事或者超范围从事出入境检疫处理工作。

海关根据相关法律法规或者输入国家(地区)要求,对需要实施检疫处理的对象,向货主或者其代理人签发检验检疫处理通知书。货主或者其代理人应当委托有资质的检疫处理单位实施检疫处理。

2.3.2　检疫处理单位申请条件

1. 基本条件

申请从事出入境检疫处理工作的单位(以下简称申请单位),应当具备下列基本条件:

(1) 具有独立法人资格;

(2) 具有满足条件的办公场所;

(3) 申请从事的检疫处理类别需要使用危险化学品的,其从业人员及危险化学品的运输、储存、使用应当符合国家有关规定;

(4) 使用的出入境检疫处理器械、药剂以及计量器具应当符合国家有关规定;

(5) 必要的出入境检疫处理安全防护装备、急救药品和设施;

(6) 建立有效的质量控制、效果评价、安全保障以及突发事件应急机制等管理制度;

(7) 建立完整的出入境检疫处理业务档案、技术培训档案和职工职业健康档案管理制度；

(8) 配备经直属海关核准的检疫处理人员；

(9) 配备专职或者兼职安全员，法律法规有规定的，还应当具备相应的资质。

2. A—G 类的条件

申请从事 A 类、B 类、C 类、D 类、E 类、F 类、G 类处理工作的条件：

(1) 申请从事 A 类出入境检疫处理工作的单位，除应当具备申请从事出入境检疫处理工作的单位基本条件以外，还应当符合下列条件：

① 具有 B 类出入境检疫处理资质 3 年以上，近 3 年无安全和质量事故；

② 药品、仪器、设备、材料、专用药品库及操作规范符合法律法规、标准和技术规范的要求；

③ 配备检疫处理熏蒸气体浓度测定仪器、残留毒气检测仪器、大气采样仪器等设备。

(2) 申请从事 B 类出入境检疫处理工作的单位，除应当具备申请从事出入境检疫处理工作的单位基本条件以外，还应当符合下列条件：

① 处理场所、药品、仪器、设备、材料、专用药品库及操作规范符合法律法规、标准和技术规范的要求；

② 配备检疫处理熏蒸气体浓度测定仪器、残留毒气检测仪器、大气采样仪器等设备。

3. C 类的条件

申请从事 C 类出入境检疫处理工作的单位，除应当具备申请从事出入境检疫处理工作的单位基本条件以外，还应当符合下列条件：

(1) 药品、仪器、设备、材料、专用药品库及操作规范符合法律法规、标准和技术规范的要求；

(2) 配备消毒效果评价相关检测设备。

4. D 类的条件

申请从事 D 类出入境检疫处理工作的单位，除应当具备申请从事出入境检疫处理工作的单位基本条件以外，还应当符合下列条件：

(1) 药品、仪器、设备、材料、专用药品库及操作规范符合法律法规、标准和技术规范的要求；

(2) 配备除虫灭鼠试验室相关检测设备等。

5. E 类的条件

申请从事 E 类出入境检疫处理工作的单位，除应当具备申请从事出入境检疫处理工作的单位基本条件以外，还应当符合下列条件：

(1) 处理场所、库房、处理设备及操作规范符合法律法规、标准和技术规范的要求；

(2) 使用特种设备的，持有特种设备许可证。

6. F 类的条件

申请从事 F 类出入境检疫处理工作的单位，除应当具备申请从事出入境检疫处理工作的单位基本条件以外，还应当符合下列条件：

（1）处理场所、仪器、设备、放射性物品购置及存放、操作规范符合法律法规、标准和技术规范的要求；

（2）持有放射性设备使用许可证。

7. G 类的条件

申请从事 G 类出入境检疫处理工作的单位，除应当具备申请从事出入境检疫处理工作的单位基本条件以外，还应当符合下列条件：

（1）处理场所、库房、处理设备及操作规范符合法律法规、标准和技术规范的要求；

（2）使用特种设备的，持有特种设备许可证。

2.3.3　检疫处理单位

申请单位应当向所在地直属海关提出申请并提交下列材料：

（1）出入境检疫处理单位核准申请表；

（2）工商营业执照复印件并同时交验原件；

（3）申请单位所在地地方政府对检疫处理单位实施职业卫生安全许可的，提交职业卫生安全许可证复印件并同时交验原件；

（4）申请单位章程、质量管理体系、安全保障体系、突发事件应急机制、检疫处理操作规范等文件材料；

（5）申请单位所属检疫处理人员"检疫处理人员从业资格证"（以下简称从业证）的复印件并同时交验原件。

直属海关对申请单位提出的申请，应当根据下列情况分别做出处理：

（1）申请材料存在可以当场更正的错误的，应当允许申请单位当场更正；

（2）申请材料不齐全或者不符合法定形式的，应当当场或者在 5 日内一次告知申请单位需要补正的全部内容，逾期不告知的，自收到申请材料之日起即为受理；

（3）申请材料齐全、符合法定形式，或者申请单位按照要求提交全部补正申请材料的，应当受理申请。

直属海关受理或者不予受理申请，应当出具加盖本单位专用印章和注明日期的书面凭证。受理申请后，直属海关应当自受理申请之日起 5 日内组成评审专家组，并将评审所需时间书面告知申请单位，评审所需时间不计算在行政许可办理的期限内。专家组应当按照海关总署的规定，对申请单位进行现场考核评审，并提交书面评审报告。

直属海关应当自受理申请之日起 20 日内做出是否核准的决定。20 日内不能做出决定的，经直属海关负责人批准，可以延长 10 日，并将延长期限的理由书面告知申请单位。直属海关做出核准决定的，应当自做出决定之日起 10 日内颁发并送达"出入境检疫处理单位核准证书"（以下简称核准证书）。不予核准的，应当书面通知申请单位并说明理由。直属海关做出的核准决定，应当予以公开。

2.3.4　检疫处理人员

年满十八周岁，身体健康，具有完全民事行为能力，具备检疫处理基本知识，掌握检疫处理操作技能的人员,可以参加检疫处理人员从业资格考试。检疫处理人员资格分为两类,即熏蒸处理类(A 类、B 类和其他类〔C 类、D 类、E 类、F 类、G 类〕)。

海关总署负责制定考试大纲,直属海关负责考试的组织实施工作。直属海关每年至少组织一次检疫处理人员从业资格考试,同时可根据本辖区市场和业务需求,适当增加考试频次。

检疫处理人员从业资格考试内容包括出入境检疫处理基础知识和操作技能。

(1)基础知识包括:法律法规、标准、技术规范等。

(2)操作技能包括:药品、仪器、设备的操作运用,出入境检疫处理现场操作、安全防护、应急处理等。

通过检疫处理人员从业资格考试的人员,由直属海关颁发从业证。从业证有效期为 3 年,有效期内全国通用。检疫处理人员需要延续从业证有效期的,应当在有效期届满 3 个月前向颁发从业证的直属海关提出延续申请。直属海关应当在有效期届满前破出是否准予延续的决定。检疫处理人员应当严格按照法律法规、标准、技术规范以及检疫处理单位制定的工作方案实施检疫处理,做好安全防护,保证处理效果。

2.3.5 监督管理

直属海关应当建立检疫处理单位和人员管理档案,将检疫处理单位纳入企业信用管理,并针对不同信用等级的检疫处理单位制定差异化的监管措施。

海关应当定期组织对所辖地区检疫处理单位和人员及其操作进行监督检查,对检疫处理单位的检疫处理效果进行监督和评价,并将监督检查结果向直属海关报告。检疫处理单位和人员应当配合海关的监督检查工作。

海关按照"安全、高效、环保"的原则,定期开展检疫处理药品、器械等口岸适用性评价工作,确定适用于口岸使用的药品、器械名录。检疫处理单位实施口岸检疫处理工作时应选用目录内药品、器械,按照有关要求科学规范用药。

海关对未取得相应核准证书的单位、未获得相应从业证的人员以及未按照法律法规、标准和技术规范实施的检疫处理结果不予认可。

检疫处理单位应当在核准证书核准范围内,根据出入境检验检疫处理通知书要求,严格按照法律法规、标准和技术规范实施检疫处理。

实施处理前,检疫处理单位应当根据不同类型的处理任务制定具体的实施方案并留档备查。处理期间,检疫处理单位应当在现场设置明显的警示标志,对处理过程进行记录。处理完毕后,检疫处理单位应当准确填写检疫处理结果报告单并交海关。

检疫处理单位应当开展处理控制和处理效果评价,保证检疫处理效果,保护环境和生态安全,并承担相应的法律责任。

检疫处理单位应当建立检疫处理业务档案,真实完整地记录其检疫处理业务。检疫处理单位应当于每年 1 月底前向其所在地直属海关提交上一年度检疫处理情况工作报告。

有下列情形之一的,检疫处理单位应当自变更之日起 30 日内向颁发核准证书的直属海关申请办理变更手续：

（1）法定代表人变更；

（2）检疫处理人员变更；

（3）其他重大事项变更。

符合规定要求的，直属海关应当在收到相关资料后 20 日内完成变更手续。

检疫处理单位核准证书有效期为 6 年。检疫处理单位需要延续核准证书有效期的，应当于有效期届满 3 个月前向颁发核准证书的直属海关申请延续。直属海关应当在有效期届满前做出是否准予延续的决定，准予延续的，换发核准证书。

有下列情形之一的，直属海关根据利害关系人的请求或者依据职权，可以撤销核准证书或者从业证：

（1）海关工作人员滥用职权、玩忽职守颁发核准证书或者从业证的；

（2）超越法定职权颁发核准证书或者从业证的；

（3）违反法定程序颁发核准证书或者从业证的；

（4）对不具备申请资格或者不符合法定条件的申请人颁发核准证书或者从业证的；

（5）检疫处理单位或者检疫处理人员以欺骗、贿赂等不正当手段取得核准证书或者从业证的；

（6）依法可以撤销核准证书或者从业证的其他情形。

有下列情形之一的，直属海关应当依据职权注销核准证书或者从业证：

（1）检疫处理单位核准证书或者检疫处理人员从业证有效期届满未申请延续的；

（2）检疫处理单位依法终止的；

（3）检疫处理人员死亡或者丧失行为能力的；

（4）核准证书或者从业证依法被撤销、撤回或者吊销的；

（5）因不可抗力导致许可事项无法实施的；

（6）法律、法规规定的应当注销的其他情形。

申请从事检疫处理的单位或者人员隐瞒有关情况或者提供虚假申请材料的，直属海关不予受理或者不予颁发核准证书或者从业证，申请单位或者人员 1 年内不得再次申请。

以欺骗、贿赂等不正当手段取得核准证书或者从业证的，申请单位或者人员 3 年内不得再次申请。

2.3.6　法律责任

检疫处理单位有下列情形之一的，海关可以给予警告，并处 3 万元以下的罚款：

（1）未按照技术要求和操作规程进行操作的；

（2）出入境检疫处理质量未达到检验检疫技术要求的；

（3）发生安全、质量事故并负有管理责任的；

（4）聘用未取得从业证人员或者检疫处理人员超出从业证核准范围实施出入境检疫处理工作的；

（5）超出核准证书核准范围从事出入境检疫处理工作的；

（6）出入境检疫处理业务档案、安全事故档案或者职工职业健康监护档案不完整、填写不规范、情节严重的；

（7）存在法定代表人变更，或检疫处理人员变更，或其他重大事项变更，但未办理变更手续的。

检疫处理单位有下列情形之一的，由直属海关吊销其核准证书：

（1）存在上述警告第（1）至第（5）项所列情形，情节严重或者造成严重后果的；

（2）伪造、变造、恶意涂改出入境检疫处理业务档案、安全事故档案或者职工职业健康监护档案的；

（3）涂改、倒卖、出租、出借核准证书，或者以其他方式非法转让核准证书的；

（4）转委托其他单位进行检疫处理的；

（5）检疫处理单位和人员拒绝接受海关监管或者整改不力的；

（6）检疫处理单位和人员拒不履行相关义务或者未按照相关规定实施检疫处理，处理效果评价多次不达标的。

检疫处理人员未按照技术要求和操作规程进行操作的，由海关给予警告或者处以2 000元以下罚款。有下列行为之一的，由直属海关吊销其从业证：

（1）造成重大安全、质量事故的；

（2）超出核准范围从事出入境检疫处理工作的。

尚未取得或者已被吊销核准证书、从业证和营业执照，擅自从事出入境检疫处理工作的，由海关责令改正，并处以3万元以下罚款。

海关工作人员徇私舞弊、滥用职权、玩忽职守，违反相关法律法规和本办法规定的，依法给予行政处分；情节严重、构成犯罪的，依法追究刑事责任。

2.4　《法检目录》的有关知识

在第1章介绍出入境检验检疫工作内容中的法定检验检疫时，有讲到凡是列入《海关实施检验检疫的进出境商品目录》的进出口商品都需进行强制性检验检疫，在本部分内容我们就介绍下《海关实施检验检疫的进出境商品目录》。

《海关实施检验检疫的进出境商品目录》简称《法检目录》，又称《法检商品目录》。所谓"法检"，是进出口商品必须依照法律进行检验检疫，即"法定检验检疫"的简化称谓。《法检目录》的作用是明确列入目录的进出口商品应当符合国家技术规范的强制性要求。这也是"法定检验检疫"的根本目的。

2.4.1　《法检目录》的基本结构

《法检目录》的基本结构由商品编码、商品名称及备注、计量单位、海关监管条件和检验检疫类别五部分组成。其中,商品编码、商品名称及备注和计量单位是以《海关统计商品目录》为基础编制而成。

1. 商品编码

《法检目录》中商品编码的来源是我国《海关统计商品目录》。也就是说,《法检目录》中涉及的具体商品编码,均与《海关统计商品目录》中的商品编码相一致,这也是出入境检验检疫管理、对外贸易统计和国际贸易标准化工作的实际需要。

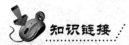

知识链接

在外贸领域中,很多人经常将《法检目录》中的商品编码称为"HS编码"。严格地说来,二者并不等同。

我国《海关统计商品目录》的编制方法虽采用了 HS,即《商品名称及编码协调制度》(*Harmonized Commodity Description and Coding System*)的编制方法,但又不完全一致。因为,《商品名称及编码协调制度》是原海关合作理事会(1994年更名为世界海关组织)在《海关合作理事会商品分类目录》(CCCN)和联合国的《国际贸易标准分类》(SITC)的基础上,参照国际上主要国家的税则、统计、运输等分类目录而制定的6位编码目录,也是目前最为广泛使用的一个多用途的国际贸易商品分类目录。

原国家进出口商品检验局在1990年发布的《商检机构实施检验的进出口商品种类表》中首次采用《商品分类和编码协调制度》(简称HS编码)的商品分类方法编排商品目录。而作为我国进出口贸易统计的标准,我国海关自1992年1月1日起开始采用《协调制度》作为我国进出口商品分类的标准目录。同时,根据我国对外贸易商品结构的实际情况,在《协调制度》原6位编码的基础上增加了7至10位编码,以方便征税、统计和包括检验检疫在内的贸易管理需要。在随后的调整中,《法检目录》中的商品编码随之更改为10位编码并与其保持一致。可见,《海关统计商品目录》是采用HS编码的分类方法和基本编码为基础,增加本国需要的子目编制而成的。《法检目录》中涉及的具体商品编码,均与《海关统计商品目录》中的商品编码相一致,这也是出入境检验检疫管理、对外贸易统计和国际贸易标准化工作的实际需要。

1999年机构改革之后,国家出入境检验检疫局以商品分类和编码协调制度为基础,将需要实施检验检疫的进口与出口商品融合在一起发布《出入境海关实施检验检疫的进出境商品目录》,《法检目录》由此产生。近年来,《法检目录》结合海关商品编码的调整,每年不断采取动态调整机制,发挥着越来越大的作用。

2. 商品名称及备注

由于商品名称存在着语言文字的差异,所以商品名称及备注与商品编码密不可分。《法检目录》中中文商品名称与备注的来源也是《海关统计商品目录》,包含商品名称和备注两个部分。

商品名称指进出口货物规范的中文商品名称,是对商品编码的较为具体和精练的语言解释;备注则包括规格型号等必要的说明事项。在报检工作中,我们经常要做的工作是根据商品名称来找到正确的商品编码,或者根据商品编码来查询进出口货物规范的中文商品名称。但是,商品名称与商品编码的法律效力不同,我们应注意进出口通关管理都是以商品编码为准的。

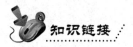

知识链接

填报时需要注意:商品名称应据实填报,并与报检单位所提交的合同、发票等相关单证相符;同时,商品名称应当规范,以能满足进出境检验检疫管理要求为准;从通关的整体过程考虑,报检人员可参照《中华人民共和国海关进出口商品规范申报目录》中对商品名称的要求进行填报。

3. 计量单位

计量单位是指用以衡量包括商品在内的各种物数量大小或多少的尺度。我们知道,各种商品具有不同的表现形态,其计量单位也自然各不相同。如钢材可以以吨计,房屋可以以幢计,汽车可以以辆计等。以各不相同的计量单位去计量表示商品反映了商品的实际状况和工作需要。在进出口贸易中,如果没有计量这个手段,贸易工作就无法进行,或至少无法按照国际标准化的模式来进行。

（1）单位制。人类发明了多种计量方法和相应的计量单位。例如,在数字中,单位一般为"1";在计算长度的时候,单位可以是纳米、毫米、厘米、分米、米、千米、光年等;在计算时间的时候,单位可以是微秒、秒、分钟、小时、日、星期、月、年、岁、公元等。由选定的基本单位和它们的导出单位组成的一系列量度单位的总称被称为单位制。

国际单位制（符号:SI,源自法语:Système International d'Unités）,又称公制或米制,旧称"万国公制",是现在世界上最普遍采用的标准度量衡单位系统。国际单位制应用于世界各地。从官方角度而言,除美国、缅甸、利比里亚未全面采用国际单位制外,其他国家均以国际单位制作为主要的计量系统。这其中包括绝大多数前英制国家,例如英国、加拿大、澳大利亚等。在航空管制方面,国际上仍使用英制为主（例如飞行高度以英尺为单位）。

（2）我国的法定计量单位。根据《中华人民共和国计量法》和《中华人民共和国法定计量单位使用方法》,我国采用国际单位制。国家法定计量单位由国际单位制单位和国家选定的非国际单位制单位组成。因此,国际单位制计量单位和国家选定的其他计量单位,为国家法定计量单位。国家法定计量单位的名称、符号由国务院公布。在我国进出口贸易中,法定计量单位以《中华人民共和国海关统计商品目录》中的计量单位为准。

4. 海关监管条件

《法检目录》中海关监管条件设置了三种类别,类别代码及其含义分别是:

A:表示对应商品须实施进境检验检疫,海关凭代码"A"的入境通关单接受报关并实施监管；

B：表示对应商品须实施出境检验检疫，海关凭代码"B"的出境通关单接受报关并实施监管；

D：表示对应商品海关与检验检疫联合监管。

这里我们应注意到，《法检目录》中的海关监管条件，与报关工作中涉及的"海关监管条件"范围不同。

5. 检验检疫类别

检验检疫类别代码表示海关对《法检目录》中的商品实施何种检验检疫操作。

"检验检疫类别"项下的代码分别表示：

M：进口商品检验；	N：出口商品检验。
P：进境动植物、动植物产品检疫；	Q：出境动植物、动植物产品检疫。
R：进口食品卫生监督检验；	S：出口食品卫生监督检验。
V：进境卫生检疫；	W：出境卫生检疫。
L：民用商品入境验证（《法检目录》未涵盖全部入境验证商品，以海关总署发布目录为准）。	

以"籼米糙米（配额内）"为例，其对应的商品编码为"1006201001"，海关监管条件为"A/B"（表示该商品在入境和出境时均须实施检验检疫），检验检疫类别为"M.P.R/Q.S"（表示该商品进境时应实施商品检验、植物产品检疫和食品卫生监督检验，出口时应实施植物产品检疫和食品卫生监督检验）。

按照国家法律、法规和相关规章规定应当实施出入境检验检疫的进出口部分商品，例如成套设备、食品添加剂等，难以与编码一一对应，尽管未列入《法检目录》，但均须实施出入境检验检疫。

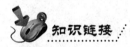
知识链接

外贸企业可通过以下三种方式获得商品是否需要检验检疫：一是登录海关总署网站"信息服务"栏目查询；二是《中华人民共和国海关进出口税则》中查看商品对应的监管条件；三是向当地海关检验检疫部门咨询。

2.4.2 《法检目录》的归类

《法检目录》是采用《商品分类和编码协调制度》（简称 HS 编码）的商品分类方法编排的。因此，了解 HS 编码的编排方法就可以了解《法检目录》中商品编码的编排方法。详见有关通关课程。

2.4.3 2019 年《法检目录》的调整

出入境检验检疫主管机构（2018 年 4 月，出入境检验检疫职能由国家质检总局划入海关总署)每年会根据需要,对《法检目录》进行调整,详见海关总署网站公告情况。

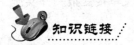 知识链接

质检总局　海关总署关于《出入境检验检疫机构实施检验检疫的进出境商品目录(2018年)》调整的公告

根据出入境检验检疫法律法规以及2018年《中华人民共和国进出口税则》和贸易管制目录调整情况,国家质量监督检验检疫总局对《出入境检验检疫机构实施检验检疫的进出境商品目录》作了相应调整。现公告如下:

一、将涉及机动车辆的1个海关商品编码8716100000增设海关监管条件"A",检验检疫机构实施进境检验检疫。上述调整自2018年3月1日起执行。

二、将涉及皮革制童鞋的4个海关商品编码6403511190、6403519190、6403911190、6403919190,涉及牙刷的1个海关商品编码9603210000增设海关监管条件"A",检验检疫机构实施进境检验检疫。上述调整自2018年3月1日起执行。

三、取消涉及卷烟产品的4个海关商品编码2402100000、2402200000、2402900001、2402900009海关监管条件"B",检验检疫机构不再实施出境检验检疫。上述调整自2018年2月1日起执行。

四、取消涉及食品添加剂的90个海关商品编码海关监管条件"B",保留海关监管条件"A",检验检疫部门不再实施出境检验检疫,仅实施进境检验检疫。上述调整自2018年2月1日起执行。

五、详细调整内容见附件。结合2018年海关商品编码调整情况,对《出入境检验检疫机构实施检验检疫的进出境商品目录》内编码进行了对应调整。外贸企业可登陆国家质检总局网站(www.aqsiq.gov.cn)"信息公开"栏目,查询《出入境检验检疫机构实施检验检疫的进出境商品目录》。

六、列入《出入境检验检疫机构实施检验检疫的进出境商品目录》的进出境商品,须经出入境检验检疫机构实施检验检疫监管,进出口商品收/发货人或代理人须持出入境检验检疫机构签发的《入境货物通关单》和《出境货物通关单》向海关办理进出口手续。

《出入境检验检疫机构实施检验检疫的进出境商品目录(2018年)》调整表

序号	HS编码	HS名称	调整前海关监管条件	调整后海关监管条件
1	8716100000	供居住或野营用厢式挂车及半挂车		A
2	6403511190	皮革制外底皮革面过脚踝但低于小腿的短筒靴(内底长度小于24 cm,运动用靴除外)		A
3	6403519190	皮革制外底的皮革面短筒靴(过踝)(内底长度小于24 cm,运动用靴除外)		A

续表

序号	HS 编码	HS 名称	调整前海关监管条件	调整后海关监管条件
4	6403911190	其他皮革制面过脚踝但低于小腿的短筒靴(内底<24 cm,橡胶、塑料、再生皮革制外底,运动用靴除外)		A
5	6403919190	其他皮革制面的短筒靴(过踝)(内底<24 cm,橡胶、塑料、再生皮革制外底,运动用靴除外)		A
6	9603210000	牙刷(包括齿板刷)		A
7	2512001000	硅藻土(不论是否煅烧,表观比重不超过1)	A/B	A
8	2519909100	化学纯氧化镁	A/B	A
9	2712901000	微晶石蜡	A/B	A
10	2811229000	其他二氧化硅	A/B	A
11	2817001000	氧化锌	A/B	A
12	2827200000	氯化钙	A/B	A
13	2827310000	氯化镁	A/B	A
14	2833210000	硫酸镁	A/B	A
15	2833291000	硫酸亚铁	A/B	A
16	2833293000	硫酸锌	A/B	A
17	2835252000	食品级的正磷酸氢钙(磷酸二钙)	A/B	A
18	2835311000	食品级的三磷酸钠(三聚磷酸钠)	A/B	A
19	2835391100	食品级的六偏磷酸钠	A/B	A
20	2836300000	碳酸氢钠(小苏打)	A/B	A
21	2836500000	碳酸钙(碳酸钙(包括轻质和重质碳酸钙))	A/B	A
22	2836991000	碳酸镁	A/B	A
23	2905223000	芳樟醇	A/B	A
24	2905430000	甘露糖醇	A/B	A
25	2905450000	丙三醇(甘油)	A/B	A
26	2905491000	木糖醇	A/B	A
27	2906132000	肌醇	A/B	A
28	2915291000	乙酸钠	A/B	A
29	2915701000	硬脂酸(以干燥重量计,纯度在90%及以上)	A/B	A
30	2917120001	己二酸	A/B	A
31	2917120090	己二酸盐和酯	A/B	A

序号	HS编码	HS名称	调整前海关监管条件	调整后海关监管条件
32	2918120000	酒石酸	A/B	A
33	2918140000	柠檬酸	A/B	A
34	2918150000	柠檬酸盐及柠檬酸酯	A/B	A
35	2918290000	其他含酚基但不含其他含氧基羧酸(包括其酸酐,酰卤化物,过氧化物和过氧酸及其衍生物)	A/B	A
36	2922501000	对羟基苯甘氨酸及其邓钾盐	A/B	A
37	2923100000	胆碱及其盐	A/B	A
38	2923200000	卵磷脂及其他磷氨基类脂	A/B	A
39	2925110000	糖精及其盐	A/B	A
40	2929901000	环己基氨基磺酸钠(甜蜜素)	A/B	A
41	2934999001	核苷酸类食品添加剂	A/B	A
42	2936210000	未混合的维生素A及其衍生物(不论是否溶于溶剂)	A/B	A
43	2936220000	未混合的维生素B1及其衍生物(不论是否溶于溶剂)	A/B	A
44	2936230000	未混合的维生素B2及其衍生物(不论是否溶于溶剂)	A/B	A
45	2936240000	未混合的D或DL-泛酸及其衍生物(不论是否溶于溶剂)	A/B	A
46	2936250000	未混合的维生素B6及其衍生物(不论是否溶于溶剂)	A/B	A
47	2936260000	未混合的维生素B12及其衍生物(不论是否溶于溶剂)	A/B	A
48	2936270010	未混合的维生素C原粉(不论是否溶于溶剂)	A/B	A
49	2936270020	未混合的维生素C钙、维生素C钠(不论是否溶于溶剂)	A/B	A
50	2936270030	颗粒或包衣维生素C(不论是否溶于溶剂)	A/B	A
51	2936270090	维生素C酯类及其他(不论是否溶于溶剂)	A/B	A
52	2936280000	未混合的维生素E及其衍生物(不论是否溶于溶剂)	A/B	A
53	2936290010	胆钙化醇(不论是否溶于溶剂)	A/B	A
54	2936290090	其他未混合的维生素及其衍生物(不论是否溶于溶剂)	A/B	A
55	2936901000	维生素AD3(包括天然浓缩物,不论是否溶于溶剂)	A/B	A
56	2936909000	维生素原,混合维生素原,其他混合维生素及其衍生物(包括天然浓缩物,不论是否溶于溶剂)	A/B	A
57	2938909020	甘草酸盐类	A/B	A
58	2940001000	木糖	A/B	A
59	2940009000	其他化学纯糖,糖醚、糖酯及其盐(蔗糖、乳糖、麦芽糖、葡萄糖、品目29.37-2939产品除外)	A/B	A

续表

序号	HS 编码	HS 名称	调整前海关监管条件	调整后海关监管条件
60	3102210000	硫酸铵	A/B	A
61	3203001100	天然靛蓝及以其为基本成分的制品	A/B	A
62	3204151000	合成靛蓝(还原靛蓝)(靛蓝)	A/B	A
63	3205000000	色淀及以色淀为基本成分的制品(新红)	A/B	A
64	3501900000	酪蛋白酸盐及其衍生物,酪蛋白胶(酪蛋白酸钠)	A/B	A
65	3502900000	其他白蛋白及白蛋白盐(包括白蛋白衍生物)	A/B	A
66	3504001000	蛋白胨	A/B	A
67	3504009000	其他编号未列名蛋白质及其衍生物(包括蛋白胨的衍生物及皮粉(不论是否加入铬矾))	A/B	A
68	3507100000	粗制凝乳酶及其浓缩物	A/B	A
69	3507901000	碱性蛋白酶	A/B	A
70	3507902000	碱性脂肪酶	A/B	A
71	3825900010	浓缩糖蜜发酵液	A/B	A
72	3902200000	初级形状的聚异丁烯	A/B	A
73	3905300000	初级形状的聚乙烯醇(不论是否含有未水解的乙酸酯基)	A/B	A
74	3906901000	聚丙烯酰胺	A/B	A
75	2712100000	凡士林	A/B	A
76	2712200000	石蜡,不论是否着色(按重量计含油量小于0.75%)	A/B	A
77	2825902100	三氧化二铋	A/B	A
78	2825902900	其他铋的氧化物及氢氧化物	A/B	A
79	2825903100	二氧化锡	A/B	A
80	2825903900	其他锡的氧化物及氢氧化物	A/B	A
81	2835291000	磷酸三钠	A/B	A
82	2922150000	三乙醇胺	A/B	A
83	2933692910	二氯异氰尿酸钠	A/B	A
84	2937900010	氨基酸衍生物	A/B	A
85	2939300010	咖啡因	A/B	A

续表

序号	HS 编码	HS 名称	调整前海关监管条件	调整后海关监管条件
86	2939300090	咖啡因的盐	A/B	A
87	3104209000	其他氯化钾	A/B	A
88	3105300010	磷酸氢二铵(配额内)	A/B	A
89	3105300090	磷酸氢二铵(配额外)	A/B	A
90	2526202001	滑石粉(体积百分比 90% 及以上的产品颗粒度小于等于 18 微米的)	A/B	A
91	2811221000	二氧化硅硅胶	A/B	A
92	1302120000	甘草液汁及浸膏	A/B	A
93	1302200000	果胶、果胶酸盐及果胶酸酯	A/B	A
94	1302310000	琼脂	A/B	A
95	1302320000	刺槐豆胶液及增稠剂(从刺槐豆、刺槐豆子或瓜尔豆制得的,不论是否改性)	A/B	A
96	1302391100	卡拉胶(不论是否改性)	A/B	A
97	2402100000	烟草制的雪茄烟	B	
98	2402200000	烟草制的卷烟	B	
99	2402900001	烟草代用品制成的卷烟	B	
100	2402900009	烟草代用品制的雪茄烟	B	

单元知识逻辑

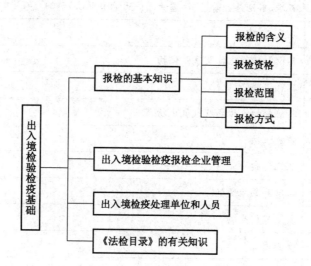

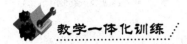 教学一体化训练

一、单项选择题

1. 代理报检企业应当在(　　)底前提交上一年度的代理报检业务报告。
   A. 每年3月　　　　B. 每年6月　　　　C. 每年9月　　　　D. 每年12月

2. 检疫处理单位核准证书的有效期为(　　)年。
   A. 2　　　　　　　B. 4　　　　　　　C. 6　　　　　　　D. 8

3. 海关对自理报检单位实行(　　)。
   A. 审核制度　　　B. 批准制度　　　C. 注册登记制度　　D. 备案管理制度

4. 某种商品在《法检目录》中的"检验检疫类别"为"M. P. R/Q. S",该商品入境时应实施
   (　　)。
   A. 实施动植物、动植物产品检疫;食品卫生监督检验
   B. 食品卫生监督检验;动植物、动植物产品检疫;民用商品入境验证
   C. 商品检验;民用商品入境验证;食品卫生监督检验
   D. 商品检验;动植物、动植物产品检疫;食品卫生监督检验

5. 某种商品在《法检目录》中的"检验检疫类别"为"M. P/N. Q",该商品入境时应实施
   (　　)。
   A. 商品检验和动植物、动植物产品检疫
   B. 食品卫生监督检验和动植物、动植物产品检疫
   C. 商品检验和民用商品入境验证
   D. 食品卫生监督检验和民用商品入境验证

6. 在《法检目录》中,某商品的检验检疫类别为"L/M",这种商品入境时海关将对其实施
   (　　)。
   A. 商品检验　　　　　　　　　　　　B. 动植物检疫
   C. 食品卫生监督检　　　　　　　　　D. 民用商品入境验证

7. 自理报检单位备案登记信息发生变化的应及时更改,其中单位名称、地址或(　　)发生
   变化的,需重新申领"自理报检单位备案登记证明书"。
   A. 企业性质　　　B. 法人代表　　　C. 注册资金　　　D. 报检员

二、多项选择题

1. 报检企业可以向海关办理(　　)报检业务。
   A. 办理报检手续　　　　　　　　　　B. 缴纳出入境检验检疫费
   C. 联系和配合海关实施检验检疫　　　D. 领取检验检疫证单

2. 某商品的检验检疫类别为"M. P. R/Q. S",进口时应实施的检验检疫内容有(　　)。
   A. 商品检验　　　　　　　　　　　　B. 动植物检疫
   C. 食品卫生监督检验　　　　　　　　D. 民用商品入境验证

3. 有下列(　　)情形的,直属海关根据利害关系人的请求或者依据职权,可以撤销核准证书或者从业证。

A. 海关工作人员滥用职权、玩忽职守颁发核准证书或者从业证的

B. 超越法定职权颁发核准证书或者从业证的

C. 检疫处理单位核准证书或者检疫处理人员从业证有效期届满未申请延续的

D. 核准证书或者从业证依法被撤销、撤回或者吊销的

4. 报检范围包括(　　)。

A. 国家法律法规规定须经检验检疫的

B. 输入国家或地区规定必须凭检验检疫证书方准入境的

C. 有关国际条约规定须经检验检疫的

D. 申请签发原产地证明书及普惠制原产地证明书的

三、判断题

1. 凡国际条约、公约或协定规定须经我国海关实施检验检疫的出入境货物,报检人须向海关报检。　　　　　　　　　　　　　　　　　　　　　　　　　　　　(　　)

2. 某商品其海关监管条件为 D,表示该商品须由海关与检验检疫联合监管。(　　)

3. 报检企业,包括自理报检企业、代理报检企业和国际货运代理公司。　(　　)

4. 自理报检企业不可以委托代理报检企业代为办理报检业务。　　　　(　　)

5. 因未及时办理备案变更、注销而产生的法律责任由报检企业承担。　　(　　)

6. 检疫处理单位应当于每年 3 月底前向其所在地直属海关提交上一年度检疫处理情况工作报告。　　　　　　　　　　　　　　　　　　　　　　　　　　　　　(　　)

7. 检疫处理单位和人员不可以申请从事一类或者多类出入境检疫处理工作。(　　)

8. 以欺骗、贿赂等不正当手段取得核准证书或者从业证的,申请单位或者人员 2 年内不得再次申请。　　　　　　　　　　　　　　　　　　　　　　　　　　　(　　)

四、简答题

1. 简述自理报检单位和代理报检单位的不同。

2. 简述《法检目录》的含义。

五、案例分析题

2018 年 7 月,毕业于某高校国际经济与贸易专业的小华到处寻找工作,最终没能找到称心如意的单位,于是他决定自己成立一家报检单位,响应号召国家"创新创业"双创政策。但是小华有些苦恼,如何注册一家报检企业? 报检企业应当向海关备案,应该提交哪些材料呢? 你能帮助小华解决这个实际问题吗? 请谈谈你的思路。

第3章
出入境检验检疫的流程

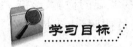

知识目标:

1. 了解出入境报检工作环节;
2. 掌握出入境货物报检的一般规定;
3. 掌握重新报检、报检更改与报检复验。

能力目标:

能够完成出入境货物报检工作。

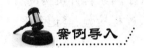

2018年5月1日,大连企业海运进口货物,在大连进境。货物到港后,当天,企业向大连海关申请报检,受理报检的海关签发"入境货物通关单",海关凭以放行。办理通关手续后,5月5日,企业主动与大连海关联系,落实检验检疫事宜。经现场检验检疫合格,大连海关出具了"入境货物检验检疫证明",至此,该批货物入境报检工作全部完成。这是一个由于在规定时间内申请报检,货物顺利完成检验检疫的案例。此案例在于强调报检的流程及相关时间的规定。

3.1 出入境检验检疫的工作环节

出入境检验检疫工作流程是指报检/申报、计/收费、抽样/采样、检验检疫、卫生除害处理、签证放行的全过程,如图3-1所示。

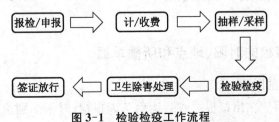

图3-1 检验检疫工作流程

1. 报检/申报

报检/申报是指申请人按照法律、法规或规章的规定向海关申报检验检疫工作的手续。海关工作人员审核报检人提交的报检单内容填写是否完整、规范,应附的单据资料是否齐全、符合规定,索赔或出运是否超过有效期等,审核无误的,方可受理报检。对报检人提交的材料是否齐全或不符合有关规定的,海关不予受理报检。因此,报检人应及时了解掌握检验检疫有关政策,在报检时按海关有关规定和要求提交有关资料。

2. 计/收费

海关对出入境人员、货物、运输工具、集装箱及其他法定检验检疫物实施的检验、检疫、鉴定等检验检疫业务进行计费并收费。对已受理报检的,海关工作人员按照《出入境检验检疫收费办法》的规定计费并收费。

3. 抽样/采样

对须检验检疫并出具结果的出入境货物,检验检疫人员需到现场抽取(采取)样品。所抽取(采取)的样品有的并不能直接进行检验,因此,需要对样品进行一定的加工,这称为制样。样品及制备的小样经检验检疫后重新封识,超过样品保存期后销毁。

4. 检验检疫

海关对已报检的出入境货物,通过感官、物理、化学和微生物等方法进行检验检疫,以判定所检对象的各项指标是否符合有关强制性标准或合同及买方所在国家官方机构的有关规定。目前,检验检疫的方式包括全数检验、抽样检验、型式试验、过程检验、登记备案、符合性验证、符合性评估、合格保证和免于检验九种。

5. 卫生除害处理

按照《中华人民共和国国境卫生检疫法》及其实施细则、《中华人民共和国进出境动植物检疫法》及其实施条例的有关规定,海关对有关出入境货物、动植物、运输工具和交通工具等实施卫生除害处理。

6. 签证与放行

出境货物,经检验检疫合格的,海关签发"出境货物通关单",作为海关核放货物的依据;经检验检疫不合格的,签发"出境货物不合格通知单"。

入境货物,海关受理报检并进行必要的卫生除害处理后或检验检疫后签发"入境货物通关单",海关据以验放货物后,经海关检验检疫合格的,签发"入境货物检验检疫证明";不合格的,签发检验检疫证书,供有关方面对外索赔。

3.2 出境货物报检的一般规定

3.2.1 出境货物报检的时限、地点和所需单据

1. 出境货物报检的时限

(1)出境货物最迟应在出口报关或装运前 7 天报检,对于个别检验检疫周期较长的货

物,应留有相应的检验检疫时间;

(2) 需要隔离检疫的出境动物在出境前 60 天预报,隔离前 7 天报检;

(3) 出境观赏动物应当在动物出境前 30 天到出境口岸海关报检。

2. 出境货物报检的地点

(1) 法定检验检疫货物,除活动物需由口岸海关检验检疫外,原则上应实施产地检验检疫,在产地海关报检。

(2) 法律法规允许在市场采购的货物应向采购地的海关办理报检手续。

(3) 异地报关的货物,在报关地海关办理换证报检。实施出口直通放行制度的货物除外。

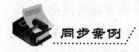

青岛 A 贸易公司向美国出口一批服装,预定从青岛港装船发货。本批货物是青岛 A 贸易公司从天津 B 服装厂采购的,原则上应在产地天津报检并实施检验检疫,检验合格后由天津海关开出"出境货物换证凭单/条"。这批货物从天津运到青岛后,企业凭天津海关开出的"出境货物换证凭单/条"到青岛海关换取"出境货物通关单",海关凭以验放。

3. 出境货物报检所需单据

(1) 出境报检时,应提供外贸合同或销售确认书或订单、信用证、有关函电、生产经营部门出具的厂检结果单原件;海关签发的"出境货物运输包装性能检验结果单"。

(2) 按照检验检疫的要求,提供相关其他特殊的证单:

① 凡实施质量许可、卫生注册或需经审批的货物,应提供有关证明。

② 生产者或经营者检验结果单和数(重)量明细单或磅码单。

③ 凭样成交的,应提供经双方确认的样品。

④ 出境危险货物,必须提供"出境货物运输包装性能检验结果单"正本和"出境危险货物运输包装使用鉴定结果单"正本。

⑤ 有运输包装、与食品直接接触的食品包装,还应提供海关签发的"出境货物运输包装性能检验结果单"。

⑥ 出境特殊物品的,根据法律法规规定,应提供有关的审批文件。

⑦ 预检报检的,应提供生产企业与出口企业签订的贸易合同,报检货物放行时,应提供海关签发的表明"预检"字样的"出境货物换证凭单"正本。

⑧ 一般报检出境货物在报关地海关办理换证报检时,应提供产地海关签发的标明"一般报检"的"出境货物换证凭单"或"换证凭条"。

⑨ 开展检验检疫工作要求提供的其他特殊证单。

3.2.2　出境货物报检的分类

根据受理报检的海关的地点以及出具的检验检疫凭证的不同,出境货物报检一般分为出境一般报检、出境换证报检、出境货物预检报检三种。申请出境一般报检和出境换证报检的货物,其特点是已生产完毕、包装完好、堆码整齐、相关单据齐全,已具备出口条件;申请出境预检报检的货物,其特点是暂不具备出口条件。

1. 出境一般报检(产地和报关地一致)

出境一般报检是指法定检验检疫出境货物的报检人,持有关单证向产地海关申请检验检疫以取得出境放行证明及其他证单的报检。

对于出境一般报检的货物,海关检验检疫合格后,海关直接签发"出境货物通关单",海关凭"出境货物通关单"放行货物。

2. 出境换证报检(产地和报关地不一致)

出境换证报检是指经产地海关检验检疫合格的法定检验检疫的出境货物的报检人,持产地海关签发的"出境货物换证凭单/条"向报关地海关申请换发"出境货物通关单"的报检。对于出境换证报检的货物,报关地海关按照海关总署规定的抽查比例进行查验。

对于出境换证报检的货物,需要在异地海关报关,应先由产地海关检验检疫合格后,签发"出境货物换证凭单/条",报检人持"出境货物换证凭单/条"向报关地的海关申请换发"出境货物通关单"。

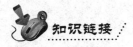 **知识链接**

出境货物换证凭单与凭条

出境货物换证凭单/条都是出境货物报检的凭证,是报检地与出境地不同的情况下去出境地海关换取正本通关单的凭证。换证凭单可以一次报检,分批核销,即可以一次将货物进行检验然后分批出口,但是必须带换证凭单正本到出境地核销并换通关单。换证凭条是电子转单的凭证,即在报检地通过报检后,有关数据就通过系统自动传送到出境地海关,企业只需凭换证凭条上的转单号或换证凭条的传真件就可以到出境地海关换取正本通关单。两者比较:换证凭单速度慢、需要正本,但是可以一次报检分批核销;换证凭条速度快、无须正本,货物一证一批。

3. 出境预检报检

出境预检报检是指报检人持有关单证向产地海关申请对暂时还不能出口的货物预先实施检验检疫的报检。

对于预检报检货物经检验检疫合格的,海关签发证明"预检"字样的"出境货物换证凭单";正式出口时,报检人可在检验检疫有效期内持此单向海关申请办理换证放行手续。申请预检报检的货物须是经常出口的、非易燃易爆的、非易腐烂变质的商品。

3.2.3 出境货物报检程序

法定检验检疫的出境货物,在报关时必须提供报关地海关签发的"出境货物通关单",

海关凭签发的"出境货物通关单"验放。

　　出境货物报检的基本程序如前所述,包括出境申报、配合查验、签领证单三个基本环节,可简单概括为"报检后,先检验检疫,后放行通行"。法定检验检疫的出境货物的报检人应在规定的时限内持相关单证向海关报检;海关审核有关单证,符合要求的受理报检并计收费,然后转施检部门实施检验检疫。对产地和报关地相一致的货物,经检验检疫合格,海关出具"出境货物通关单"供报检人办理通关手续;对产地和报关地不一致的货物,报检人首先要向产地海关报检,产地海关检验合格以后,出具"出境货物换证凭单"或将电子信息发送至口岸海关并出具"出境货物换证凭条",报检人凭以上任意一个单据向口岸海关报检,口岸检验检疫机构检验合格以后,出具"出境货物通关单";对于检验不合格的货物,签发"出境货物不合格通知单",不准出口。

3.3　入境货物报检的一般规定

　　入境货物的报检主体应在入境前或入境时向报关地海关报检,法律、行政法规及部门规章另有特别规定的从其规定。

3.3.1　入境货物报检的时限、地点和所需单据

1. 入境货物报检的时限

　　(1) 输入微生物、人体组织、生物制品、血液及其制品或种畜、禽及其精液、胚胎、受精卵的,应在入境前 30 天报检。

　　(2) 输入其他动物的,应在入境前 15 天报检。

　　(3) 输入植物、种子、种苗及其他繁殖材料的,应在入境前 7 天报检。

　　(4) 入境货物需对外索赔出证的,应在索赔有效期前不少于 20 天内向到货口岸、指定的或到达地的海关报检。

　　(5) 对入境的一般货物或运输工具及人员,应在入境前或入境时向入境口岸、指定的或到达地的海关办理报检或申报。

2. 入境货物报检的地点

　　(1) 审批、许可证等有关政府批文中规定检验检疫地点的,在规定地点报检。

　　(2) 大宗散装商品、易腐烂变质商品、废旧物品及在卸货时发现包装破损、数/重量短缺的商品,必须在卸货口岸海关报检。

　　(3) 成套设备、机电仪器产品以及在口岸开件后难以恢复包装的商品,在收货人所在地海关。

　　(4) 输入动植物、动植物产品和其他检疫物的,应向入境口岸海关报检,并由口岸海关实施检疫。进境肉类产品及水产品只能从海关总署指定的口岸进境。入境后需办理转关手续的检疫物,除活动物和来自动植物疫情流行国家或地区的检疫物必须在入境口岸报检

和实施检疫外,其他均应到指运地海关报检,并实施检疫。涉及品质检验且在目的港或到达站卸货没有发现残损的,可在合同约定的目的地向海关报检并实施检验。

（5）其他入境货物,应在入境前或入境时向报关地海关报检。

（6）入境的运输工具及人员应在入境前或入境时向入境口岸海关申报。

3. 入境货物报检所需单据

入境报检时,应提交进口贸易合同、商业发票、提（运）单和装箱单等基本单证。报检人对检验检疫有特殊要求的或有特殊规定的商品,还应按要求提供如下相关文件:

（1）凡实施认证制度、卫生注册或其他需审批审核的货物,应提供有关证明。

（2）申请品质检验的,应提供国外品质证书或质量担保证书、产品使用说明书及有关标准和技术资料;凭样品成交的,须加附成交样品;以品级或公量计价结算的,应同时申请重量鉴定。

（3）报检入境废物时,应提供国家环保部门签发的"进口废物批准证书"和经主管海关或其他认可的检验机构签发的装运前检验合格证书等。

（4）申请残损鉴定的,应提供理货残损单、铁路商务记录、空运事故记录或海事报告等证明货损情况的有关单证。

（5）申请（重）数量鉴定的,应提供重量明细单、理货清单等。

（6）货物经收、用货部门验收或其他单位检测的,应随附验收报告或检测结果以及重量明细单等。

（7）入境的国际旅行者,应填写入境检疫申明卡。

（8）入境的动植物及其产品,应提供产地证书、输出国家或地区官方的检疫证书;需办理入境检疫审批手续的,还应提供入境动植物检疫许可证。

（9）过境动植物及其产品,应提供货运单和输出国家或地区官方出具的检疫证书;运输动物过境时,还交提交海关总署签发的动植物过境许可证。

（10）报检入境运输工具、集装箱时,应提供检疫证明,并申报有关人员健康状况。

（11）入境旅客、交通员工携带伴侣动物的,应提供入境动物检疫证书及预防接种证明。

（12）因科研等特殊需要,输入禁止入境物的,必须提供海关总署签发的特许审批证明。

（13）特殊物品入境的,应提供有关的批件或规定的文件。

3.3.2　入境货物报检的分类

在法定检验中,根据入境货物受理报检、施检的海关所在地点以及出具的检验检疫凭证的不同,入境货物报检又可分为入境一般报检、异地施检报检、直通放行报检三种情形。

1. 入境一般报检

入境一般报检是指法定检验检疫入境货物的货主或其代理人,持有关单证向报关地海关申请对入境货物进行检验检疫以获得入境通关放行凭证,并取得入境销售、使用合法凭证的报检。入境一般报检业务中,"入境货物通关单"（三联单）的签发和对货物的检验检疫均由报关地海关完成,货主或其代理人一在办理完海关通关手续后,应主动与海关联系并落实检验检疫工作。

2. 异地施检报检

异地施检报检即口岸清关转异地实施检验检疫的报检。主要适用于进口货物境内目的地与进口口岸(进口报关地)不在同一直属海关辖区范围的情况。异地施检报检须通过两次报检才能完成整个报检工作。

(1) 入境流向报检。入境流向报检是指法定检验检疫货物的货主或其代理人持有关单据在进口货物卸货口岸向口岸海关申报,以获取"入境货物通关单"(四联单)为目的的报检。进口货物凭"入境货物通关单"等单证向海关报关并经海关放行后,经口岸海关进行必要的检疫处理,即可调往货物的目的地。

(2) 目的地施检报检。目的地施检报检是指已在口岸完成入境流向报检,货物到达目的地后,该批入境货物的货主或其代理人在规定时间内向目的地海关申请对入境货物实施检验的报检。目的地施检报检实质上是经入境流向报检的货物到达目的地后,货主或其代理人对同一批货物向目的地海关进行的二次申报,其目的是获得合法的销售使用凭证。

3. 直通放行报检

为了进一步推动"大通关"建设,提高进出口货物通关效率,实现提速、减负、增效、严密监管,经企业申请,海关对符合条件进口货物实施进口直通放行管理方式,即符合条件的进口货物,口岸海关不实施检验检疫,货物直运至目的地,由目的地海关实施检验检疫的放行方式。

对在口岸报关的进口货物,报检人选择直通放行的,口岸海关受理报检后签发"入境货物通关单"(四联单)。口岸海关在发送通关单电子数据的同时,通过"入境货物口岸内地联合执法系统"将通关单电子数据以及报检及放行等信息发送至目的地海关。通关单备注栏应加注"直通放行货物"字样并注明集装箱号。

对在目的地报关的进口货物,报检人选择直通放行的,目的地海关在受理报检后,签发"入境货物通关单"(三联单)。目的地海关在发送通关单电子数据的同时,通过"入境货物口岸内地联合执法系统"将通关单电子数据以及报检及放行等信息发送至入境口岸海关。通关单备注栏应加注"直通放行货物"字样并注明集装箱号。

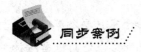 **同步案例**

2019年10月初,沈阳某企业海运进口货物,从大连进境。货物到达大连港口后,收货人于10月5日向大连海关申请入境流向报检,大连海关对运输工具及外包装进行必要的检疫处理,签发"入境货物通关单"。10月8日收货人向大连海关报关,通关后货物运往沈阳。10月11日货物到沈阳后,收货人持"入境货物调离通知单"向沈阳海关申请对货物异地施检报检,获得"入境货物检验检疫证明",货物准予销售、使用。至此,入境货物的检验检疫工作全部完成。

3.3.3 入境货物报检程序

法定检验检疫的入境货物,在报关时必须提供报关地海关签发的"入境货物通关单",海关凭《入境货物通关单》放行。

入境货物报检的基本程序如前所述,包括入境申报、配合查验、签领证单三个基本环节,与其出境货物报检不同的是,入境货物"报检后,先放行通关,后检验检疫"。在法定检验检疫货物入境前或入境时,货主或其代理人(以下简称报检人)应首先向卸货口岸或到达站的海关报检。

报检时,报检人应按照海关的有关规定和要求提供有关单证资料。海关按有关规定审核报检人提供的资料,符合要求的,受理报检并计收费;对来自疫区的、可能传播检疫传染病、动植物疫情及可能夹带有害物质的入境货物的交通工具或者运输包装实施必要的检疫、消毒、卫生除害处理后,签发"入境货物通关单"(入境废物、活动物等除外)供报检员办理海关的通关手续。

货物通关后,入境货物的货主或代理人须在海关放行后的 20 日内,及时与当地海关联系检验检疫事宜,没有经过检验检疫的,不准销售、使用;再次检验检疫以后,对检验检疫合格的、符合要求的,海关签发"入境货物检验检疫证明",准予销售、使用;对检验检疫不合格的、不符合要求的,海关签发"检验检疫处理通知书",在检验检疫机构的监督下进行处理,无法处理或处理以后仍不符合要求的,做退运或销毁处理;需要对外索赔的,海关签发检验检疫证书。

对于入境的废物和活动物等特殊货物,按有关规定,海关在受理报检后进行全部或部分项目的检验检疫,检验检疫合格方可签发"入境货物通关单"。

对于最终使用地不在入境口岸海关辖区内的货物,可以在通关后调往目的地的海关进行检验检疫(按规定应在入境口岸海关进行检验检疫的货物除外),即在口岸只办理报检和通关手续,货物的检验检疫和出证等工作均在目的地海关完成。

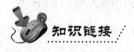 **知识链接**

2016 年上海瑞兆进出口有限公司欲出口一批探照灯到加拿大,由于客户要求探照灯的合金灯罩应具有高效阻燃、防静电、抗静电、韧性强等特点,灯罩原材料铝合金面板需从德国进口,铝合金面板于当年 1 月到达上海吴淞港,验收后要发往供应商苏州如意有限公司供其制成探照灯,然后于当年 7 月从上海吴淞口岸出口。

1. 铝合金面板入境流程设计

(1)上海瑞兆进出口有限公司的报检员李丽登陆海关总署网站的商品信息查询页面,输入商品的 H.S 编码 7606125000,明确报关时需提供"入境货物通关单"。

(2)明确该批货物入境通关涉及的环节。入境货物检验检疫涉及的环节包括报检、计费、签发"入境货物通关单"、通关后检验检疫。

（3）进行该批货物入境报检的流程设计。

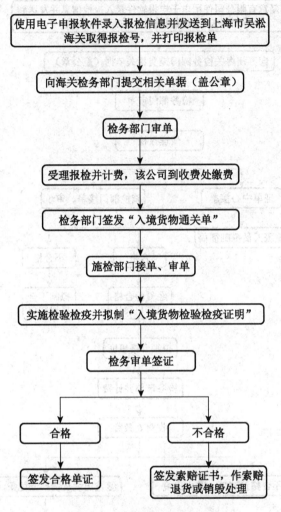

图 3-2　铝合金面板入境报检流程

2. 探照灯出境流程设计

（1）确定该批货物的通关要求。上海瑞兆进出口有限公司的报检员李丽登陆海关总署网站的商品信息查询页面，输入商品的 H.S 编码 9405401000，得出该商品的通关要求"B"，即该货物时法检货物，报关时需提供"出境货物通关单"。

（2）明确该批货物入境通关涉及的环节。出境报检总体而言是先检验检疫，后放关通行，即报检—受理报检并计费—实施检验检疫—产地和报关地一致的出具"出境货物通关单"，不一致的出具"出境货物换证凭条"或"出境货物换证凭单"，然后向报关地海关申请换发"出境货物通关单"。

（3）进行该批货物入境报检的流程设计。向苏州市海关报检，苏州海关受理报检，报检合格后由于产地和报关地不一致，所以苏州局签发"换证凭条"，然后以换证凭条向上海吴淞海关申请换发"出境货物通关单"。

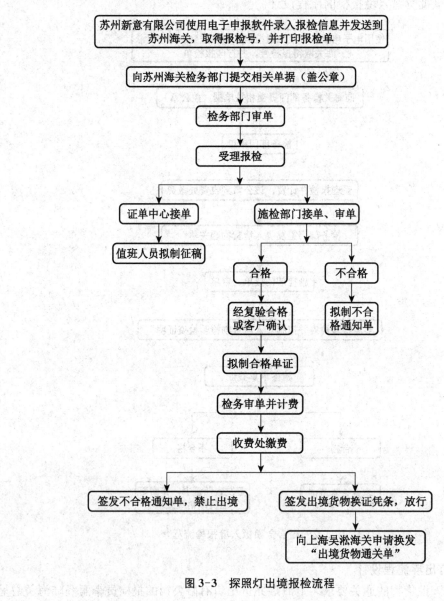

图 3-3 探照灯出境报检流程

3.4 重新报检、更改与撤销报检、报检复验

3.4.1 重新报检

1. 重新报检的范围

领取了检验检疫证单后,凡有下列情况之一的应重新报检:

（1）超过检验检疫有效期限的。

（2）变更输入国家或地区，并有不同检验检疫要求的；如果要求相同，货物已经实施了检验检疫的，不需要重新报检；如果要求相同货物，没有实施检验检疫的，需要重新报检。

（3）改换包装或重新拼装的。

（4）已撤销报检的。

（5）其他不符合更改条件，需要重新报检的。

2. 重新报检的要求

（1）按规定填写出境货物报检单，交附有关函电等证明单据。

（2）交还原发的证书或证单，不能交还的按有关规定办理（登报声明作废）。

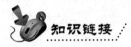

出口水产品检验有效期从签证之日起，活水产品、冰鲜水产品为二天，冰冻水产品为六个月，干冻、单冻水产品为四个月，干制、腌制水产品为六个月，超过检验有效期的需重新报验，且只限一次。

3.4.2　更改与撤销报检

1. 更改报检的含义和范围

已报检货物，由于某种原因，可向受理报检的海关申请，经审核可更改。

（1）已报检的出入境货物，海关尚未实施检验检疫或虽已实施检验检疫但尚未出具证单的，由于某种原因需要更改报检信息的，可以向受理报检的海关申请，经审核批准后按规定进行更改。

（2）检验检疫证单发出后，报检人需要更改、补充内容或重新签发的，应向原签证海关申请，经审核批准后按规定进行更改。

（3）品名、数（重）量、包装、发货人、收货人等重要项目更改后与合同、信用证不符的，或者更改后与输入国法律法规规定不符的，均不能更改。

（4）未施检的，品名更改后与原报检不是同一商品的，不得更改；超过有效期的检验检疫证单，不予更改、补充或重发。

2. 办理更改报检要提供的单据

（1）填写更改申请单，说明更改的事项和理由。

（2）提供有关函电等证明文件，交还原发检验检疫证单（一般要求交回原证，没有原证的，则需要在报纸上申明作废）。

（3）变更合同或信用证的，须提供新的合同或信用证。

（4）更改检验检疫证单的，应交还原发证单（含正副本）。

3. 撤销报检

(1) 报检人向海关因故撤销的,可提出申请,并书面说明理由。

(2) 报检后 30 天内未联系检验检疫事宜的,作自动撤销报检处理。

(3) 办理撤销应填写更改申请单,说明撤销理由,提供有关证明材料。

3.4.3　报检复验

报检人对主管海关的检验结果有异议的,可以向做出检验结果的主管海关或其上一级海关申请复验,也可以向海关总署申请复验。同一海关对同一检验结果只进行一次复验。报检人对复验结论不服的,可以依法申请行政复议,也可以向人民法院提起行政诉讼。

1. 工作程序

(1) 报检人提出复验申请;

(2) 海关对申请材料进行审核,符合规定的予以受理;

(3) 海关组织实施复验;

(4) 实施复验的海关做出复验结论。

2. 工作时限

受理复验的海关应当收到复验申请之日起 60 日内做出复验结论。技术复杂的,经本机关负责人批准,可以适当延长,延长期限最多不超过 30 日。

3. 申请时限和条件

(1) 报检人申请复验应该在初次检验结果出来以后的 15 日之内提出,如果因不可抗力或其他正当理由导致申请期限中止的,自此中止原因消除之日起继续计算,并且报检人在申请复验时应保持货物在原报检时的状态。

(2) 报检人申请复验,应当保持和原报检商品的质量、重量、数量符合原报检时的状态,并保留其包装、封识、标志。

4. 申请时应提供的单据

填写"复验申请表"、原报检所提供的证单和资料、原检验的海关出具的证单。

5. 复验申请的受理

海关自收到复验申请之日起 15 日内,对复验申请进行审查并做出处理:

(1) 复验申请符合有关规定,予以受理,并向报检人出具"复验申请受理通知书"。

(2) 复验申请内容不全或随附证单不全的,向报检人出具"复验申请材料补正告知书",限期补正,逾期不补正的,视为撤销申请。

(3) 复验申请内容不符合有关规定的,不予受理,并出具"复验申请不予受理通知书",书面通知申请人并告知理由。

6. 复验申请的费用

(1) 申请复验的报检人按规定缴纳复验费用。

(2) 受理复验的海关的复验结论认定属原检验海关责任的,复验费用由原检验海关承担。

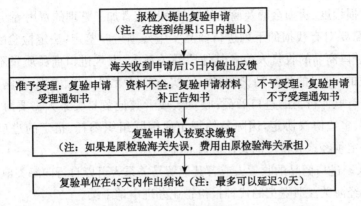

图 3-4 复验流程

3.5 鉴定义务、免检商品报检

3.5.1 鉴定业务报检

1. 外商投资财产价值鉴定

（1）报检范围。外商投资企业及各种对外补偿贸易方式中，境外（包括港、澳、台地区）投资者以实物作价投资的，或外商投资企业委托国外投资者用投资资金从境外购买的财产（外商独资企业的外商投资财产除外）。

外商投资财产价值鉴定的内容包括外商投资财产的品种、质量、数量、价值和损失鉴定。品种、质量、数量鉴定是对外商投资财产的品名、型号、质量、数量、规格、商标、新旧程度及出厂日期、制造国别、厂家等进行鉴定。价值鉴定是对外国投资财产的现时价值进行鉴定，损失鉴定是对外商投资财产因自然灾故引起的损失的原因、程度，以及损失清理费用和残余价值的鉴定。

（2）报检要求。报检人应向口岸或到达站海关提出申请，口岸或者到达站海关审核其有关单据符合要求后受理其报检申请，并予以签发"入境货物通关单"供货主或其代理人办理通关手续。货物通关后，货主或其代理人应及时与海关联系办理具体检验鉴定手续。货物通关后转运异地的，应及时与最终到货地海关联系办理检验鉴定手续。海关对鉴定完毕的外商投资财产签发"价值鉴定证书"，供企业到所在地会计师事务所办理验资手续。

（3）报检应提供的单据。报检人应提供合同、发票、装箱单、提（运）单等相关外贸单据。首次办理的企业应提供营业执照副本复印件、外商投资企业批准证书复印件、公司章程、进口财产明细表。若投资物涉及废、旧物品及许可证管理的物品则应取得相应证明文件。

2. 残损鉴定

（1）鉴定范围。进口商品发现货损货差、错发货等情况时应及时向海关申请残损鉴定，海关凭进口商品的发货人、收货人、保险人、承运人的申请和国内外仲裁、司法、检验机构的委托，办理舱口检视、残损鉴定、监视卸载、海损鉴定、验残等进口商品残损鉴定工作，以确定货损原因、货损程度、货损金额及商品的贬值程度或者加工整理的费用等。

海关根据需要对有残损的下列进口商品实施残损检验鉴定：法定检验的进口商品；法定检验以外的进口商品的收货人或者其他贸易关系人，发现进口商品质量不合格或残损、短缺，申请出证的；进口的危险品、废旧物品；实行验证管理、配额管理，并需由海关检验的进口商品；涉嫌有欺诈行为的进口商品；收货人或者其他贸易关系人需要海关出证索赔的进口商品；双边、多边协议协定，国际条约规定或国际组织委托、指定的进口商品；相关法律、行政法规规定须经检验检疫的其他进口商品。

（2）申报人。进口商品的收货人或者其他贸易关系人可以自行向海关申请残损检验鉴定，也可以委托经海关注册登记的代理报检企业办理申请手续。

（3）受理申报机构。①法定检验进口商品发生残损、需要实施残损检验鉴定的，收货人应当向海关申请残损检验鉴定；②法定检验以外的进口商品发生残损、需要实施残损检验鉴定的，收货人或者其他贸易关系人可以向海关或者经海关总署许可的检验机构申请残损检验鉴定。

（4）申请鉴定的时间。卸货时发现包装或外表残损的进口商品，应在船方发出残损通知后或最迟在提货前申请鉴定。需要登轮了解受损情况，确定受损范围和判定致损原因的，应在卸货前申请鉴定。对易腐、易变、易扩大损失的残损商品，发现残损立即申请鉴定。需申请到货地海关鉴定的残损商品，应在索赔期满20天前申请鉴定。卸货时发现包装或外表残损的进口商品必须在卸货口岸所在地海关申请残损检验。包装完整或有隐蔽性缺陷的残损商品，可向到货地海关申请鉴定。

海关鉴定后出具残损证书，进口商可依此向有关方面提出索赔。当换货、补发货进口通关时，进口商可凭海关出具的有关检验鉴定证书和《入境货物通关单》申请免交换补货的进口关税。

（5）申请鉴定的地点。①卸货口岸。进口商品有下列情形的，应当在卸货口岸实施检验鉴定：a. 散装进口的商品有残损的；b. 商品包装或商品外表有残损的；c. 承载进口商品的集装箱有破损的。

② 商品到达地。进口商品有下列情形的，应当转单至商品到达地实施检验鉴定：a. 国家规定必须迅速运离口岸的；b. 打开包装检验后难以恢复原状或难以装卸运输的；c. 需在安装调试或使用中确定其致损原因、损失程度、损失数量和损失价值的；d. 商品包装和商品外表无明显残损，需在安装调试或使用中进一步检验的。

（6）申请鉴定应提供的单据：①申请舱口检视、残损鉴定和监视卸载的，应提供舱单、积载图、航海日志及海事声明等；②申请海损鉴定的，应提供舱单、积载图、提单、海事报告、事故报告等；③申请验残的，应提供合同、提单、发票、装箱单、理货残损单、说明书、重量明细单、品质证书等。另外，报检人还应提供货损情况说明，已与外商签署退换货赔偿协议的应附赔偿协议复印件。

3. 数量/重量检验鉴定

（1）报检范围。海关根据需要对有残损的下列进口商品实施残损检验鉴定：

① 法定检验的进口商品。

② 法定检验以外的进口商品的收货人或者其他贸易关系人,发现进口商品质量不合格或残损、短缺,申请出证的;进口的危险品、废旧物品。

③ 实行验证管理、配额管理,并需由海关检验的进口商品。

④ 涉嫌有欺诈行为的进口商品;收货人或者其他贸易关系人需要海关出证索赔的进口商品。

⑤ 双边、多边协议协定,国际条约规定或国际组织委托、指定的进口商品。

⑥ 相关法律、行政法规规定须经检验检疫的其他进口商品。

（2）报检要求。报检要求主要有如下五点。

① 进口报检时限、地点。进口商品数量、重量检验的报检手续,应当在卸货前向报关地海关办理。大宗散装商品、易腐烂变质商品、可用作原料的固体废物以及已发生残损、短缺的进口商品,应当向卸货口岸海关报检并实施数量、重量检验。

② 出口报检时限、地点。散装出口商品数量、重量检验的报检手续,应当在规定的期限内向卸货口岸海关办理;包（件）装出口商品数量、重量检验的报检手续,应当在规定的期限内向商品生产地海关办理;对于批次或标记不清、包装不良,或者在到达出口口岸前的运输中数量、重量发生变化的商品,收发货人应当在出口口岸重新申报数量、重量检验。

③ 申报数量、重量等检验项目的确定。以数量交接计价的进出口商品,收发货人应当申报数量检验项目;对数量有明确要求或者需以件数推算全批重量的进出口商品,在申报重量检验项目的同时,收发货人应当申报数量检验项目;以重量交接计价的进出口商品,收发货人应当申报重量检验项目;进出口商品数量、重量检验中需要使用密度（比重）进行计重的,收发货人应当同时申报密度（比重）检测项目;船运进口散装液体商品在申报船舱计重时,收发货人应当同时申报干舱鉴定项目。

④ 进口商品有下列情形之一的,报检人应当同时申报船舱记重、水尺记重、封识、监装监卸等项目:海运或陆运进口的散装商品需要运离口岸进行岸罐计重或衡器鉴重,并依据其结果出证的;海运或陆运出口的散装商品进行岸罐计重或衡器鉴重后需要运离检验地装运出口,并以岸罐计重或衡器鉴重结果出证的。

⑤ 收发货人在办理进出口商品数量、重量检验报检手续时,应根据实际情况并结合国际通行做法向海关申请下列检验项目:衡器鉴重;水尺计重;容器计重（分别有船舱计重、岸罐计重、槽罐计重）;流量计重;其他有关的检验项目。

3. 报检应提供的单据

报检人按规定提供合同、发票、装箱单、提（运）单、理货清单或重量明细单等相关单据。

3.5.2　免验商品的报检

法定商品的免检是海关总署通过对其生产企业产品的检验,对生产企业生产质量体系的考核,对列入必须实施检验的进出口商品目录内的进出口商品(部分商品除外),由申请人提出申请,经海关总署审核批准,可以免予检验的特别准许。2000 年 10 月 1 日实施《进出口商品免验办法》。

1. 适用范围

列入必须实施检验的进出口商品目录的进出口商品。但有些进出口商品除外:食品、动植物及其产品;危险品及危险品包装;品质波动大或者散装运输的商品;需出具检验检疫证书或者依据检验检疫证书所列重量、数量、品质等计价结汇的商品。

2. 管理机构

海关总署统一管理全国进出口商品免验工作,负责对申请免验生产企业的考核、审查批准和监督管理。各地海关负责所辖地区内申请免验生产企业的初审和监督管理。

3. 企业申请进出口免验的条件

(1)申请免验的进出口商品质量应当长期稳定,在国际市场上有良好的质量信誉,无属于生产企业责任而引起的质量异议、索赔和退货,海关检验合格率连续 3 年达百分之百。

(2)申请人申请免验的商品应当有自己的品牌,在相关国家或者地区同行业中,产品档次、产品质量处于领先地位。

(3)申请免验的进出口商品,其生产企业的质量管理体系应当符合 ISO9000 质量管理体系标准或者与申请免验商品特点相应的管理体系标准要求,并获得权威认证机构的认证。

(4)为满足工作需要和保证产品质量,申请免验的进出口商品的生产企业应当具有一定的检测能力。

(5)申请免验的进出口商品的生产企业应当符合《进出口商品免验审查条件》的要求。

4. 免验申请的程序

申请进口商品免验的,申请人应当向海关总署提出。

申请出口商品免验的,申请人应当先向所在地直属海关提出,经所在地直属海关初审合格后,方可向海关总署提出正式申请。

申请人应当填写并向海关总署提交进出口商品免验申请表(表 3-1),一式三份,同时提交申请免验进出口商品生产企业的 ISO9000 质量管理体系或者与申请免验商品特点相应的管理体系认证证书、质量管理体系文件、质量标准、海关出具的合格率证明和初审报告、用户意见等文件。

海关总署对申请人提交的文件进行审核,并于一个月内作出以下书面答复意见。

(1)申请人提交的文件符合本办法规定的,予以受理;不符合本办法规定的,不予受理,并书面通知申请人。

(2)提交的文件不齐全的,通知申请人限期补齐,过期不补的或者补交不齐的,视为撤销申请。

海关总署受理申请后,组成免验专家审查组,在 3 个月内完成考核、审查。

海关总署批准其商品免验,并向免验申请人颁发"进出口商品免验证书",未获准进出口商品免验的申请人,自接到书面通知之日起一年后,方可再次向海关提出免验申请。

表 3-1　免验申请表

申请日期

申请人(企业法人代表)			
地址		电话	
生产厂名			
地址		电话	
联系人姓名		联系人电话传真	
申请免验商品范围			
随附单证	1. 质量评审证明　　份 2. 质量标准　　份 3. 出入境检验检疫合格率证明　　份 4. 有关客户意见　　份 5. 其他材料　　份		
申请理由			
生产厂概况			
商品进出口情况			
申请单位盖章			
备注			

5. 有效期及监督管理

（1）免验证书有效期为 3 年。期满要求续延的,免验企业应当在有效期满 3 个月前,向海关总署提出免验续延申请,经海关总署组织复核合格后,重新颁发免验证书。

（2）免验企业不得改变免验商品范围,如有改变,应当重新办理免验申请手续。

（3）免验商品进出口时,免验企业可凭有效的免验证书、外贸合同、信用证、该商品的品质证明和包装合格单等文件到海关办理放行手续。

（4）免验企业应当在每年 1 月底前,向海关提交上年度免验商品进出口情况报告,其内容包括上年度进出口情况、质量情况、质量管理情况等。

（5）海关负责对所辖地区进出口免验商品的日常监督管理工作。在监督管理工作中,发现免验企业的质量管理工作或者产品质量不符合免验要求的,责令该免验企业限期整改,整改期限为 3 至 6 个月。免验企业在整改期间,其进出口商品暂停免验。免验企业在整改限期内完成整改后,应当向直属海关提交整改报告,经海关总署审核合格后方可恢复免验。

（6）直属海关在监督管理工作中,发现免验企业有下列情况之一的,经海关总署批准,可对该免验企业做出注销免验的决定:①不符合免验企业的条件规定的;②经限期整改后仍不符合要求的;③弄虚作假,假冒免验商品进出口的;④其他违反检验检疫法律法规的。被注销免验的企业,自收到注销免验决定通知之日起,不再享受进出口商品免验,3 年后可重新申请免验。

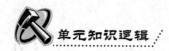

单元知识逻辑

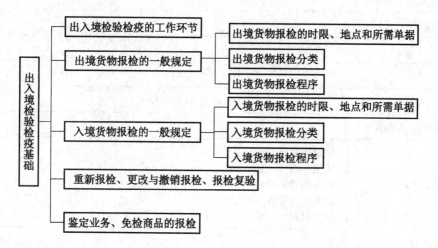

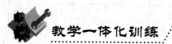

教学一体化训练

一、单项选择题

1. 对检验不合格的出境预检货物,海关签发(　　)证明。

   A. 检验证书　　　　　　　　　　　B. 检验检疫证明

   C. 检验检疫处理通知书　　　　　　D. 出境货物不合格通知单

2. 海关对预检合格的出境货物签发(　　),对预检不合格的出境货物签发(　　)。

   A. 出境货物换证凭单;检验检疫处理通知书

   B. 出境货物换证凭单;出境货物不合格通知单

   C. 出境货物通关单;检验检疫处理通知书

   D. 出境货物通关单;出境货物不合格通知单

3. 出境货物的检验检疫流程一般为(　　)。

   A. 报检—签发检验检疫证单—实施检验检疫

   B. 签发检验检疫证单—实施检验检疫—报检

   C. 签发检验检疫证单—报检—实施检验检疫

   D. 报检—实施检验检疫—签发检验检疫证单

4. 法定检验检疫的入境货物,海关凭(　　)海关签发的"入境货物通关单"验放。

   A. 最终销售地　　　　　　　　　　B. 收货人所在地

   C. 最终使用地　　　　　　　　　　D. 报关地

5. 对产地检验检疫,口岸报关出境的货物,由产地海关出具(　　),口岸海关经验证或核查货证合格后,换发(　　)。

   A. 出境货物通关单,出境货物换证凭单　　B. 出境货物换证凭单,出境货物通关单

　　C. 品质证书,出境货物通关单　　　　　　D. 品质证书,出境货物换证凭单

6. 入境货物检验检疫的一般工作程序是(　　)。

　　A. 在到达站先进行卫生除害处理

　　B. 报检后先检验检疫,再放行通关

　　C. 首先向卸货口岸海关报检

　　D. 报检后先放行通关,再进行检验检疫

7. 一般情况下,出境货物和入境货物检验检疫通关放行程序的区别是(　　)。

　　A. 报检和检验检疫先后顺序不同　　　　B. 报检和报关先后顺序不同

　　C. 签发通关单和报关先后顺序不同　　　D. 检验检疫和报关先后顺序不同

8. 上海某公司向日本出口一批河南生产的大蒜,在天津口岸报关出口。报检人应向
　　(　　)海关申请检验检疫,向(　　)海关申请办理换证报检手续。

　　A. 上海;天津　　　B. 天津;上海　　　C. 河南;上海　　　D. 河南;天津

9. 广州某公司向长沙一生产企业购买一批货物(检验检疫类别为"M/N")出口,出境口岸
　　为深圳。报检人应向(　　)海关申请实施检验。

　　A. 广州　　　　　B. 湖南　　　　　　C. 深圳　　　　　　D. 广州或深圳

10. 进出口商品的报检人对海关做出的检验结果有异议的,可以自收到检验结果之日
　　(　　)日内,向有关海关申请复验。

　　A. 10　　　　　　B. 15　　　　　　C. 20　　　　　　D. 30

二、多项选择题

1. 进出口商品检验工作流程包括(　　)。

　　A. 抽样　　　　　B. 检验　　　　　C. 受理报检　　　D. 签发证书

2. 关于法定检验的进口商品(检验检疫类别为 M/N),以下表述正确的有(　　)。

　　A. 应向报关地海关报检

　　B. 应在目的地申请检验

　　C. 海关放行后,即可销售、使用

　　D. 未经检验合格的,不准销售、使用

3. 关于检验检疫工作程序,以下表述正确的有(　　)。

　　A. 入境货物检验检疫的一般工作程序是:报检后先检验检疫,再放行通关

　　B. 入境货物检验检疫的一般工作程序是:报检后放行通关,再检验检疫

　　C. 出境货物检验检疫的一般工作程序是:报检后先检验检疫,再放行通关

　　D. 出境货物检验检疫的一般工作程序是:报检后放行通关,再检验检疫

4. 以下所列单据中,出境报检时须提供的有(　　)。

　　A. 提(运单)　　　B. 发票　　　　　C. 装箱单　　　　D. 外贸合同

5. 出口货物发生以下情况,须重新办理报检手续的有(　　)。

　　A. 改换包装　　　　　　　　　　　　B. 超过检验检疫有效期

　　C. 变更输入国家,且检验检疫要求不同　　D. 重新拼装

三、判断题

1. 海关对预检报检的出境货物实施检疫,合格的签发"出境货物换证凭单",不合格的签发"出境货物不合格通知单"。　　　　　　　　　　　　　　　（　　）

2. 检验检疫过程中,所抽取(采取)的样品都可以直接进行检验。　　　（　　）

3. 法定检验检疫货物的报检手续应在报关前办理。　　　　　　　　（　　）

4. 某公司进口一批电子仪器,货物从广州口岸入境,目的地为西安,该公司应持入境口岸海关出具的《入境货物通关单》到西安办理通关手续。　　　　　（　　）

5. 出口货物因故未能在检验检疫有效期内装运出口的,报检人应当按规定重新报检。
　　　　　　　　　　　　　　　　　　　　　　　　　　　　　　（　　）

四、简答题

1. 简述出入境检验检疫的工作环节。

2. 简述重新报检的范围。

五、案例分析题

1. 宁波余姚海关在检验检疫过程中发现一起擅自使用未经检验检疫的入境调离货物的案件。该批货物从上海浦东机场进口,在上海海关办理了调离手续。上海海关出具的"入境货物调离通知单"上明确该批货物是调往目的地(余姚检验检疫局)实施检验检疫,同时也明确该批货物未经检验检疫不得销售或者使用。但由于该批货物的货主与其报关单位、报检单位之间事先未及时沟通,加之货主不熟知入境调离货物的相关程序,收到货物后未经检验检疫便擅自使用,才导致这一案件的发生。根据《进出口商品检验法实施条例》第十六条和第十八条,对擅自使用该批货物的货主进行了行政处罚。这也是入境货物口岸内地联合执法系统投入运行以来,该局处理的第一批入境调离货物案件。

　　请对此案例进行评述。

2. 青岛普光公司为一批出口灯具报检,2019年3月15日领取了"出境货物通关单"。后因客户要求出口前更换包装,临时减少了出口数量。货物备妥后,该企业持上述"出境货物通关单"办理报关手续,结果遭到海关的拒绝。

　　讨论:该企业为什么遭到海关的拒绝? 应该如何补救?

3. 厂址在P地的C企业从2019年1月至3月期间出口了5批塑胶玩具。由于交货时间紧迫,该企业来不及送样至辖区海关做检验,便委托Q地的货代公司以C企业的名义在所在地海关报检。货代公司在并未提供样品进行检验的情况下直接取得Q地海关出具的"出境货物换证凭单",然后在P地口岸换取"出境货物通关单"出口了。

　　问:C企业生产的玩具应当在哪个地方的海关进行检验? 海关能否对C企业进行行政处罚?

第4章
出入境检验检疫签证、封识、标志与直通放行

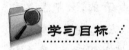

学习目标

知识目标：

1. 了解检验检疫证单的种类和用途；
2. 了解出入境检验检疫证单的签发；
3. 掌握原产地证书的含义；
4. 了解进出口商品的通关放行方式。

能力目标：

1. 掌握各类检验检疫证单的用途；
2. 掌握原产地证书的运用。

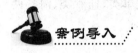

案例导入

我们经常在电视购物节目上看到销售人员不遗余力地推销商品，如果是进口商品，往往会反复展示一份检验检疫证单以示真货。还有些实体进口商户把检验检疫证单装进相框，放在入门显眼处，证明出售的高昂商品物有所值。那么我们该如何鉴定这些证单的真假呢？

进口法检商品在国内销售使用的"身份证"就是海关出具的检验检疫证单，是证明商品合格并允许在国内销售的主要官方凭证。不同的进口商品的证书格式、证书用语、编号、印章和流水号等都不同，下面就以最常见的进口食品和进口化妆品为例：

海关为合格的进口食品签发的证书是C9-2"卫生证书"。鉴别真假可以有以下几个方法：

方法一：看格式。证书最下方左边打印的是C9-2，这是进口食品专用的证书格式类别。

方法二：看流水号。证书最下方右边打印的是证书的流水号，每个流水号都是唯一的，在CIQ2000系统里可以查出证单流水号，以此判断出市面证书的真伪。

方法三：看编号。证书最上面右边打印的是证书编号。以证书320100112059828为例，头六位数字320100表示从南京地区进口的，第七位数字1表示是进口商品，（如果写成2就不对了，因为2表示是出口商品），第八九位数字12表示是今年，证明产品是今年进口的（如

果写成 11 就是去年进口的,10 就是前年进口的,如果写成 13 就可以断定为假货,因为 2013 年还没到)。

方法四:看证书内容。从 2012 年 3 月 1 日起,海关总署对所有进口食品实施《进出口食品安全管理办法》(总局令第 144 号),其中第十八条规定进口食品经检验检疫合格的,由海关出具合格证明,准予销售、使用。海关出具的合格证明应当逐一列明货物品名、品牌、原产国(地区)、规格、数/重量、生产日期(批号),没有品牌、规格的,应当标明"无"。因此 2012 年 3 月 1 日以后出具的 C9-2 卫生证书上应注有上述信息。

方法五:新版证书有防伪功能。有些伪造证书编号、流水号等都是真的,只把品名和数/重量换成所需的假冒商品名。这时候如何识别呢?自 2011 年 1 月 1 日起启用新版检验检疫证书,新版证书有多种防伪措施,其中一种就是底纹防复印,正常情况下观察,隐含特征不可见,但复印后复印件上会出现淡淡的"COPY"字样,这样非专业人士也能肉眼识别出证书真假。

4.1 出入境检验检疫证单的种类

出入境检验检疫证单在对外贸易活动中用途广泛。海关签发的证单是海关检验检疫工作成果的最终体现,也是海关对受检对象实施监督管理的重要载体。

目前,出入境检验检疫证单(不含原产地证书)可分为证书类、凭单类、监管类、海峡两岸直通交通工具检验检疫专用证单四大类,每个大类又分为若干个小类。

4.1.1 证书类

证书分为出境货物检疫类、出境货物卫生类、出境兽医类、出境动物检疫类、出境植物检疫类、运输工具检疫类、检疫处理类、国际旅行健康类、入境货物检验检疫类、空白证书类等类别。

1. 出境货物检验检疫类

(1)"检验证书":适用于出境货物(含食品)的品质、规格、数量、重量、包装等检验项目。

(2)"生丝品级及公量证书":适用于证明生丝的品质及公量。

(3)"捻线丝品级及公量证书":适用于证明捻线丝的品质及公量。

(4)"绢丝品质证书":适用于证明绢丝的品质。

(5)"双宫丝品级及公量证书":适用于证明双宫丝的品质及公量。

2. 出境货物卫生类

(1)"卫生证书":适用于经检验符合卫生要求的出境食品以及其他需要实施卫生检验的货物。

(2)"健康证书":适用于食品以及用于食品加工的化工产品、纺织品、轻工产品等与人、畜健康有关的出境货物。

3. 出境兽医类

(1) 格式 3-1"兽医(卫生)证书"。适用于符合输入国或地区与中国有检疫规定、双边检疫协定以及贸易合同要求的出境动物产品。

(2) 格式 3-2-1"兽医(卫生)证书":适用于输往俄罗斯的牛肉。

(3) 格式 3-2-2"兽医(卫生)证书":适用于输往俄罗斯的猪肉。

(4) 格式 3-2-3"兽医(卫生)证书":适用于输往俄罗斯的动物性原料等。包括皮革、角蹄类、肠衣、毛皮和羔羊皮、羊毛、鬃、马尾、鸡鸭鹅及其他禽类的羽毛和羽绒。

(5) 格式 3-2-4"兽医(卫生)证书":适用于输往俄罗斯的禽肉等。

4. 出境动物检疫类

"动物卫生证书"适用于如下动物。

(1) 符合输入国家或者地区与中国有检疫规定、双边检疫协定以及贸易合同要求的出境动物。

(2) 出境旅客携带的符合检疫要求的伴侣动物。

(3) 符合检疫要求的供港澳动物。

5. 植物检疫类

(1) "植物检疫证书":适用于符合输入国或地区以及贸易合同签订的检疫要求的出境植物、植物产品以及其他检疫物(指植物性包装铺垫材料、植物性废弃物等)。

(2) "植物转口检疫证书":适用于从输出方运往中国并经中国转口到第三方(包括到港、澳、台等地区)的符合相关检疫要求的植物、植物产品以及其他检疫物。

6. 运输工具检疫类

(1) "船舶入境卫生检疫证":适用于入境卫生检疫时没有染疫的或不需要实施卫生处理的国际航行船舶。

(2) "船舶入境检疫证":适用于入境卫生检疫时,需实施某种卫生处理或离开本港后应继续接受某种卫生处理的国际航行船舶。

(3) "交通工具卫生证书":适用于申请电讯卫生检疫的交通工具,包括船舶、飞机、火车等。

(4) "交通工具出境卫生检疫证书":适用于出境交通运输工具的卫生检疫。

(5) "除鼠证书/免予除鼠证书":除鼠证书用于船舶实施鼠患检查后,发现鼠患并进行除鼠的情况;免予除鼠证书用于船舶实施鼠患检查后,未发现鼠患亦未采取任何除鼠措施的情况。

(6) "运输工具检疫证书"适用于:①经动植物检疫合格的出入境交通运输工具;②经卫生检疫合格的入境运输工具,如飞机、火车等。除此之外还有检疫处理类、国际旅行健康类、入境货物检验检疫类等。

7. 检疫处理类

(1) "熏蒸/消毒证书":适用于经检疫处理的出入境动植物及其产品、包装材料、废旧物品、邮寄物、装载容器(包括集装箱)及其他需检疫处理的物品等。

（2）"运输工具检疫处理证书"：适用于对出入境交通运输工具熏蒸、消毒、除虫（含灭蚊），包括对交通运输工具、员工及旅客用食品、饮用水以及运输工具的压舱水、垃圾、污水等项目实施检疫处理。

8. 国际旅行健康类

（1）"国际旅行健康检查证明书"：适用于出入境人员的健康检查证明。

（2）"疫苗接种或预防措施国际证书"：适用于对国际旅行人员的接种疫苗或接受预防措施。

9. 入境货物检验检疫类

（1）"检验证书"：适用于经检验不符合要求的货物；报检人要求或交接、结汇、结算需要的情况。

（2）"卫生证书"：适用于经卫生检验合格的入境食品、食品添加剂；卫生检验不合格的入境食品、食品添加剂。

（3）"兽医卫生证书"：适用于经检疫不符合我国建议要求的入境动物产品。

（4）"动物检疫证书"：适用于经检疫不符合我国检疫要求的入境动物。

（5）"植物检疫证书"：适用于经检疫不符合我国检疫要求的入境植物、植物产品、植物性包装铺垫材料、植物性废弃物、土壤、毒种、菌种、生物材料等。

10. 空白证书

（1）"空白证书格式1"：适用于规定格式以外的品质检验、鉴定等证书。如品质证书、重/数量证书、外商投资财产价值鉴定证书、冷藏车检验证书、输美陶瓷证书、恶喹酸证书等。

（2）"空白证书格式2"：适用于规定格式以外的涉及卫生检疫、食品卫生检验、动植物检疫等证书。如卫生证、健康证、兽医证、农残证书、奶槽车检验证书、冷藏车检验证书等。

（3）"空白证书格式3"：适用于需要正反面打印的证书。如输欧盟水产品和肠衣的卫生证书等。

11. 证书续页

适用于多页证书的情况，不能单独使用。

4.1.2 凭单类

凭单类证单分为申请单类、通关类、结果类、通知类、凭证类等类别。

1. 申请单类

（1）"入境货物报关单"：适用于对入境货物（包括废旧物品）、包装铺垫材料、装载法检货物的集装箱，以及外商投资财产鉴定的申报。

（2）"出境货物报关单"：适用于对出境货物（包括废旧物品）、包装铺垫材料、装载法检货物的集装箱等的申报。

（3）"出境货物运输包装检验申请单"：适用于对出境货物运输包装性能检验和危险货

物包装使用鉴定的申请,以及出入境食品包装容器检验的申请。

(4)"航海健康申报书"适用于国际航行船舶在到达需要入境卫生检疫的国家的第一港口时,由船方向港口海关提供的有关船舶航行的一般情况和船员、旅客健康情况的申报书。

(5)"压舱水申报单":适用于国际航行船舶早入境时船方就压舱水装载和排放情况向口岸海关的申请。

(6)"船舶舒缓检查申请书":适用于出入境船舶鼠患申请。

(7)"入境健康申明卡":适用于入境旅客健康申明和携带物申报。

(8)"更改申请书":适用于报检人申请更改、补充或重发证书以及撤销报检等情况。

(9)"出/入境集装箱报检单":适用于出入境空集装箱和装载非法检货物的集装箱检验检疫的申报。

2. 通关类

(1)"入境货物通关单":适用于在本地报关并实施检验检疫的入境货物的通关,包括调离海关监管区。此单仅供通关用。

(2)"出境货物通关单":适用于国家法律、行政法规规定必须经检验检疫合格的出境货物(包括废旧物品、集装箱、包装铺垫材料等)的通关。此单也是海关对出境货物的放行单。

(3)"尸体/棺柩/骸骨/骨灰人/出境许可证":尸体、棺柩、骸骨、骨灰经检查符合卫生要求并准予出/入境的凭证。

3. 结果类

(1)"进口机动车辆随车检验单":适用于进口机动车辆的检验,每车一单。

(2)"出境货物运输包装性能检验结果单":适用于经检验合格的出境货物包装性能检验。

(3)"出境危险货物包装容器使用鉴定结果单":适用于证明包装容器适合装载出境危险货物。

(4)"集装箱检验检疫结果单"适用于:①装运出口易腐烂变质食品、冷冻品集装箱的适载检验以及装载其他法检货物集装箱的检验;②出入境集装箱的卫生检疫和动植物检疫。

(5)"放射监测/处理报告单":适用于对放射性物质实施监测或处理。

4. 通知类

(1)"入境货物检验检疫情况通知单"适用于:①入境货物分港卸货或集中卸货分拨数地的检验检疫情况通知;②进境成套设备数量清点以后同意安装调试。

(2)"检验检疫处理通知书"适用于:①对运输工具(含饮用水、压舱水、垃圾和污水等)、集装箱、邮寄物、货物的检疫处理以及放射性检测;②对入境的废旧物品进行检疫处理;③需实施通关前查验的入境货物,经查验不合格又无有效处理方法,需作退运或销毁处理;④入境货物通关后经检验检疫不合格需作退运或销毁处理的。

（3）"出境货物不合格通知单"适用于：①经检验检疫或口岸核查货证不合格的出境货物；②经检验不合格的包装等。

（4）"提请提前出境书"：适用于境外人员被发现有限制入境的疾病时签发，以通知和协同有关部门责令其限期出境。

5. 凭证类

（1）"入境货物检验检疫证明"：适用于经检验检疫合格的法定入境货物，是入境货物准予销售、使用或安装调试的凭证，也是海关对入境货物的放行单。

（2）"进口机动车辆检验证明"：适用于进口机动车辆换领行车牌证。

（3）"出境货物换证凭单"适用于以下三种情况：①作为生产原料的检验检测报告；②对未正式成交的经预检符合要求的货物；③产地检验检疫合格，查验换证（单）的出境货物，此单仅用于检验检疫系统内部的换证。

（4）"抽/采样凭证"：适用于海关抽取/采集样品时向被抽/采样单位出具的凭证。

（5）"出入境人员携带物留验/处理凭证"：适用于出入境旅客携带动植物及其产品的留验处理。

（6）"出入境人员留验/隔离证明"适用于以下两种情况：①对染疫人签发隔离证书（隔离时间根据医学检查结果而定）；②对染疫嫌疑人签发留验证书。（本证书在留验隔离期满后签发）。

（7）境外人员体格检查记录验证证明：适用于对外籍人士、港澳台人员、华侨和非居住在中国境内的中国公民在境外经全面体检后所出具的体检记录的验证，合格者签发此证书。

（8）"预防接种禁忌证明"：适用于出入境人员中需实施预防接种而其本人又患有不适于预防接种之禁忌证者。

（9）"附页"：适用于多页带底纹编号类凭单。

4.1.3 监管类

监管类证单分为动植物检疫审批类、口岸卫生监督类、卫生检疫类、食品监管类、检验监管类等类别。

1. 动植物检疫审批类

（1）"中华人民共和国进境动植物检疫许可证申请表"适用于以下所列三类货物的许可证申请：①动物、动物产品及动物遗传物质（精液、胚胎、种蛋、受精卵）；②水果、土壤、栽培介质、烟叶、谷物（小麦、玉米、大米、稻谷、大麦、黑麦、燕麦、高粱、麦芽、面粉等）、豆类（大豆、绿豆、豌豆、赤豆、蚕豆、鹰嘴豆等）、薯类（马铃薯、木薯、甘薯粉等）及其饲料（麦麸、豆饼、豆粕等）；③因科学研究等特殊需要引进的植物微生物、昆虫、螨类、软体动物及其他转基因生物材料和国家禁止入境的职务繁殖材料。

（2）"中华人民共和国进境动植物检疫许可证"：本许可证由直属海关初审，海关总署签发。动物、动物产品及动物遗传物质（精液、胚胎、种蛋、受精卵）；水果、土壤、栽培介质、烟叶、谷物(小麦、玉米、大米、稻谷、大麦、黑麦、燕麦、高粱、麦芽、面粉等)、豆类(大豆、绿豆、豌豆、赤豆、蚕豆、鹰嘴豆等)、薯类(马铃薯、木薯、甘薯粉等)及其饲料(麦麸、豆饼、豆粕等);因科学研究等特殊需要引进的植物微生物、昆虫、螨类、软体动物及其他转基因生物材料和国家禁止入境的植物繁殖材料。适用于上述所列货物的进境动植物检疫审批。

2. 口岸卫生监督类

(1)"中华人民共和国国境口岸储存场地卫生许可证申请书":适用于国境口岸储存进出口货物的场所(如保税仓、集装箱装卸场地、冷库等)领取卫生许可证的申请。

(2)"中华人民共和国国境口岸储存场地卫生许可证":适用于国境口岸储存进出口货物的场地(如保税仓、集装箱装卸场地、冷库等)的卫生许可。

(3)"中华人民共和国国境口岸服务行业卫生许可证申请书":适用于国境口岸的宾馆、餐厅、小卖部、公共场所等服务行业经营单位领取卫生许可证的申请。

(4)"中华人民共和国国境口岸服务行业卫生许可证":适用于国境口岸的宾馆、餐厅、小卖部、公共场所等服务行业经营单位,作为准予营业的凭证。

(5)"中华人民共和国国境口岸食品生产经营单位卫生许可证申请书":适用于在国境口岸和交通工具从事食品生产经营的单位,领取卫生许可证的申请。

(6)"中华人民共和国国境食品生产经营单位卫生许可证":适用于在国境口岸和交通工具从事食品生产经营的单位,作为准予经营的凭证。

(7)"健康证明书":对在国境口岸和交通工具从事饮食、饮用水工作人员以及国境口岸公共场所服务人员的简况证明。

(8)"国境口岸及出入境交通工具、食品、饮用水从业人员体检表":适用于国境口岸公共场所和入/出境交通工具食品饮用水从业人员实施体格检查的结果记录。

3. 卫生检疫类

(1)"入/出境特殊物品卫生检疫审批单":适用于特殊物品的携带人、托运人或代理人办理出入境手续的审批。特殊物品指微生物、人体组织、生物制品、血液及其制品等。

(2)"艾滋病检验报告单":适用于经采血样进行艾滋病检验后签发的报告单。

(3)"国际旅行人员健康检查记录":适用于出入境人员传染病监测体检的结果记录。

(4)"进口食品、化妆品后续检查记录":适用于进口食品、化妆品后需管理的检验检查记录。

(5)"国境口岸及入/出境交通工具、食品、饮用水从业人员体检表":适用于国境口岸公共场所和入出境交通工具食品饮用水从业人员实施体格检查的结果记录。

(6)"出入境人员传染病报告卡":适用于在出入境人员传染病检测中发现的检疫传染病、监测传染病及传染病防治法规定的其他传染病,在规定时间内向有关部门上报疫情,并在传染病病例死亡或订正诊断结果时上报。

(7)"就诊方便卡":对来自检疫传染病和监测传染病疫区的人员,检疫医师可根据流行病学和医学检查结果,发给就诊方便卡。各地医疗单位对持有就诊方便卡的人员,应当优先诊治。

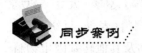

伪造健康证书，法不容情

某年 4 月，江苏常州海关检疫人员对来自日本的伯利兹籍"永盛 1 号"轮实施检疫查验时，发现 2 名中国籍船员的健康证书是出自营口海关，而两份证书中的印章却有明显差异，其中，船长钟××的健康证书与海关总署网站上公布的伪造健康证书的破绽一致，印章中"营口"的拼音误拼为"YINGKOV"，"中华人民共和国"的"PEOPLE'S"误拼为"PEOPLES'"，且印章的颜色与规定的红色相比颜色偏黑。检疫人员立即对船长进行了询问，最终船长承认证书是伪造的。检疫人员当场没收了伪造证书，并安排船长尽快重新体检。为慎重起见，检疫人员立即与辽宁营口海关取得联系，并将伪造的健康证书复印件传真过去。经营口海关保健中心体检人员仔细核对，确认该证书系伪造，并出具了伪造确认书。常州海关对船长进行了批评教育，没收了假健康证，对该船长行政处罚 500 元人民币。

近年来涉及伪造检验检疫证书的事件时有发生。伪造检验检疫证书严重影响了我国检验检疫制度的正常程序和在世界各国中的地位。从入境角度讲，是为了维护国家的利益，为了健康、卫生、安全和保护环境的需要；而从出境的角度讲，是保证有关世界各国的健康、卫生、安全与环境事业的需要。

4. 食品监管类

（1）"卫生注册证书"：适用于经审核后对符合卫生注册要求的出口食品生产、加工、储存企业签发。对需办理卫生注册的企业，在取得该证书后方可生产、加工、储存出口食品。

（2）"卫生登记证书"：适用于经审核后对符合卫生登记要求的出口食品生产、加工、储存企业签发。对需办理卫生登记的企业，在取得该证书后方可生产、加工、储存出口食品。

5. 检验监管类

（1）"进出口电池产品备案书"：适用于对不含汞的电池产品和汞含量检测合格后取得"电池产品汞含量检测合格确认书"的含汞电池产品签发。进出口电池产品报检时，需提供此备案书。

（2）"进口涂料备案书"：适用于对经专项检测合格的进口涂料签发，用于进口涂料的备案登记。

（3）"自行车产品型式试验确认书"：适用于自行车产品型式试验合格后签发。出口自行车报检时需提供此确认书。

（4）"电器产品型式试验确认书"：适用于电器产品型式试验合格后签发。出口电器产品报检时需提供此确认书。

4.2 出入境检验检疫证单的用途

1. 检验检疫证单是出入境货物通关的重要凭证

（1）凡列入《法检目录》范围内的进出口货物（包括转关运输货物），海关一律凭货物报关地海关签发的"入境货物通关单"或"出境货物通关单"验放。

（2）对未列入《法检目录》范围的进出口货物，国家法律、法规另有规定须实施检验检疫的，海关亦凭"入境货物通关单"或"出境货物通关单"验放。

（3）有些出境货物，尤其是涉及社会公益、安全、卫生、检疫、环保等方面的货物，入境国家的海关将依据该国家法令或政府规定的要求，凭海关签发的证单（包括品质、植检、兽医、健康卫生、熏蒸消毒等证书）作为通关验放的重要凭证。

2. 检验检疫证单是海关征收和减免关税的有效凭证

（1）有些国家海关在征收进出境货物关税时，经常依据检验检疫证单上的检验检疫结果作为海关据以征税的凭证。以检验检疫证单作为把关或计收关税的凭证。

（2）对到货后因发货人责任造成的残损、短缺或品质等问题的入境货物，发生换货、退货或赔偿等现象时往往涉及免征关税或退税。海关签发的证书可作为通关免税或者退税的重要凭证。

（3）海关签发的产地证书是进口国海关征收或减免关税的有效凭证。一般产地证是享受最惠国税率的有效凭证，普惠制产地证是享受给惠国减免关税的有效凭证。

3. 检验检疫证单是履行交接、结算及进口国准入的有效证件

（1）海关所签发的各种检验检疫证书是作为交接的凭证。

（2）检验检疫证书是双方结算货款的凭证。

（3）有的国家法令或政府规定要求，某些入境货物需凭海关签发的证书方可进境。

4. 检验检疫证单是议付货款的有效证件

在国际贸易中，签约中的买方往往在合同和信用证中规定，以检验检疫证书作为交货付款的依据之一。

5. 检验检疫证单是明确责任的有效证件

在发生商务纠纷或争议时，海关签发的证书是证明事实状态，明确责任归属的重要凭证。

6. 检验检疫证单是办理索赔、仲裁及诉讼的有效证件

对入境货物，经海关检验检疫发现残损、短少或与合同、标准不符的，海关签发检验证书。买方在合同规定的索赔有效期限内，凭海关签发的检验证书，向卖方提出索赔或换货、退货。属保险人、承运人责任的，也可以凭海关签发的检验证书提出索赔。有关方面也可以依据海关签发的证书进行仲裁。检验检疫证书在诉讼时是举证的有效证明文件。

7. 检验检疫证单是办理验资的有效证明文件

价值鉴定证书是证明投资各方投入财产价值量的有效依据。

4.3 出入境检验检疫证单的签发

4.3.1 检验检疫证单的签发程序

出入境检验检疫证书的签发程序包括原始记录、拟制证稿、审核证稿、证书复审、制证、校对、签署和盖章、发证归档等环节。其中,原始记录、拟制证稿、审核证稿在施检部门完成,其他环节在检务部门完成。海关签发的证书一般以验讫日起作为签发日期。

(1)原始记录。原始记录是检验检疫工作全过程的记载,是缮制检验检疫证单的基础和依据,也是日后备查的第一手材料。原始记录包括抽样记录、检验检疫结果登记等。原始记录填写必须完整、准确、清楚。

(2)拟制证稿。在保证检验检疫证书的合法性、真实性、准确性的前提下,证稿的拟制必须遵循"货证相符""事证相符""证证相符"的基本原则。

(3)审核证稿。审核证稿是施检部门审核报检单和证稿内容是否符合法律法规规定,是否与合同、信用证规定相符,译文是否正确。

(4)证单复审。证单复审是检务部门对施检部门提交的证稿在制证前再一次进行审核把关的过程。审核工作包括审核海关原始记录、证稿等签证依据是否齐备,根据合同或信用证及技术规范的强制性要求和法律法规的规定,审核证稿的格式是否规范、内容是否完整、文字是否流畅、用途是否恰当、译文是否准确以及是否与合同或信用证规定相符等。

(5)缮制证单。一份证单是否正确、完整、简洁、清晰,代表着海关的形象。所以制证人员根据申请项目及已复审的证稿内容,正确配以相应种类和份数的空白证单,然后按照规定的格式和文种将证稿内容正确无误地打印在检验检疫证单上。

(6)校对。校对工作主要是全面校核证单差错,保证证单正确、完整。

(7)签署和盖章。检验检疫证单分别由官方兽医、检疫医师、医师、授权签字人签发。需国外官方机构备案的签字人签发的证书,由备案签字人签发相关的证书。签证印章管理人员在核对证单签发人是否在授权范围内正确签字后,加盖签证印章。

(8)发证归档是签证工作的最后一个环节,也是检验检疫工作流程的最后一个环节。

4.3.2 检验检疫证单的补充、更改和重发

在海关签发检验检疫证书后,报检人要求更改或补充内容的,应向原证书签发海关提出申请,经海关核实批准后,按规定予以办理。任何单位或个人不得擅自更改检验检疫证书内容,伪造或变更检验检疫证书属于违法行为。

1. 补充证书

报检人需要补充证书内容时,应办理申请手续,填写"更改申请单",并出具书面证明材料,说明要求补充的理由,经海关核准后据实签发补充证书。补充证书与原证书同时使用时有效。

海关签发相应证书后,应交接、索赔、结汇等各种需要,或报检人补充检验项目或发现该批货物的其他缺陷或产生缺陷的原因等,为了进一步说明这些情况,海关可在原证书的基础上酌情补充证书内容,对原证书的不充分或遗漏部分做进一步说明或评定。报检人应按上述更改证书要求办理申请手续,经海关核准据实后签发补充证书。海关按规定在补充证书上注明×××证书的补充证书字样(This Certificate Is a Supplement of the Certificate No. ×××)。

签发补充证书(SUPPLEMENT),在原编号前加"S",并在证书上加注"本证书/单系×××日签发的×××号证书/单的补充",签发日期为补充证书的实际签发日期。

2. 更改证书

报检人申请更改证书时,应将原证书退回(含副本),填写"更改申请单",书面说明更改原因及要求,并附有关函电等证明单据,经检务部门审核批准后,予以办理。确有特殊情况不能退回的,应要求申请人书面说明理由,经法定代表人签字、加盖公章,并在指定的报纸上声明作废,经检务部门负责人审批后,方可重新签发。

品名、数(重)量、包装、发货人、收货人等重要项目更改后与合同、信用证不符的,或者更改后与输入国法律法规规定不符的,均不能更改。超过检验检疫证书有效期的,不予更改。

对更改的证书,能够退回原证书的,签发日期为原证签发日期;不能退回原证书的,更改后的证书(REVISION)在原证编号前加"R",并在证书上加注"本证书/单系×××日签发的×××号证书/单的更正,原发×××号证书/单作废",签发日期为更改证单的实际签发日期。

3. 重发证书

申请人在领取检验检疫证书后,因故遗失或损坏,应提供经法人代表签字、加盖公章的书面说明,并在海关指定的报纸上声明作废。经原发证的海关审核批准后,方能重新补发证书。

签发重发证书(DUPLICATE),能够退回原证书的,签发日期为原证签发日期;不能退回原证书的,在原证编号前加"D",并在证书上加注"本证书/单系×××日签发的×××号证书/单的重本,原发×××号证书/单作废",签发日期为重发证书的实际签发日期。

4.3.3　出入境检验检疫证单的文字、文本和有效期

1. 证书文字

(1)检验检疫证书使用海关总署制定或批准的格式,分别使用英文、中文、中英文合璧签发。

(2)报检人有特殊要求使用其他语种签发的,应由申请人提出申请,经审批后予以签发。

(3)入境货物索赔的证书使用中英文合璧签发,根据需要也可使用中文签发。

2. 文本

(1)一般情况下,海关只签发一份正本。

(2)特殊情况下,合同或信用证要求两份或两份以上正本,且难以更改合同或信用证的,经审批同意,可以签发,但应在第二份证书正本上注明"本证书是×××号证书正本的重本"。

（3）证书的数量、重量栏目中数字前应加限制符"＊＊"；证书的证明内容编制结束后，应在下一行中间位置打上结束符"＊＊＊＊＊＊＊"。

（4）加注证明内容以外有关项目的，应加注在证书结束符号上面。

3. 签证日期和有效期

（1）海关签发的证单一般以验讫日期作为签发日期。

（2）出境货物的出运期限及有关检验检疫证单的有效期：

① 一般货物为 60 天；

② 植物和植物产品为 21 天，北方冬季可适当延长至 35 天；

③ 鲜活类货物为 14 天；

④ 交通工具卫生证书用于船舶的有效期为 12 个月，用于飞机列车的有效期为 6 个月，除鼠/免于除鼠证书为 6 个月；

⑤ 国际旅行健康证明书有效期为 12 个月，预防接种证书的有效时限参照有关标准执换证凭单以标明的检验检疫有效期为准；

⑥ 信用证要求装运港装船时检验，签发证单日期为提单日期三天内签发（含提单日）。

海关总署对检验检疫证单有效期另有规定的，从其规定。

4.4 原产地证书

1. 概念

原产地证书（CERTIFICATE OF ORIGIN）是出口商应进口商要求而提供的、由公证机构或政府或出口商出具的证明货物原产地或制造地的一种证明文件。原产地证书是贸易关系人交接货物、结算货款、索赔理赔、进口国通关验收、征收关税的有效凭证，它还是出口国享受配额待遇、进口国对不同出口国实行不同贸易政策的凭证。

2. 分类

（1）根据签发者不同分类。根据签发者不同分类，原产地证书一般可分为以下三类：

① 商检机构出具的原产地证书，如：中华人民共和国检验检疫局（CIQ）出具的普惠制产地证格式 A（GSP Form A）；一般原产地证书（Certificate of Origin）。

② 商会出具的产地证书，如：中国国际贸易促进委员会（CCPIT），出具的一般原产地证书，简称贸促会产地证书（CCPIT Certificate of Origin）。

③ 制造商或出口商出具的产地证书。在国际贸易实务中，应该提供哪种产地证明书，主要依据合同或信用证的要求。一般对于实行普惠制国家出口货物，都要求出具普惠制产地证明书。如果信用证并未明确规定产地证书的出具者，那么银行应该接受任何一种产地证明书。

（2）根据证书的应用范围分类：

① 普惠制原产地证书。这是根据普惠制给惠国的原产地规则和有关要求，由普惠制受惠国授权机构出具的具有法律效力的证明文件，它是使受惠国的出口产品在给惠国享受减

免进口关税优惠待遇的凭证。

② 一般原产地证书。这是各国根据各自的原产地规则和有关要求签发的原产地证书，是进口国海关对进口货物实施征税、进行贸易统计、实施数量限制等管理的重要证明文件。在我国，是证明中国出口货物符合中华人民共和国出口货物原产地规则，货物系中华人民共和国原产地的证明文件。

③ 区域性经济集团国家原产地证书。这是订有区域性贸易协定的经济集团内的国家享受互惠的、减免关税的凭证。如曼谷协定产地证、英联邦特惠税产地证、北美自由贸易区产地证等。

④ 特定的原产地规则。如蘑菇罐头产地证、烟草真实性证书等。

3. 作用

对进口国而言，出口国签发的原产地证书的作用主要体现在以下五个方面：

（1）确定税率待遇的主要依据；

（2）进行贸易统计的重要依据；

（3）实施进口数量控制、反倾销、反补贴等外贸管理措施的依据；

（4）控制从特定国家进口货物，确定准予放行与否的依据；

（5）证明商品内在品质或结汇的依据。

4.5　进出口商品的封识、标志和直通放行制度

4.5.1　进出口商品封识管理

1. 适用范围

适用于出入境检验检疫封识（以下简称封识）的制定、使用和管理。封识是指海关在出入境检验检疫工作中实施具有强制性和约束力的封存和控制措施而使用的专用标志。海关总署统一管理封识的制定、修订、发布、印制、发放和监督工作。主管海关负责辖区内封识的使用和监督管理工作，并对封识的使用情况进行登记备案。

2. 封识的制定

封识的种类、式样、规格由海关总署统一规定。封识的种类包括：封条封识、卡扣封识、印章封识，主管海关如需使用其他封识，必须报经海关总署批准。封识应当标有各直属海关的简称字样。

3. 封识的使用和管理

封识应加施在需要施封的检验检疫物及其运载工具、集装箱、装载容器和包装物上，或存放检验检疫物的场所。

有下列情况之一的，根据检验检疫工作需要可以加施封识：

（1）因口岸条件限制等原因，由海关决定运往指定地点检验检疫的；

（2）进境货物在口岸已作外包装检验检疫，需运往指定地点生产、加工、存放，并由到达

地海关检验检疫和监管的；

（3）根据出入境检验检疫法律法规规定，对禁止进境物作退回、销毁处理的；

（4）经检验检疫不合格，作退回、销毁、除害等处理的；

（5）经检验检疫合格，避免掺假作伪或发生批次混乱的；

（6）经检验检疫发现进境的船舶、飞机、车辆等运载工具和集装箱装有禁止进境或应当在中国境内控制使用的自用物品的，或者在上述运载工具上发现有传染病媒介（鼠、病媒昆虫）和危险性病虫害须密封控制、防止扩散的；

（7）对已造成食物中毒事故或有证据证明可能导致食物中毒事生产、经营场所，需要进一步实施口岸卫生监督和调查处理的；

（8）正在进行密闭熏蒸除害处理的；

（9）装载过境检验检疫物的运载工具、集装箱、装载容器、包装物等；

（10）凭样成交的样品及进口索赔需要签封的样品；

（11）外贸合同约定或政府协议规定需要加施封识的；

（12）其他因检验检疫需要施封的。

4. 封识的加施

海关根据检验检疫物的包装材料的性质和储运条件，确定应采用的封识材料和封识方法。选用的封识应醒目、牢固，不易自然损坏。

封识由海关加施，有关单位和人员应当给予协助和配合。

海关加施封识时，应向货主或其代理人出具"施封通知书"。

未经海关许可，任何单位或个人不得开拆或者损毁检验检疫封识。

货主、代理人或承运人发现检验检疫封识破损的，应及时报告海关。海关应及时处理，必要时重新加施封识。

5. 封识的启封

检验检疫封识的启封，由海关执行，或由海关委托的有关单付或人员执行，并根据需要，由海关出具"启封通知书"。

施封海关与启封海关不一致时，应及时互通情况。

特殊情况下，如需提前启封，有关单位应办理申请启封手续。

4.5.2 出入境检验检疫标志管理

1. 适用范围

适用于出入境检验检疫标志（以下简称标志）的制定、发布、使用和管理。

出入境检验检疫标志是指海关根据国家法律、法规及有关国际条约、双边协定，加施在经检验检疫合格的检验检疫物上的证明性标记。海关总署负责标志的制定、发放和监督管理工作。主管海关负责标志加施和标志使用的监督管理。

入境货物应当加施标志而未加施标志的，不准销售、使用；出境货物应当加施标志而未加施标志的，不准出境。

2. 标志的制定

标志的样式、规格由海关总署规定。标志式样为圆形,正面文字为"中国海关",背面加注九位数码流水号。标志规格分为直径 10 毫米、20 毫米、30 毫米、50 毫米四种。特殊情况使用的标志样式,由海关总署另行确定。

标志由海关总署指定的专业标志制作单位按规定要求制作。海关总署授权国际检验检疫标准与技术法规研究中心(以下简称标准法规中心)负责标志的监制、保管、分发、登记等工作。

3. 标志的使用

按照出入境检验检疫法律、法规、规章以及有关国际条约、双边协定、检验检疫协议等规定需加施标志的检验检疫物,经检验检疫合格后,由海关监督加施标志。

货物需加施标志的基本加施单元、规格及加施部位,由海关总署根据货物实际情况在相应的管理办法中确定。

海关监督加施标志时应填写"出入境检验检疫标志监督加施记录",并在检验检疫证书中记录标志编号。

标志应由检验检疫地的海关监督加施。

入境货物需要在检验检疫地以外的销售地、使用地加施标志的,进口商应在报检时提出申请,海关将检验检疫证书副本送销售地、使用地海关,销售人、使用人持证书向销售地、使用地海关申请监督加施标志。

入境货物需要分销数地的,进口商应在报检时提出申请,海关按分销批数分证,证书副本送分销地海关。由销售人持证书向分销地海关申请监督加施标志。

出境货物标志加施情况由检验检疫地的海关在检验检疫证书、检验检疫换证凭单中注明,出境口岸海关查验换证时核查。

4. 标志的监督管理

海关可采取下列方式对标志使用情况进行监督检查:

(1) 流通领域的监督检查;

(2) 口岸核查;

(3) 在生产现场、港口、机场、车站、仓库实施监督抽查。

海关实施标志监督检查,有关单位应当配合并提供必要的工作条件。

出入境货物应加施标志而未加施标志的,销售、使用应加施标志而无标志货物的,或者不按规定使用标志的,按检验检疫有关法律、法规、规章的规定处理,

伪造、变造、盗用、买卖、涂改标志,或者擅自调换、损毁加施在检验检疫物上的标志的,按照检验检疫法律、法规规定给予行政处罚;构成犯罪的,对直接责任人员追究刑事责任。

海关根据本办法规定加施标志,依照国家有关规定收费。海关及其工作人员不履行职责或者滥用职权的,按有关规定处理。

经香港、澳门转口的入境货物需加施标志的,由海关总署指定的机构负责。

中华人民共和国海关(检验检疫)施封、启封通知书样本如表 4-1、表 4-2 所示。

表 4-1　中华人民共和国海关(检验检疫)施封通知书

××关封字(20××)第 000000 号

货主或代理人			
品名		包装种类	
数/重量		唛码标记	
运输工具		集装箱号	
封识种类		封识号	
施封地点			
施封原因:			
施封海关(盖章)	执法人员(签名): 货主或代理单位签收人(签名): 施封时间:　　年　　月　　日		
备注:			

注:擅自开拆或者损毁上述海关封识的,将由海关依法予以行政处罚;如发现封识破损的,应及时报告施封海关。

第一联:施封海关存

表 4-2　中华人民共和国海关(检验检疫)启封通知书

××关封字(20XX)第 000000 号

货主或代理人			
品名		包装种类	
数/重量		唛码标记	
运输工具		集装箱号	
施封通知书编号		施封海关	
启封人员		启封地点	
启封原因:			
启封海关(盖章)	执法人员(签名): 货主或代理单位签收人(签名): 启封时间:　　年　　月　　日		
备注:			

第一联:启封海关存

4.5.3　直通放行的规定与要求

1. 直通放行的定义

直通放行是指海关对符合规定条件的进出口货物实施便捷高效的检验检疫放行方式,

包括进口直通放行和出口直通放行。进口直通放行是指对符合条件的进口货物,口岸海关不实施检验检疫,货物直运至目的地,由目的地海关实施检验检疫的放行方式。出口直通放行是指对符合条件的出口货物,经产地海关检验检疫合格后,企业可凭产地海关签发的通关单在报关地海关直接办理通关手续的放行方式。

2. 实施直通放行的企业应符合的条件

(1) 严格遵守国家出入境检验检疫相关法律法规,2 年内无行政处罚记录;

(2) 检验检疫诚信管理(分类管理)中的 A 类企业(一类企业);

(3) 企业年进出口额在 150 万美元以上;

(4) 企业已实施 HACCP 或 ISO9000 质量管理体系,并获得相关机构颁发的质量体系评审合格证书;

(5) 出口企业同时应具备对产品质量安全进行有效控制的能力,产品质量稳定,海关实施检验检疫的年批次检验检疫合格率不低于 99%,1 年内未发生由于产品质量原因引起的退货、理赔或其他事故。

符合以上条件的进出口企业可申请直通放行,填写"直通放行申请书",并向所在地海关提交相关证明性材料,海关对企业提交的材料进行审核批准后,报海关总署备案,并统一公布。

直通放行企业报检时可自愿选择检验检疫直通放行方式或原放行方式。

3. 出口直通放行

海关总署按照风险分析、科学管理的原则,制定《实施出口直通放行货物目录》并实行动态调整。申请实施出口直通放行的货物应在《实施出口直通放行货物目录》内,但下列情况不实施出口直通放行:

(1) 散装货物;

(2) 出口援外物资和市场采购货物;

(3) 在口岸需更换包装、分批出运或重新拼装的;

(4) 双边协定、进口国或地区要求等规定须在口岸出具检验检疫证书的;

(5) 海关总署规定的其他不适宜实施直通放行的情况。

出口货物选择直通放行方式的,企业在产地海关办理报检手续时应申请出具出境货物通关单,并在报关单上注明"直通放行"字样。

产地海关检验检疫合格并对货物集装箱加施封识后,直接签发通关单,在通关单备注栏注明出境口岸、集装箱号、封识号,同时向海关发送通关单电子数据。口岸海关对到达口岸的直通放行货物实施随机查验,发现封识丢失、损坏、封识号有误或箱体破损等异常情况,要进一步核查,并将情况及时反馈产地海关。

实施出口直通放行的货物需更改通关单的,报检人应向产地海关申请办理更改手续并领取新的通关单,同时交还原通关单。因特殊情况无法在产地领取更改后的通关单的,发货人或其代理人可向口岸海关提出书面申请,口岸海关根据产地海关更改后的电子放行信息发放通关单,并收回原通关单。

4. 进口直通放行

海关总署按照风险分析、科学管理的原则，制定《不实施进口直通放行货物目录》，并实行动态调整。申请实施进口直通放行的货物应符合的条件是：

(1) 未列入《不实施进口直通放行货物目录》；

(2) 来自非疫区（含动植物疫区和传染病疫区）；

(3) 用原集装箱（含罐、货柜车，下同）直接运输至目的地；

(4) 不属于海关总署规定的须在口岸进行查验或处理的范围。

对在口岸报关的进口货物，报检人选择直通放行的，在口岸海关申领"入境货物通关单"（三联单），货物通关后直运至目的地，由目的地海关实施检验检疫。口岸海关向海关发送通关单电子数据的同时，将通关单电子数据以及报检及放行等信息发送至目的地海关。目的地海关在完成检验检疫后，将检验检疫信息反馈至入境口岸海关。

目的地报关的进口货物，报检人选择直通放行的，直接向目的地海关报检。目的地海关在受理报检后，签发"入境货物通关单"（三联单）。目的地海关经海关总署电子通关单数据交换平台向海关发送通关单电子数据的同时，通过"入境货物口岸内地联合执法系统"将通关单电子数据、报检及放行等信息发送至入境口岸海关。通关单备注栏应加注"直通放行货物"字样并注明集装箱号。

对于进口直通放行的货物，口岸与目的地海关应密切配合，采取有效监管措施，加强监管。对需要实施检疫且无原封识的进口货物，口岸海关应对集装箱加施检验检疫封识（包括电子锁等），要逐步实现全球定位系统对进口直通放行货物运输过程的监控。集装箱加施封识的，应将加施封识的信息通过"入境货物口岸内地联合执法系统"发送至目的地海关。

对于进口直通放行的货物，报检人应在目的地海关指定的地点接受检验检疫。对已加施检验检疫封识的，应当向目的地海关申请启封，未经海关同意不得擅自开箱、卸货。

货物经检验检疫不合格且无有效检疫处理或技术处理方法的，由目的地海关监督实施销毁或作退货处理。

5. 淘汰机制

各地海关负责对直通放行企业的监督管理。有下列情况之一的，由所在地海关填写"停止直通放行通知单"，报直属海关审核同意后，停止其进出口直通放行，并报海关总署备案。

(1) 企业资质发生变化，不再具备直通放行有关规定条件的；

(2) 出口直通放行的货物因质量问题发生退货、理赔，造成恶劣影响的；

(3) 直通放行后擅自损毁封识、调换货物、更改批次或改换包装的；

(4) 非直通放行货物经口岸查验发现有货证不符的；

(5) 企业有其他违法违规行为，受到违规处理或行政处罚的。停止直通放行的企业1年内不得重新申请直通放行。

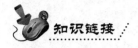 知识链接

绿色通道制度

检验检疫绿色通道制度(以下简称绿色通道制度)是指,对于诚信度高、产品质量保障体系健全、质量稳定、具有较大出口规模的生产、经营企业(含高新技术企业、加工贸易企业),经海关总署审查核准,对其符合条件的出口货物实行产地检验检疫合格,口岸海关免于查验的放行管理模式。

1. 实施绿色通道制度的申请

(1)申请实施绿色通道制度的企业应具备的条件:①具有良好信誉,诚信度高,年出口额 500 万美元以上;②已实施 ISO9000 质量管理体系,获得相关机构颁发的生产企业质量体系评审合格证书;③出口货物质量长期稳定,2 年内未发生过进口国质量索赔和争议;④1 年内无违规报检行为,2 年内未受过海关行政处罚;⑤根据海关总署有关规定实施生产企业分类管理的,应当属于一类或者二类企业;⑥法律法规及双边协议规定必须使用原产地标记的,应当获得原产地标记注册;⑦海关总署规定的其他条件。

(2)申请企业需做出以下承诺:①遵守出入境检验检疫法律法规和《出入境检验检疫报检规定》;②采用电子方式进行申报;③出口货物货证相符、批次清楚、标记齐全,可以实施封识的必须封识完整;④产地海关检验检疫合格的出口货物在运往口岸过程中,不发生换货、调包等不法行为;⑤自觉接受海关的监督管理。

(3)绿色通道制度实行企业自愿申请原则。申请实施绿色通道制度的企业,应当到所在地海关填写"实施绿色通道制度申请书",同时提交申请企业的 ISO9000 质量管理体系认证证书(复印件)及其他有关文件。

2. 实施绿色通道制度出口货物的放行流程

实施绿色通道制度出口货物的放行流程如下:①报检信息的审核:实施绿色通道制度的自营出口企业,报检单位、发货人、生产企业必须一致;实施绿色通道制度的经营性企业,报检单位、发货人必须一致,其经营的出口货物必须由获准实施绿色通道制度的生产企业生产。②产地海关对符合实施绿色通道制度条件的出口货物,检验检疫合格的以子转单方式向口岸海关发送通关数据。③对于实施绿色通道制度的企业,口岸海关审查电子转单数据中的相关信息;审查无误的,不需查验,直接签发"出境货物通关单"。④实施绿色通道制度的企业在口岸对有关申报内容进行更改的,口岸海关不再按绿色通道制度的规定予以放行。

散装货物、品质波动大、易变质和需在口岸换发检验检疫证书的货物,不实施绿色通道制度。

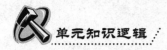

单元知识逻辑

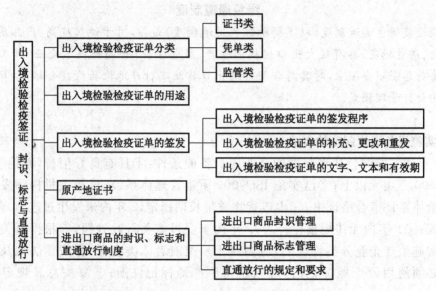

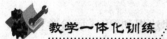

教学一体化训练

一、单项选择选题

1. 对由境外发货人责任造成残损、短缺或品质等问题的法检货物,需要换货、退货或赔偿的,( )可作为通关免税或者退税的重要凭证。

   A. 海关出具的证书
   B. 税务部门出具的证明
   C. 公证行出具的证明
   D. 代理报检单位地要求的期限

2. 检验检疫证书的格式由( )制定或批准。

   A. 海关总署　　　　B. 直属海关　　　　C. 各地行政机关　　　D. 国务院

3. 检验检疫证单的有效期对于一般货物而言为( )。

   A. 1 个月　　　　　B. 15 天　　　　　C. 60 天　　　　　　D. 120 天

4. 经检验检疫合格的入境货物签发( )放行。

   A. 入境货物检验检疫证明
   B. 检验检疫处理通知书
   C. 检验检疫证书
   D. 以上答案都不对

5. 合同或信用证要求两份或两份以上正本,且难以更改合同或信用证的,经审批同意,可以签发,但应在第二份证书正本上注明( )。

   A. "本证书是××号证书正本的复本"
   B. "本证书是×号证书的另一正本"
   C. "本证书是××号证书正本的重本"
   D. "本证书是×号证书的第二份正本"

6. 抽样记录、检验检疫结果记录、拟稿等环节在各检验检疫( )完成。

   A. 施检部门　　　　B. 检务部门　　　　C. 检疫部门　　　　D. 综合管理部门

7. 海关出具的（　　）是证明投资各方投入财产价值量的有效依据。

    A. 出境货物通关单   B. 价值鉴定证书

    C. 入境货物通关单   D. 产地证书

8. 海关签发的证单一般以（　　）作为签发日期。

    A. 报检日期   B. 实施检验检疫的日期

    C. 检验检疫完毕的日期   D. 领证日期

9. 《出境货物通关单》的有效期，一般货物为（　　）天。

    A. 60   B. 30   C. 21   D. 14

二、多项选择题

1. 出入境检验检疫证书的签发程序包括审核、（　　）等环节。

    A. 填写和改错   B. 制证和校对   C. 签署和盖章   D. 发证/放行

2. 下列关于出境货物的出运期限及有关检验检疫证单有效期的表述，不正确的有（　　）。

    A. 一般货物为 30 天

    B. 换证凭单以标明的检验检疫有效期为准

    C. 植物和植物产品为 21 天

    D. 鲜活类货物为 10 天

3. 检验检疫证单的法律效用主要体现在（　　）等方面。

    A. 是出入境货物通关的重要凭证

    B. 是海关征收和减免关税的有效凭证

    C. 是履行交接、结算及进口国准入的有效证件

    D. 是办理索赔、仲裁及诉讼的有效证件

4. 以下出口货物，其"出境货物通关单"有效期为 21 天的有（　　）。

    A. 活鱼   B. 巧克力饼干   C. 绿豆   D. 柳条筐

三、判断题

1. 鲜活类货物出境通关单的有效期为 15 天。　　　　　　　　　　　　　　（　　）

2. 海关签发的检验检疫证明具有法律效用，对买卖双方都有约束力。　　　　（　　）

3. 有些国家海关在征收进出境货物关税时，经常依据检验检疫证单上的检验检疫结果作为海关据以征税的凭证。　　　　　　　　　　　　　　　　　　　　　　（　　）

4. 某商品其海关监管条件为 D，表示该商品须由 海关与检验检疫联合监管。　　（　　）

5. 出口植物产品，"出境货物通关单"的有效期为 21 天，如果未及时装运出口，报检人可申请延长其有效期。　　　　　　　　　　　　　　　　　　　　　　　　（　　）

四、简答题

1. 简述检验检疫证单的签发程序是什么。

2. 简述什么是原产地证书。

五、案例分析题

1. 某进出口企业出口货物 10 t，由海关对货物进行了检验，检验合格，取得了证书。这

时接到买方来函声称市场上对该货物的需求很大,所以市场价格上涨,要求卖方追加 2 t 货物一同运出。卖方考虑到所要追加的货物和原来的货物品质以及各项指标完全一致,无须报商检部门重新进行检查,遂自行对其证书进行了局部的修改。

问其做法是否符合规范? 为什么?

2. 我国 A 公司和美国 B 公司签定了我国向其出口 9 000 箱茶叶的合同,对方如期开来信用证。由于我方业务员疏忽没有注意到合同和信用证中均要求卖方提供两份正本检验检疫证书,而一般情况下海关只签发一份。

问在这种情况下我方应该怎么处理?

3. 某年 11 月 3 日,我国辽宁省 A 公司和加拿大 B 公司以 FOB 术语签定了一份出口 3 000 公吨大豆的合同,B 公司于 12 月 1 日以加拿大 D 银行为开证行开出了以 A 公司为受益人的信用证,信用证有效期为一个月。A 公司接到信用证后开始备货、准备各项单据,12 月 4 日取得了由检验检疫部门签发的出境货物通关单以及各项随附单据,但在此时 B 公司迟迟没有派船来接运货物,经 A 公司的反复催促,B 公司于 12 月 26 日派来船只接运货物。

问在 A 公司报关时海关能否以 A 公司的出境货物通关单有效期超过 21 天而不予通关?

第5章
报关单的填制

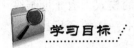 学习目标

知识目标：

1. 了解出入境报关单的样式和填制要点；
2. 了解一般原产地的样式和填制要点。

能力目标：

1. 掌握出入境报关单的填制；
2. 掌握一般原产地证书的填制。

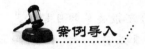 案例导入

　　2018年6月宁波港有一批入境心电监护仪，外贸合同中列明牌号为"优靳特拉"，报检单位填报的品名却漏掉这一牌号，商检部门退回报检单，督促企业如实填报牌号。

　　在国际贸易中，有些商品固其质量好、品质稳定、竞争力强，而具有很高的知名度和良好的声誉，这种商品的买卖就可以直接用牌名或商标表示其品质。特别是名牌产品的生产商为了维护其牌号或商标的信誉，要求其产品的品质应达到一定的标准。因此，商标或牌号本身实际上是一种品质的象征。所以在国际贸易中出现凭商标或牌号进行买卖，无需对品质提出详细要求。在此情形下，报检品名不能省略商标或牌号。

　　报检是有关当事人依法律法规规定向海关申报检验、检疫、鉴定，以获准出入境或取得销售使用的合法凭证及证明的法定程序和手续。有关当事人是通过提交报检单启动报检行为的。报关单填制是办理报检手续最基础的工作，同时也是非常重要的一个环节。根据法律法规规定，有关当事人应如实向海关申报，"出入境货物报关单"内容必须真实、清楚、准确、齐全。报关单中所申报的各项内容必须与实际进出口货物相符，特别是货物的名称、规格型号、价格、数（重）量、原产国等内容必须真实。报关单填制看起来非常简单，但是在实际业务中，许多报检员在填制报关单时往往会出现这样或那样的错误或者填制不规范。报关单填制中一个小的错误或不规范都可能会对检验检疫工作产生非常大的影响，给海关的审单、施检、出证等工作带来不必要的麻烦，所以报关单准确填制非常重要。

2018 年 8 月 1 日起,海关进出口货物实施整合申报,原报关单、报检单合并成一张新报关单。原报关报检申报系统整合为一个申报系统,进出口企业报关时只需录入一张报关单、上传一套随附单证、采用一套参数代码,实现一次申报、一单通关。整合申报是出入境检验检疫管理职责和队伍划入海关总署后,新海关机构业务全面融合的标志性改革举措。

经过梳理整合,原报关、报检共 229 个申报项目合并精简至 105 个,统一了国别(地区)、港口、币制等 8 个原报关、报检共有项的代码,其中 7 个采用国家标准代码或与国家标准建立对应关系。海关简化整合进口申报随附单证,将原报关、报检 74 项随附单据合并整合成 10 项,102 项监管证件合并简化成 64 项。整合申报从流程上和申报的模式上有了明显变化,对申报项目做了大规模压缩,合并了之前报关、报检一致的项目,不一样的项目尽量简化,有效减少企业录入申报项目,提升效率。

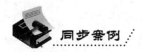

2018 年 8 月 1 日上午 8 时 26 分 13 秒,武汉普路通供应链管理有限公司的 30 票进口机电产品通过海关放行。这是武汉海关开出的首批"关检合一"新报关单,总用时为 40 分钟。而在以前,企业进口货物需分别到海关和检验检疫部门提交"报关单"和"报检单",30 票货物最快也需要一天时间才能通关。

2018 年 8 月 6 日,根据海关总署的统一部署,株洲海关关检融合新报关单即日起正式启用,株洲 200 多家外贸进出口企业可使用新报关单开展通关作业,真正实现一次申报、一单到底,减少 124 项录入项目。

5.1　进出口货物报关单的填制

5.1.1　进出口货物报关单的填制要求

1. 预录入编号

预录入编号指预录入报关单的编号,一份报关单对应一个预录入编号,由系统自动生成。

报关单预录入编号为 18 位,其中第 1～4 位为接受申报海关的代码(海关规定的"关区代码表"中相应海关代码),第 5～8 位为录入时的公历年份,第 9 位为进出口标志("1"为进口,"0"为出口;集中申报清单"I"为进口,"E"为出口),后 9 位为顺序编号。

2. 海关编号

海关编号指海关接受申报时给予报关单的编号,一份报关单对应一个海关编号,由系统自动生成。

报关单海关编号为 18 位,其中第 1～4 位为接受申报海关的代码(海关规定的"关区代码表"中相应海关代码),第 5～8 位为海关接受申报的公历年份,第 9 位为进出口标志("1"

为进口,"0"为出口;集中申报清单"I"为进口,"E"为出口),后 9 位为顺序编号。

3. 境内收发货人

填报在海关备案的对外签订并执行进出口贸易合同的中国境内法人、其他组织名称及编码。编码填报 18 位法人和其他组织统一社会信用代码,没有统一社会信用代码的,填报其在海关的备案编码。

特殊情况下填报要求如下:

(1) 进出口货物合同的签订者和执行者非同一企业的,填报执行合同的企业。

(2) 外商投资企业委托进出口企业进口投资设备、物品的,填报外商投资企业,并在标记唛码及备注栏注明"委托某进出口企业进口",同时注明被委托企业的 18 位法人和其他组织统一社会信用代码。

(3) 有代理报关资格的报关企业代理其他进出口企业办理进出口报关手续时,填报委托的进出口企业。

(4) 海关特殊监管区域收发货人填报该货物的实际经营单位或海关特殊监管区域内经营企业。

(5) 免税品经营单位经营出口退税国产商品的,填报免税品经营单位名称。

4. 进出境关别

根据货物实际进出境的口岸海关,填报海关规定的"关区代码表"中相应口岸海关的名称及代码。

特殊情况填报要求如下:

进口转关运输货物填报货物进境地海关名称及代码,出口转关运输货物填报货物出境地海关名称及代码。按转关运输方式监管的跨关区深加工结转货物,出口报关单填报转出地海关名称及代码,进口报关单填报转入地海关名称及代码。

在不同海关特殊监管区域或保税监管场所之间调拨、转让的货物,填报对方海关特殊监管区域或保税监管场所所在的海关名称及代码。

其他无实际进出境的货物,填报接受申报的海关名称及代码。

5. 进出口日期

进口日期填报运载进口货物的运输工具申报进境的日期。出口日期指运载出口货物的运输工具办结出境手续的日期,在申报时免予填报。无实际进出境的货物,填报海关接受申报的日期。

进出口日期为 8 位数字,顺序为年(4 位)、月(2 位)、日(2 位)。

6. 申报日期

申报日期指海关接受进出口货物收发货人、受委托的报关企业申报数据的日期。以电子数据报关单方式申报的,申报日期为海关计算机系统接受申报数据时记录的日期。以纸质报关单方式申报的,申报日期为海关接受纸质报关单并对报关单进行登记处理的日期。本栏目在申报时免予填报。

申报日期为 8 位数字,顺序为年(4 位)、月(2 位)、日(2 位)。

7. 备案号

填报进出口货物收发货人、消费使用单位、生产销售单位在海关办理加工贸易合同备案或征、减、免税审核确认等手续时,海关核发的《加工贸易手册》、海关特殊监管区域和保税监管场所保税账册、"征免税证明"或其他备案审批文件的编号。

一份报关单只允许填报一个备案号。具体填报要求如下:

(1)加工贸易项下货物,除少量低值辅料按规定不使用《加工贸易手册》及以后续补税监管方式办理内销征税的外,填报《加工贸易手册》编号。

使用异地直接报关分册和异地深加工结转出口分册在异地口岸报关的,填报分册号;本地直接报关分册和本地深加工结转分册限制在本地报关,填报总册号。

加工贸易成品凭"征免税证明"转为减免税进口货物的,进口报关单填报"征免税证明"编号,出口报关单填报《加工贸易手册》编号。

对加工贸易设备、使用账册管理的海关特殊监管区域内减免税设备之间的结转,转入和转出企业分别填制进、出口报关单,在报关单"备案号"栏目填报《加工贸易手册》编号。

(2)涉及征、减、免税审核确认的报关单,填报"征免税证明"编号。

(3)减免税货物退运出口,填报"中华人民共和国海关进口减免税货物准予退运证明"的编号;减免税货物补税进口,填报"减免税货物补税通知书"的编号;减免税货物进口或结转进口(转入),填报"征免税证明"的编号;相应的结转出口(转出),填报"中华人民共和国海关进口减免税货物结转联系函"的编号。

(4)免税品经营单位经营出口退税国产商品的,免予填报。

8. 境外收发货人

境外收货人通常指签订并执行出口贸易合同中的买方或合同指定的收货人,境外发货人通常指签订并执行进口贸易合同中的卖方。

填报境外收发货人的名称及编码。名称一般填报英文名称,检验检疫要求填报其他外文名称的,在英文名称后填报,以半角括号分隔;对于 AEO 互认国家(地区)企业的,编码填报 AEO 编码,填报样式为:"国别(地区)代码+海关企业编码",例如:新加坡 AEO 企业 SG123456789012(新加坡国别代码+12 位企业编码);非互认国家(地区)AEO 企业等其他情形,编码免予填报。

特殊情况下无境外收发货人的,名称及编码填报"NO"。

9. 运输方式

运输方式包括实际运输方式和海关规定的特殊运输方式,前者指货物实际进出境的运输方式,按进出境所使用的运输工具分类;后者指货物无实际进出境的运输方式,按货物在境内的流向分类。

根据货物实际进出境的运输方式或货物在境内流向的类别,按照海关规定的"运输方式代码表"选择填报相应的运输方式。

(1)特殊情况填报要求如下:

①非邮件方式进出境的快递货物,按实际运输方式填报。

② 进口转关运输货物,按载运货物抵达进境地的运输工具填报;出口转关运输货物,按载运货物驶离出境地的运输工具填报。

③ 不复运出(入)境而留在境内(外)销售的进出境展览品、留赠转卖物品等,填报"其他运输"(代码 9)。

④ 进出境旅客随身携带的货物,填报"旅客携带"(代码 L)。

⑤ 以固定设施(包括输油、输水管道和输电网等)运输货物的,填报"固定设施运输"(代码 G)。

(2) 无实际进出境货物在境内流转时填报要求如下:

① 境内非保税区运入保税区货物和保税区退税货物,填报"非保税区"(代码 0)。

② 保税区运往境内非保税区货物,填报"保税区"(代码 7)。

③ 境内存入出口监管仓库和出口监管仓库退仓货物,填报"监管仓库"(代码 1)。

④ 保税仓库转内销货物或转加工贸易货物,填报"保税仓库"(代码 8)。

⑤ 从境内保税物流中心外运入中心或从中心运往境内中心外的货物,填报"物流中心"(代码 W)。

⑥ 从境内保税物流园区外运入园区或从园区内运往境内园区外的货物,填报"物流园区"(代码 X)。

⑦ 保税港区、综合保税区与境内(区外)(非海关特殊监管区域、保税监管场所)之间进出的货物,填报"保税港区/综合保税区"(代码 Y)。

⑧ 出口加工区、珠澳跨境工业区(珠海园区)、中哈霍尔果斯边境合作中心(中方配套区)与境内(区外)(非海关特殊监管区域、保税监管场所)之间进出的货物,填报"出口加工区"(代码 Z)。

⑨ 境内运入深港西部通道港方口岸区的货物以及境内进出中哈霍尔果斯边境合作中心中方区域的货物,填报"边境特殊海关作业区"(代码 H)。

⑩ 经横琴新区和平潭综合实验区(以下简称综合试验区)二线指定申报通道运往境内区外或从境内经二线指定申报通道进入综合试验区的货物,以及综合试验区内按选择性征收关税申报的货物,填报"综合试验区"(代码 T)。

⑪ 海关特殊监管区域内的流转、调拨货物,海关特殊监管区域、保税监管场所之间的流转货物,海关特殊监管区域与境内区外之间进出的货物,海关特殊监管区域外的加工贸易余料结转、深加工结转、内销货物,以及其他境内流转货物,填报"其他运输"(代码 9)。

10. 运输工具名称及航次号

填报载运货物进出境的运输工具名称或编号及航次号。填报内容应与运输部门向海关申报的舱单(载货清单)所列相应内容一致。

1) 运输工具名称具体填报要求如下:

(1) 直接在进出境地或采用全国通关一体化通关模式办理报关手续的报关单填报要求如下:

a. 水路运输:填报船舶编号(来往港澳小型船舶为监管簿编号)或者船舶英文名称。

b. 公路运输:启用公路舱单前,填报该跨境运输车辆的国内行驶车牌号,深圳提前报关模式的报关单填报国内行驶车牌号+"/"+"提前报关"。启用公路舱单后,免予填报。

c. 铁路运输:填报车厢编号或交接单号。

d. 航空运输:填报航班号。

e. 邮件运输:填报邮政包裹单号。

f. 其他运输:填报具体运输方式名称,例如:管道、驮畜等。

(2) 转关运输货物的报关单填报要求如下:

① 进口。

a. 水路运输:直转、提前报关填报"@"+16位转关申报单预录入号(或13位载货清单号);中转填报进境英文船名。

b. 铁路运输:直转、提前报关填报"@"+16位转关申报单预录入号;中转填报车厢编号。

c. 航空运输:直转、提前报关填报"@"+16位转关申报单预录入号(或13位载货清单号);中转填报"@"。

d. 公路及其他运输:填报"@"+16位转关申报单预录入号(或13位载货清单号)。

e. 以上各种运输方式使用广东地区载货清单转关的提前报关货物填报"@"+13位载货清单号。

② 出口。

a. 水路运输:非中转填报"@"+16位转关申报单预录入号(或13位载货清单号)。如多张报关单需要通过一张转关单转关的,运输工具名称字段填报"@"。

中转货物,境内水路运输填报驳船船名;境内铁路运输填报车名(主管海关4位关区代码+"TRAIN");境内公路运输填报车名(主管海关4位关区代码+"TRUCK")。

b. 铁路运输:填报"@"+16位转关申报单预录入号(或13位载货清单号),如多张报关单需要通过一张转关单转关的,填报"@"。

c. 航空运输:填报"@"+16位转关申报单预录入号(或13位载货清单号),如多张报关单需要通过一张转关单转关的,填报"@"。

d. 其他运输方式:填报"@"+16位转关申报单预录入号(或13位载货清单号)。

(3) 采用"集中申报"通关方式办理报关手续的,报关单填报"集中申报"。

(4) 免税品经营单位经营出口退税国产商品的,免予填报。

(5) 无实际进出境的货物,免予填报。

2) 航次号具体填报要求如下:

(1) 直接在进出境地或采用全国通关一体化通关模式办理报关手续的报关单。

① 水路运输:填报船舶的航次号。

② 公路运输:启用公路舱单前,填报运输车辆的8位进出境日期[顺序为年(4位)、月(2位)、日(2位),下同]。启用公路舱单后,填报货物运输批次号。

③ 铁路运输:填报列车的进出境日期。

④ 航空运输:免予填报。

⑤ 邮件运输:填报运输工具的进出境日期。

⑥ 其他运输方式:免予填报。

(2) 转关运输货物的报关单。

① 进口。

a. 水路运输:中转转关方式填报"@"+进境干线船舶航次。直转、提前报关免予填报。

b. 公路运输:免予填报。

c. 铁路运输:"@"+8 位进境日期。

d. 航空运输:免予填报。

e. 其他运输方式:免予填报。

② 出口。

a. 水路运输:非中转货物免予填报。中转货物:境内水路运输填报驳船航次号;境内铁路、公路运输填报 6 位启运日期[顺序为年(2 位)、月(2 位)、日(2 位)]。

b. 铁路拼车拼箱捆绑出口:免予填报。

c. 航空运输:免予填报。

d. 其他运输方式:免予填报。

(3) 免税品经营单位经营出口退税国产商品的,免予填报。

(4) 无实际进出境的货物,免予填报。

11. 提运单号

填报进出口货物提单或运单的编号。一份报关单只允许填报一个提单或运单号,一票货物对应多个提单或运单时,应分单填报。

具体填报要求如下:

(1) 直接在进出境地或采用全国通关一体化通关模式办理报关手续的。

① 水路运输:填报进出口提单号。如有分提单的,填报进出口提单号+" * "+分提单号。

② 公路运输:启用公路舱单前,免予填报;启用公路舱单后,填报进出口总运单号。

③ 铁路运输:填报运单号。

④ 航空运输:填报总运单号+"_"+分运单号,无分运单的填报总运单号。

⑤ 邮件运输:填报邮运包裹单号。

(2) 转关运输货物的报关单。

① 进口。

a. 水路运输:直转、中转填报提单号。提前报关免予填报。

b. 铁路运输:直转、中转填报铁路运单号。提前报关免予填报。

c. 航空运输:直转、中转货物填报总运单号+"_"+分运单号。提前报关免予填报。

d. 其他运输方式:免予填报。

e. 以上运输方式进境货物,在广东省内用公路运输转关的,填报车牌号。

② 出口。

a. 水路运输:中转货物填报提单号;非中转货物免予填报;广东省内汽车运输提前报关的转关货物,填报承运车辆的车牌号。

b. 其他运输方式:免予填报。广东省内汽车运输提前报关的转关货物,填报承运车辆的车牌号。

(3) 采用"集中申报"通关方式办理报关手续的,报关单填报归并的集中申报清单的进出口起止日期〔按年(4位)月(2位)日(2位)年(4位)月(2位)日(2位)〕。

(4) 无实际进出境的货物,免予填报。

12. 货物存放地点

填报货物进境后存放的场所或地点,包括海关监管作业场所、分拨仓库、定点加工厂、隔离检疫场、企业自有仓库等。

13. 消费使用单位/生产销售单位

(1) 消费使用单位填报已知的进口货物在境内的最终消费、使用单位的名称,包括:

① 自行进口货物的单位。

② 委托进出口企业进口货物的单位。

(2) 生产销售单位填报出口货物在境内的生产或销售单位的名称,包括:

① 自行出口货物的单位。

② 委托进出口企业出口货物的单位。

③ 免税品经营单位经营出口退税国产商品的,填报该免税品经营单位统一管理的免税店。

(3) 减免税货物报关单的消费使用单位/生产销售单位应与"中华人民共和国海关进出口货物征免税证明"(以下简称"征免税证明")的"减免税申请人"一致;保税监管场所与境外之间的进出境货物,消费使用单位/生产销售单位填报保税监管场所的名称〔保税物流中心(B型)填报中心内企业名称〕。

(4) 海关特殊监管区域的消费使用单位/生产销售单位填报区域内经营企业("加工单位"或"仓库")。

(5) 编码填报要求:

① 填报18位法人和其他组织统一社会信用代码。

② 无18位统一社会信用代码的,填报"NO"。

(6) 进口货物在境内的最终消费或使用以及出口货物在境内的生产或销售的对象为自然人的,填报身份证号、护照号、台胞证号等有效证件号码及姓名。

14. 监管方式

监管方式是以国际贸易中进出口货物的交易方式为基础,结合海关对进出口货物的征税、统计及监管条件综合设定的海关对进出口货物的管理方式。其代码由4位数字构成,前两位是按照海关监管要求和计算机管理需要划分的分类代码,后两位是参照国际标准编制的贸易方式代码。

根据实际对外贸易情况按海关规定的"监管方式代码表"选择填报相应的监管方式简称及代码。一份报关单只允许填报一种监管方式。

特殊情况下加工贸易货物监管方式填报要求如下：

（1）进口少量低值辅料（即 5 000 美元以下，78 种以内的低值辅料）按规定不使用《加工贸易手册》的，填报"低值辅料"。使用《加工贸易手册》的，按《加工贸易手册》上的监管方式填报。

（2）加工贸易料件转内销货物以及按料件办理进口手续的转内销制成品、残次品、未完成品，填制进口报关单，填报"来料料件内销"或"进料料件内销"；加工贸易成品凭"征免税证明"转为减免税进口货物的，分别填制进、出口报关单，出口报关单填报"来料成品减免"或"进料成品减免"，进口报关单按照实际监管方式填报。

（3）加工贸易出口成品因故退运进口及复运出口的，填报"来料成品退换"或"进料成品退换"；加工贸易进口料件因换料退运出口及复运进口的，填报"来料料件退换"或"进料料件退换"；加工贸易过程中产生的剩余料件、边角料退运出口，以及进口料件因品质、规格等原因退运出口且不再更换同类货物进口的，分别填报"来料料件复出""来料边角料复出""进料料件复出""进料边角料复出"。

（4）加工贸易边角料内销和副产品内销，填制进口报关单，填报"来料边角料内销"或"进料边角料内销"。

（5）企业销毁处置加工贸易货物未获得收入，销毁处置货物为料件、残次品的，填报"料件销毁"；销毁处置货物为边角料、副产品的，填报"边角料销毁"。

企业销毁处置加工贸易货物获得收入的，填报为"进料边角料内销"或"来料边角料内销"。

（6）免税品经营单位经营出口退税国产商品的，填报"其他"。

15. 征免性质

根据实际情况按海关规定的"征免性质代码表"选择填报相应的征免性质简称及代码，持有海关核发的"征免税证明"的，按照"征免税证明"中批注的征免性质填报。一份报关单只允许填报一种征免性质。

加工贸易货物报关单按照海关核发的《加工贸易手册》中批注的征免性质简称及代码填报。特殊情况填报要求如下：

（1）加工贸易转内销货物，按实际情况填报（如一般征税、科教用品、其他法定等）。

（2）料件退运出口、成品退运进口货物填报"其他法定"。

（3）加工贸易结转货物，免予填报。

（4）免税品经营单位经营出口退税国产商品的，填报"其他法定"。

16. 许可证号

填报进（出）口许可证、两用物项和技术进（出）口许可证、两用物项和技术出口许可证（定向）、纺织品临时出口许可证、出口许可证（加工贸易）、出口许可证（边境小额贸易）的编号。

免税品经营单位经营出口退税国产商品的,免予填报。

一份报关单只允许填报一个许可证号。

17. 启运港

填报进口货物在运抵我国关境前的第一个境外装运港。

根据实际情况,按海关规定的"港口代码表"填报相应的港口名称及代码,未在"港口代码表"列明的,填报相应的国家名称及代码。货物从海关特殊监管区域或保税监管场所运至境内区外的,填报"港口代码表"中相应海关特殊监管区域或保税监管场所的名称及代码,未在"港口代码表"中列明的,填报"未列出的特殊监管区"及代码。

其他无实际进境的货物,填报"中国境内"及代码。

18. 合同协议号

填报进出口货物合同(包括协议或订单)编号。未发生商业性交易的免予填报。

免税品经营单位经营出口退税国产商品的,免予填报。

19. 贸易国(地区)

发生商业性交易的进口填报购自国(地区),出口填报售予国(地区)。未发生商业性交易的填报货物所有权拥有者所属的国家(地区)。

按海关规定的《国别(地区)代码表》选择填报相应的贸易国(地区)中文名称及代码。

20. 启运国(地区)/运抵国(地区)

启运国(地区)填报进口货物起始发出直接运抵我国或者在运输中转国(地)未发生任何商业性交易的情况下运抵我国的国家(地区)。

运抵国(地区)填报出口货物离开我国关境直接运抵或者在运输中转国(地区)未发生任何商业性交易的情况下最后运抵的国家(地区)。

不经过第三国(地区)转运的直接运输进出口货物,以进口货物的装货港所在国(地区)为启运国(地区),以出口货物的指运港所在国(地区)为运抵国(地区)。

经过第三国(地区)转运的进出口货物,如在中转国(地区)发生商业性交易,则以中转国(地区)作为启运/运抵国(地区)。

按海关规定的《国别(地区)代码表》选择填报相应的启运国(地区)或运抵国(地区)中文名称及代码。

无实际进出境的货物,填报"中国"及代码。

21. 经停港/指运港

经停港填报进口货物在运抵我国关境前的最后一个境外装运港。

指运港填报出口货物运往境外的最终目的港;最终目的港不可预知的,按尽可能预知的目的港填报。

根据实际情况,按海关规定的"港口代码表"选择填报相应的港口名称及代码。经停港/指运港在"港口代码表"中无港口名称及代码的,可选择填报相应的国家名称及代码。

无实际进出境的货物,填报"中国境内"及代码。

22. 入境口岸/离境口岸

入境口岸填报进境货物从跨境运输工具卸离的第一个境内口岸的中文名称及代码;采

取多式联运跨境运输的,填报多式联运货物最终卸离的境内口岸中文名称及代码;过境货物填报货物进入境内的第一个口岸的中文名称及代码;从海关特殊监管区域或保税监管场所进境的,填报海关特殊监管区域或保税监管场所的中文名称及代码。其他无实际进境的货物,填报货物所在地的城市名称及代码。

离境口岸填报装运出境货物的跨境运输工具离境的第一个境内口岸的中文名称及代码;采取多式联运跨境运输的,填报多式联运货物最初离境的境内口岸中文名称及代码;过境货物填报货物离境的第一个境内口岸的中文名称及代码;从海关特殊监管区域或保税监管场所离境的,填报海关特殊监管区域或保税监管场所的中文名称及代码。其他无实际出境的货物,填报货物所在地的城市名称及代码。

入境口岸/离境口岸类型包括港口、码头、机场、机场货运通道、边境口岸、火车站、车辆装卸点、车检场、陆路港、坐落在口岸的海关特殊监管区域等。按海关规定的"国内口岸编码表"选择填报相应的境内口岸名称及代码。

23. 包装种类

填报进出口货物的所有包装材料,包括运输包装和其他包装,按海关规定的"包装种类代码表"选择填报相应的包装种类名称及代码。运输包装指提运单所列货物件数单位对应的包装,其他包装包括货物的各类包装,以及植物性铺垫材料等。

24. 件数

填报进出口货物运输包装的件数(按运输包装计)。特殊情况填报要求如下:

(1)舱单件数为集装箱的,填报集装箱个数。

(2)舱单件数为托盘的,填报托盘数。

不得填报为零,裸装货物填报为"1"。

25. 毛重(千克)

填报进出口货物及其包装材料的重量之和,计量单位为千克,不足一千克的填报为"1"。

26. 净重(千克)

填报进出口货物的毛重减去外包装材料后的重量,即货物本身的实际重量,计量单位为千克,不足一千克的填报为"1"。

27. 成交方式

根据进出口货物实际成交价格条款,按海关规定的"成交方式代码表"选择填报相应的成交方式代码。

无实际进出境的货物,进口填报 CIF,出口填报 FOB。

28. 运费

填报进口货物运抵我国境内输入地点起卸前的运输费用,出口货物运至我国境内输出地点装载后的运输费用。

运费可按运费单价、总价或运费率三种方式之一填报,注明运费标记(运费标记"1"表示运费率,"2"表示每吨货物的运费单价,"3"表示运费总价),并按海关规定的"货币代码表"选择填报相应的币种代码。

免税品经营单位经营出口退税国产商品的,免予填报。

29. 保费

填报进口货物运抵我国境内输入地点起卸前的保险费用,出口货物运至我国境内输出地点装载后的保险费用。

保费可按保险费总价或保险费率两种方式之一填报,注明保险费标记(保险费标记"1"表示保险费率,"3"表示保险费总价),并按海关规定的"货币代码表"选择填报相应的币种代码。

免税品经营单位经营出口退税国产商品的,免予填报。

30. 杂费

填报成交价格以外的、按照《中华人民共和国进出口关税条例》相关规定应计入完税价格或应从完税价格中扣除的费用。可按杂费总价或杂费率两种方式之一填报,注明杂费标记(杂费标记"1"表示杂费率,"3"表示杂费总价),并按海关规定的《货币代码表》选择填报相应的币种代码。

应计入完税价格的杂费填报为正值或正率,应从完税价格中扣除的杂费填报为负值或负率。

免税品经营单位经营出口退税国产商品的,免予填报。

31. 随附单证及编号

根据海关规定的"监管证件代码表"和"随附单据代码表"选择填报除本规范第十六条规定的许可证件以外的其他进出口许可证件或监管证件、随附单据代码及编号。

本栏目分为随附单证代码和随附单证编号两栏,其中代码栏按海关规定的"监管证件代码表"和"随附单据代码表"选择填报相应证件代码;随附单证编号栏填报证件编号。

(1) 加工贸易内销征税报关单(使用金关二期加贸管理系统的除外),随附单证代码栏填报"c",随附单证编号栏填报海关审核通过的内销征税联系单号。

(2) 一般贸易进出口货物,只能使用原产地证书申请享受协定税率或者特惠税率(以下统称优惠税率)的(无原产地声明模式),"随附单证代码"栏填报原产地证书代码"Y",在"随附单证编号"栏填报"〈优惠贸易协定代码〉"和"原产地证书编号"。可以使用原产地证书或者原产地声明申请享受优惠税率的(有原产地声明模式),"随附单证代码"栏填写"Y","随附单证编号"栏填报"〈优惠贸易协定代码〉""C"(凭原产地证书申报)或"D"(凭原产地声明申报),以及"原产地证书编号(或者原产地声明序列号)"。一份报关单对应一份原产地证书或原产地声明。各优惠贸易协定代码如下:

"01"为"亚太贸易协定";

"02"为"中国-东盟自贸协定";

"03"为"内地与香港关于建立更紧密经贸关系的安排"(香港 CEPA);

"04"为"内地与澳门关于建立更紧密经贸关系的安排"(澳门 CEPA);

"06"为"台湾农产品零关税措施";

"07"为"中国-巴基斯坦自贸协定";

"08"为"中国-智利自贸协定";

"10"为"中国-新西兰自贸协定";

"11"为"中国-新加坡自贸协定";

"12"为"中国-秘鲁自贸协定";

"13"为"最不发达国家特别优惠关税待遇";

"14"为"海峡两岸经济合作框架协议"(ECFA);

"15"为"中国-哥斯达黎加自贸协定";

"16"为"中国-冰岛自贸协定";

"17"为"中国-瑞士自贸协定";

"18"为"中国-澳大利亚自贸协定";

"19"为"中国-韩国自贸协定";

"20"为"中国-格鲁吉亚自贸协定"。

海关特殊监管区域和保税监管场所内销货物申请适用优惠税率的,有关货物进出海关特殊监管区域和保税监管场所以及内销时,已通过原产地电子信息交换系统实现电子联网的优惠贸易协定项下货物报关单,按照上述一般贸易要求填报;未实现电子联网的优惠贸易协定项下货物报关单,"随附单证代码"栏填报"Y","随附单证编号"栏填报"〈优惠贸易协定代码〉"和"原产地证据文件备案号"。"原产地证据文件备案号"为进出口货物的收发货物人或者其代理人录入原产地证据文件电子信息后,系统自动生成的号码。

向香港或者澳门特别行政区出口用于生产香港 CEPA 或者澳门 CEPA 项下货物的原材料时,按照上述一般贸易填报要求填制报关单,香港或澳门生产厂商在香港工贸署或者澳门经济局登记备案的有关备案号填报在"关联备案"栏。

"单证对应关系表"中填报报关单上的申报商品项与原产地证书(原产地声明)上的商品项之间的对应关系。报关单上的商品序号与原产地证书(原产地声明)上的项目编号应一一对应,不要求顺序对应。同一批次进口货物可以在同一报关单中申报,不享受优惠税率的货物序号不填报在"单证对应关系表"中。

(3) 各优惠贸易协定项下,免提交原产地证据文件的小金额进口货物"随附单证代码"栏填报"Y","随附单证编号"栏填报"〈优惠贸易协定代码〉XJE00000","单证对应关系表"享惠报关单项号按实际填报,对应单证项号与享惠报关单项号相同。

32. 标记唛码及备注

填报要求如下:

(1) 标记唛码中除图形以外的文字、数字,无标记唛码的填报 N/M。

(2) 受外商投资企业委托代理其进口投资设备、物品的进出口企业名称。

(3) 与本报关单有关联关系的,同时在业务管理规范方面又要求填报的备案号,填报在电子数据报关单中"关联备案"栏。

保税间流转货物、加工贸易结转货物及凭"征免税证明"转内销货物,其对应的备案号填报在"关联备案"栏。

减免税货物结转进口(转入),"关联备案"栏填报本次减免税货物结转所申请的"中华人民共和国海关进口减免税货物结转联系函"的编号。

减免税货物结转出口(转出),"关联备案"栏填报与其相对应的进口(转入)报关单"备案号"栏中"征免税证明"的编号。

(4) 与本报关单有关联关系的,同时在业务管理规范方面又要求填报的报关单号,填报在电子数据报关单中"关联报关单"栏。

保税间流转、加工贸易结转类的报关单,应先办理进口报关,并将进口报关单号填入出口报关单的"关联报关单"栏。

办理进口货物直接退运手续的,除另有规定外,应先填制出口报关单,再填制进口报关单,并将出口报关单号填报在进口报关单的"关联报关单"栏。

减免税货物结转出口(转出),应先办理进口报关,并将进口(转入)报关单号填入出口(转出)报关单的"关联报关单"栏。

(5) 办理进口货物直接退运手续的,填报"〈ZT"+"海关审核联系单号或者《海关责令进口货物直接退运通知书》编号"+"〉"。办理固体废物直接退运手续的,填报"固体废物,直接退运表 XX 号/责令直接退运通知书 XX 号"。

(6) 保税监管场所进出货物,在"保税/监管场所"栏填报本保税监管场所编码(保税物流中心(B 型)填报本中心的国内地区代码),其中涉及货物在保税监管场所间流转的,在本栏填报对方保税监管场所代码。

(7) 涉及加工贸易货物销毁处置的,填报海关加工贸易货物销毁处置申报表编号。

(8) 当监管方式为"暂时进出货物"(代码 2600)和"展览品"(代码 2700)时,填报要求如下:

① 根据《中华人民共和国海关暂时进出境货物管理办法》(海关总署令第 233 号,以下简称《管理办法》)第三条第一款所列项目,填报暂时进出境货物类别,如:暂进六,暂出九;

② 根据《管理办法》第十条规定,填报复运出境或者复运进境日期,期限应在货物进出境之日起 6 个月内,如:20180815 前复运进境,20181020 前复运出境;

③ 根据《管理办法》第七条,向海关申请对有关货物是否属于暂时进出境货物进行审核确认的,填报"中华人民共和国 XX 海关暂时进出境货物审核确认书"编号,如:〈ZS 海关审核确认书编号〉,其中英文为大写字母;无此项目的,无需填报。

上述内容依次填报,项目间用"/"分隔,前后均不加空格。

④ 收发货人或其代理人申报货物复运进境或者复运出境的:

货物办理过延期的,根据《管理办法》填报"货物暂时进/出境延期办理单"的海关回执编号,如:〈ZS 海关回执编号〉,其中英文为大写字母;无此项目的,无需填报。

(9) 跨境电子商务进出口货物,填报"跨境电子商务"。

(10) 加工贸易副产品内销,填报"加工贸易副产品内销"。

(11) 服务外包货物进口,填报"国际服务外包进口货物"。

（12）公式定价进口货物填报公式定价备案号，格式为："公式定价"＋备案编号＋"@"。对于同一报关单下有多项商品的，如某项或某几项商品为公式定价备案的，则备注栏内填报为："公式定价"＋备案编号＋"♯"＋商品序号＋"@"。

（13）进出口与"预裁定决定书"列明情形相同的货物时，按照"预裁定决定书"填报，格式为："预裁定＋'预裁定决定书'编号"（例如：某份预裁定决定书编号为 R-2-0100-2018-0001，则填报为"预裁定 R-2-0100-2018-0001"）。

（14）含归类行政裁定报关单，填报归类行政裁定编号，格式为："c"＋四位数字编号，例如 c0001。

（15）已经在进入特殊监管区时完成检验的货物，在出区入境申报时，填报"预检验"字样，同时在"关联报检单"栏填报实施预检验的报关单号。

（16）进口直接退运的货物，填报"直接退运"字样。

（17）企业提供 ATA 单证册的货物，填报"ATA 单证册"字样。

（18）不含动物源性低风险生物制品，填报"不含动物源性"字样。

（19）货物自境外进入境内特殊监管区或者保税仓库的，填报"保税入库"或者"境外入区"字样。

（20）海关特殊监管区域与境内区外之间采用分送集报方式进出的货物，填报"分送集报"字样。

（21）军事装备出入境的，填报"军品"或"军事装备"字样。

（22）申报 HS 为 3821000000、3002300000 的，属于下列情况的，填报要求为：属于培养基的，填报"培养基"字样；属于化学试剂的，填报"化学试剂"字样；不含动物源性成分的，填报"不含动物源性"字样。

（23）属于修理物品的，填报"修理物品"字样。

（24）属于下列情况的，填报"压力容器""成套设备""食品添加剂""成品退换""旧机电产品"等字样。

（25）申报 HS 为 2903890020（入境六溴环十二烷），用途为"其他（99）"的，填报具体用途。

（26）集装箱体信息填报集装箱号（在集装箱箱体上标示的全球唯一编号）、集装箱规格、集装箱商品项号关系（单个集装箱对应的商品项号，半角逗号分隔）、集装箱货重（集装箱箱体自重＋装载货物重量，千克）。

（27）申报 HS 为 3006300000、3504009000、3507909010、3507909090、3822001000、3822009000，不属于"特殊物品"的，填报"非特殊物品"字样。"特殊物品"定义见《出入境特殊物品卫生检疫管理规定》（国家质量监督检验检疫总局令第 160 号公布，根据国家质量监督检验检疫总局令第 184 号、海关总署令第 238 号、第 240 号、第 243 号修改）。

（28）进出口列入目录的进出口商品及法律、行政法规规定须经海关检验的其他进出口商品实施检验的，填报"应检商品"字样。

（29）申报时其他必须说明的事项。

33. 项号

分两行填报。第一行填报报关单中的商品顺序编号;第二行填报备案序号,专用于加工贸易及保税、减免税等已备案、审批的货物,填报该项货物在《加工贸易手册》或"征免税证明"等备案、审批单证中的顺序编号。有关优惠贸易协定项下报关单填制要求按照海关总署相关规定执行。其中第二行特殊情况填报要求如下:

(1)深加工结转货物,分别按照《加工贸易手册》中的进口料件项号和出口成品项号填报。

(2)料件结转货物(包括料件、制成品和未完成品折料),出口报关单按照转出《加工贸易手册》中进口料件的项号填报;进口报关单按照转进《加工贸易手册》中进口料件的项号填报。

(3)料件复出货物(包括料件、边角料),出口报关单按照《加工贸易手册》中进口料件的项号填报;如边角料对应一个以上料件项号时,填报主要料件项号。料件退换货物(包括料件、不包括未完成品),进出口报关单按照《加工贸易手册》中进口料件的项号填报。

(4)成品退换货物,退运进境报关单和复运出境报关单按照《加工贸易手册》原出口成品的项号填报。

(5)加工贸易料件转内销货物(以及按料件办理进口手续的转内销制成品、残次品、未完成品)填制进口报关单,填报《加工贸易手册》进口料件的项号;加工贸易边角料、副产品内销,填报《加工贸易手册》中对应的进口料件项号。如边角料或副产品对应一个以上料件项号时,填报主要料件项号。

(6)加工贸易成品凭"征免税证明"转为减免税货物进口的,应先办理进口报关手续。进口报关单填报"征免税证明"中的项号,出口报关单填报《加工贸易手册》原出口成品项号,进、出口报关单货物数量应一致。

(7)加工贸易货物销毁,填报《加工贸易手册》中相应的进口料件项号。

(8)加工贸易副产品退运出口、结转出口,填报《加工贸易手册》中新增成品的出口项号。

(9)经海关批准实行加工贸易联网监管的企业,按海关联网监管要求,企业需申报报关清单的,应在向海关申报进出口(包括形式进出口)报关单前,向海关申报"清单"。一份报关清单对应一份报关单,报关单上的商品由报关清单归并而得。加工贸易电子账册报关单中项号、品名、规格等栏目的填制规范比照《加工贸易手册》。

34. 商品编号

填报由10位数字组成的商品编号。前8位为《中华人民共和国进出口税则》和《中华人民共和国海关统计商品目录》确定的编码;9、10位为监管附加编号。

35. 商品名称及规格型号

分两行填报。第一行填报进出口货物规范的中文商品名称,第二行填报规格型号。具体填报要求如下:

(1)商品名称及规格型号应据实填报,并与进出口货物收发货人或受委托的报关企业所提交的合同、发票等相关单证相符。

（2）商品名称应当规范，规格型号应当足够详细，以能满足海关归类、审价及许可证件管理要求为准，可参照《中华人民共和国海关进出口商品规范申报目录》中对商品名称、规格型号的要求进行填报。

（3）已备案的加工贸易及保税货物，填报的内容必须与备案登记中同项号下货物的商品名称一致。

（4）对需要海关签发《货物进口证明书》的车辆，商品名称栏填报"车辆品牌＋排气量（注明 cc）＋车型（如越野车、小轿车等）"。进口汽车底盘不填报排气量。车辆品牌按照《进口机动车辆制造厂名称和车辆品牌中英文对照表》中"签注名称"一栏的要求填报。规格型号栏可填报"汽油型"等。

（5）由同一运输工具同时运抵同一口岸并且属于同一收货人、使用同一提单的多种进口货物，按照商品归类规则应当归入同一商品编号的，应当将有关商品一并归入该商品编号。商品名称填报一并归类后的商品名称；规格型号填报一并归类后商品的规格型号。

（6）加工贸易边角料和副产品内销，边角料复出口，填报其报验状态的名称和规格型号。

（7）进口货物收货人以一般贸易方式申报进口属于《需要详细列名申报的汽车零部件清单》（海关总署 2006 年第 64 号公告）范围内的汽车生产件的，按以下要求填报：

① 商品名称填报进口汽车零部件的详细中文商品名称和品牌，中文商品名称与品牌之间用"/"相隔，必要时加注英文商业名称；进口的成套散件或者毛坯件应在品牌后加注"成套散件""毛坯"等字样，并与品牌之间用"/"相隔。

② 规格型号填报汽车零部件的完整编号。在零部件编号前应当加注"S"字样，并与零部件编号之间用"/"相隔，零部件编号之后应当依次加注该零部件适用的汽车品牌和车型。汽车零部件属于可以适用于多种汽车车型的通用零部件的，零部件编号后应当加注"TY"字样，并用"/"与零部件编号相隔。与进口汽车零部件规格型号相关的其他需要申报的要素，或者海关规定的其他需要申报的要素，如"功率""排气量"等，应当在车型或"TY"之后填报，并用"/"与之相隔。汽车零部件报验状态是成套散件的，应当在"标记唛码及备注"栏内填报该成套散件装配后的最终完整品的零部件编号。

（8）进口货物收货人以一般贸易方式申报进口属于《需要详细列名申报的汽车零部件清单》（海关总署 2006 年第 64 号公告）范围内的汽车维修件的，填报规格型号时，应当在零部件编号前加注"W"，并与零部件编号之间用"/"相隔；进口维修件的品牌与该零部件适用的整车厂牌不一致的，应当在零部件编号前加注"WF"，并与零部件编号之间用"/"相隔。其余申报要求同上条执行。

（9）品牌类型。品牌类型为必填项目。可选择"无品牌"（代码 0）、"境内自主品牌"（代码 1）、"境内收购品牌"（代码 2）、"境外品牌（贴牌生产）"（代码 3）、"境外品牌（其他）"（代码 4）如实填报。其中，"境内自主品牌"是指由境内企业自主开发、拥有自主知识产权的品牌；"境内收购品牌"是指境内企业收购的原境外品牌；"境外品牌（贴牌生产）"是指境内企业代工贴牌生产中使用的境外品牌;"境外品牌(其他)"是指除代工贴牌生产以外使用的境外品牌。上述品牌类型中,除"境外品牌(贴牌生产)"仅用于出口外,其他类型均可用于进口和出口。

(10) 出口享惠情况。出口享惠情况为出口报关单必填项目。可选择"出口货物在最终目的国(地区)不享受优惠关税"、"出口货物在最终目的国(地区)享受优惠关税"、"出口货物不能确定在最终目的国(地区)享受优惠关税"如实填报。进口货物报关单不填报该申报项。

(11) 申报进口已获 3C 认证的机动车辆时,填报以下信息:

① 提运单日期。填报该项货物的提运单签发日期。

② 质量保质期。填报机动车的质量保证期。

③ 发动机号或电机号。填报机动车的发动机号或电机号,应与机动车上打刻的发动机号或电机号相符。纯电动汽车、插电式混合动力汽车、燃料电池汽车为电机号,其他机动车为发动机号。

④ 车辆识别代码(VIN)。填报机动车车辆识别代码,须符合国家强制性标准《道路车辆车辆识别代号(VIN)》(GB 16735)的要求。该项目一般与机动车的底盘(车架号)相同。

⑤ 发票所列数量。填报对应发票中所列进口机动车的数量。

⑥ 品名(中文名称)。填报机动车中文品名,按《进口机动车辆制造厂名称和车辆品牌中英文对照表》(原质检总局 2004 年 52 号公告)的要求填报。

⑦ 品名(英文名称)。填报机动车英文品名,按《进口机动车辆制造厂名称和车辆品牌中英文对照表》(原质检总局 2004 年 52 号公告)的要求填报。

⑧ 型号(英文)。填报机动车型号,与机动车产品标牌上整车型号一栏相符。

(12) 进口货物收货人申报进口属于实施反倾销反补贴措施货物的,填报"原厂商中文名称""原厂商英文名称""反倾销税率""反补贴税率"和"是否符合价格承诺"等计税必要信息。

格式要求为:"|〈〉〈〉〈〉〈〉〈〉"。"|"、"〈"和"〉"均为英文半角符号。第一个"|"为在规格型号栏目中已填报的最后一个申报要素后系统自动生成或人工录入的分割符(若相关商品税号无规范申报填报要求,则需要手工录入"|"),"|"后面 5 个"〈〉"内容依次为"原厂商中文名称""原厂商英文名称(如无原厂商英文名称,可填报以原厂商所在国或地区文字标注的名称,具体可参照商务部实施贸易救济措施相关公告中对有关原厂商的外文名称写法)""反倾销税率""反补贴税率""是否符合价格承诺"。其中,"反倾销税率"和"反补贴税率"填写实际值,例如,税率为 30%,填"0.3"。"是否符合价格承诺"填写"1"或者"0","1"代表"是","0"代表"否"。填报时,5 个"〈〉"不可缺项,如第 3、4、5 项"〈〉"中无申报事项,相应的"〈〉"中内容可以为空,但"〈〉"需要保留。

36. 数量及单位

分三行填报。

(1) 第一行按进出口货物的法定第一计量单位填报数量及单位,法定计量单位以《中华人民共和国海关统计商品目录》中的计量单位为准。

（2）凡列明有法定第二计量单位的，在第二行按照法定第二计量单位填报数量及单位。无法定第二计量单位的，第二行为空。

（3）成交计量单位及数量填报在第三行。

（4）法定计量单位为"千克"的数量填报，特殊情况下填报要求如下：

① 装入可重复使用的包装容器的货物，按货物扣除包装容器后的重量填报，如罐装同位素、罐装氧气及类似品等。

② 使用不可分割包装材料和包装容器的货物，按货物的净重填报（即包括内层直接包装的净重重量），如采用供零售包装的罐头、药品及类似品等。

③ 按照商业惯例以公量重计价的商品，按公量重填报，如未脱脂羊毛、羊毛条等。

④ 采用以毛重作为净重计价的货物，可按毛重填报，如粮食、饲料等大宗散装货物。

⑤ 采用零售包装的酒类、饮料、化妆品，按照液体/乳状/膏状/粉状部分的重量填报。

（5）成套设备、减免税货物如需分批进口，货物实际进口时，按照实际报验状态确定数量。

（6）具有完整品或制成品基本特征的不完整品、未制成品，根据《商品名称及编码协调制度》归类规则按完整品归类的，按照构成完整品的实际数量填报。

（7）已备案的加工贸易及保税货物，成交计量单位必须与《加工贸易手册》中同项号下货物的计量单位一致，加工贸易边角料和副产品内销、边角料复出口，填报其报验状态的计量单位。

（8）优惠贸易协定项下进出口商品的成交计量单位必须与原产地证书上对应商品的计量单位一致。

（9）法定计量单位为立方米的气体货物，折算成标准状况（即摄氏零度及 1 个标准大气压）下的体积进行填报。

37. 单价

填报同一项号下进出口货物实际成交的商品单位价格。无实际成交价格的，填报单位货值。

38. 总价

填报同一项号下进出口货物实际成交的商品总价格。无实际成交价格的，填报货值。

39. 币制

按海关规定的"货币代码表"选择相应的货币名称及代码填报，如"货币代码表"中无实际成交币种，需将实际成交货币按申报日外汇折算率折算成"货币代码表"列明的货币填报。

40. 原产国（地区）

原产国（地区）依据《中华人民共和国进出口货物原产地条例》《中华人民共和国海关关于执行〈非优惠原产地规则中实质性改变标准〉的规定》以及海关总署关于各项优惠贸易协定原产地管理规章规定的原产地确定标准填报。同一批进出口货物的原产地不同的，分别填报原产国(地区)。进出口货物原产国(地区)无法确定的,填报"国别不详"。

按海关规定的"国别(地区)代码表"选择填报相应的国家(地区)名称及代码。

41. 最终目的国(地区)

最终目的国(地区)填报已知的进出口货物的最终实际消费、使用或进一步加工制造国家(地区)。不经过第三国(地区)转运的直接运输货物,以运抵国(地区)为最终目的国(地区);经过第三国(地区)转运的货物,以最后运往国(地区)为最终目的国(地区)。同一批进出口货物的最终目的国(地区)不同的,分别填报最终目的国(地区)。进出口货物不能确定最终目的国(地区)时,以尽可能预知的最后运往国(地区)为最终目的国(地区)。

按海关规定的"国别(地区)代码表"选择填报相应的国家(地区)名称及代码。

42. 境内目的地/境内货源地

境内目的地填报已知的进口货物在国内的消费、使用地或最终运抵地,其中最终运抵地为最终使用单位所在的地区。最终使用单位难以确定的,填报货物进口时预知的最终收货单位所在地。

境内货源地填报出口货物在国内的产地或原始发货地。出口货物产地难以确定的,填报最早发运该出口货物的单位所在地。

海关特殊监管区域、保税物流中心(B型)与境外之间的进出境货物,境内目的地/境内货源地填报本海关特殊监管区域、保税物流中心(B型)所对应的国内地区。

按海关规定的"国内地区代码表"选择填报相应的国内地区名称及代码。境内目的地还需根据"中华人民共和国行政区划代码表"选择填报其对应的县级行政区名称及代码。无下属区县级行政区的,可选择填报地市级行政区。

43. 征免

按照海关核发的"征免税证明"或有关政策规定,对报关单所列每项商品选择海关规定的"征减免税方式代码表"中相应的征减免税方式填报。

加工贸易货物报关单根据《加工贸易手册》中备案的征免规定填报;《加工贸易手册》中备案的征免规定为"保金"或"保函"的,填报"全免"。

44. 特殊关系确认

根据《中华人民共和国海关审定进出口货物完税价格办法》(以下简称《审价办法》)第十六条,填报确认进出口行为中买卖双方是否存在特殊关系,有下列情形之一的,应当认为买卖双方存在特殊关系,应填报"是",反之则填报"否":

(1) 买卖双方为同一家族成员的。

(2) 买卖双方互为商业上的高级职员或者董事的。

(3) 一方直接或者间接地受另一方控制的。

(4) 买卖双方都直接或者间接地受第三方控制的。

(5) 买卖双方共同直接或者间接地控制第三方的。

(6) 一方直接或者间接地拥有、控制或者持有对方5%以上(含5%)公开发行的有表决权的股票或者股份的。

（7）一方是另一方的雇员、高级职员或者董事的。

（8）买卖双方是同一合伙的成员的。

买卖双方在经营上相互有联系，一方是另一方的独家代理、独家经销或者独家受让人，如果符合前款的规定，也应当视为存在特殊关系。

出口货物免予填报，加工贸易及保税监管货物（内销保税货物除外）免予填报。

45. 价格影响确认

根据《审价办法》第十七条，填报确认纳税义务人是否可以证明特殊关系未对进口货物的成交价格产生影响，纳税义务人能证明其成交价格与同时或者大约同时发生的下列任何一款价格相近的，应视为特殊关系未对成交价格产生影响，填报"否"，反之则填报"是"：

（1）向境内无特殊关系的买方出售的相同或者类似进口货物的成交价格。

（2）按照《审价办法》第二十三条的规定所确定的相同或者类似进口货物的完税价格。

（3）按照《审价办法》第二十五条的规定所确定的相同或者类似进口货物的完税价格。

出口货物免予填报，加工贸易及保税监管货物（内销保税货物除外）免予填报。

46. 支付特许权使用费确认

根据《审价办法》第十一条和第十三条，填报确认买方是否存在向卖方或者有关方直接或者间接支付与进口货物有关的特许权使用费，且未包括在进口货物的实付、应付价格中。

买方存在需向卖方或者有关方直接或者间接支付特许权使用费，且未包含在进口货物实付、应付价格中，并且符合《审价办法》第十三条的，在"支付特许权使用费确认"栏目填报"是"。

买方存在需向卖方或者有关方直接或者间接支付特许权使用费，且未包含在进口货物实付、应付价格中，但纳税义务人无法确认是否符合《审价办法》第十三条的，填报"是"。

买方存在需向卖方或者有关方直接或者间接支付特许权使用费且未包含在实付、应付价格中，纳税义务人根据《审价办法》第十三条，可以确认需支付的特许权使用费与进口货物无关的，填报"否"。

买方不存在向卖方或者有关方直接或者间接支付特许权使用费的，或者特许权使用费已经包含在进口货物实付、应付价格中的，填报"否"。

出口货物免予填报，加工贸易及保税监管货物（内销保税货物除外）免予填报。

47. 自报自缴

进出口企业、单位采用"自主申报、自行缴税"（自报自缴）模式向海关申报时，填报"是"；反之则填报"否"。

48. 申报单位

自理报关的，填报进出口企业的名称及编码；委托代理报关的，填报报关企业名称及编码。编码填报 18 位法人和其他组织统一社会信用代码。

报关人员填报在海关备案的姓名、编码、电话，并加盖申报单位印章。

49. 海关批注及签章

供海关作业时签注。

5.1.2　进出口货物报关单的样式

表 5-1　中华人民共和国海关进口货物报关单

预录入编号：　　　　　　　海关编号：　　　　　　　页码/页数：

境内收货人	进境关别		进口日期		申报日期	备案号
境外发货人	运输方式		运输工具名称及航次号		提运单号	货物存放地点
消费使用单位	监管方式		征免性质		许可证号	启运港
合同协议号	贸易国（地区）		启运国（地区）		经停港	入境口岸
包装种类	件数	毛重（千克）	净重（千克）	成交方式	运费	保费	杂费
随附单证及编号							
标记唛码及备注							

项号	商品编号	商品名称及规格型号	数量及单位	单价/总价/币制	原产国（地区）	最终目的国（地区）	境内目的港	征免

报关人员　　　　　　　报关人员证号 电话 责任　　　兹申明对以上内容承担如实申报、依法纳税之法律 申报单位 申报单位（签章）	海关批注及签章

表 5-2 中华人民共和国海关出口货物报关单

预录入编号： 海关编号： 页码/页数：

境内发货人	出境关别		出口日期		申报日期	备案号
境外收货人	运输方式		运输工具名称及航次号		提运单号	
生产销售单位	监管方式		征免性质		许可证号	
合同协议号	贸易国(地区)		运抵国(地区)		指运港	离境口岸
包装种类	件数	毛重(千克)	净重(千克)	成交方式	运费	保费	杂费

随附单证及编号

标记唛码及备注

项号	商品编号	商品名称及规格型号	数量及单位	单价/总价/币制	原产国(地区)	最终目的国(地区)	境内目的港	征免
								照章征税

报关人员 报关人员证号 电话
兹申明对以上内容承担如实申报、依法纳税之法律责任
申报单位
申报单位(签章)

海关批注及签章

5.2 原产地证书填制

5.2.1 一般原产地证书的填制要求

证书编号(Certificate No.)。

证书编号位于证书右上角,由海关编制。关于证书号编制"C143333331210001"为例,其中,C——一般原产地证明书;14——2014 年;333333121——公司注册号;0001——企业流水号。

1. 出口商名称、地址、国家(Exporter〔Full Name and Address〕)

本栏不得留空,填写中国境内的出口商的名称、详细地址及国名(CHINA)。出口商名称必须经海关登记注册,其名称、地址必须与注册档案一致。若经其他国家或地区需填写转口商名称时,可在出口商后面加填英文"VIA",然后再填写转口商名称、地址和国家。例如:

SINOCHEM INTERNATIONAL CHEMICALS CO., LTD. NO. 40, FUCHENG ROAD, BEIJING, CHINA VIA HONGKONG DAMING CO. LTD. NO. 656, GUANGDONG ROAD, HONGKONG.

本栏不得填写国外出口商名称。

2. 收货人名称、地址、国家(Consignee〔Full Name and Address〕)

本栏填写最终收货人的名称、详细地址及国家(地区),一般是合同中的买方或信用证中规定的提单通知人。但如果由于贸易的需要,信用证规定所有单证收货人一栏留空,在这种情况下,此栏应加注"TO WHOM IT MAY CONCERN"或"TO ORDER",但不得留空。

3. 运输方式和路线(Means of Transport and Route)

本栏填写装货港、目的港名称及运输方式(海运、空运或陆运)。如经转运,还应注明转运地。例如通过海运,由上海港经香港转运至鹿特丹港,英文为"FROM SHANGHAI TO HONGKONG, THEN TRANSHIPPED TO ROTTERDAM BY VESSEL",或"FROMSHANGHAI TO ROTTERDAM BY VESSEL VIA HONGKONG"。

4. 目的地或最终目的国(Country/Region of Destination)

本栏填写货物最终运抵的国家或地区,一般应与最终收货人或最终目的港国别一致,不能填写中间商国家名称。

5. 签证机构专用栏(For Certify Authority Use Only)

本栏留空,供签证当局填写。一般为签证机构在签发后发证书、补发证书或加注其他声明时使用。

6. 唛头及包装号(Marks and Numbers)

本栏应按照出口发票上所列唛头填写完整的图案、文字标记及包装号。如唛头多本栏填不下,可填在第七、八、九栏的空白处,如还不够,可以附页填写,由签证机构加盖骑缝章。如图案文字无法缮制,可附复印件,但须加盖签证机构印章。如无唛头,应填"N/M"字样。本栏不得出现"中国香港、台湾或其他国家和地区制造"等字样。

7. 商品名称,包装数量及种类(Number and Kind of Packages; Description of Goods)

本栏填写内容包括三项:①最大包装件数,包括数字和英文两种方式,如:100(ONE HUNDRED)CARTONS。②商品具体名称,如:睡袋(SLEEPING BAGS)、杯子(CUPS)。不得用概括性表述,如:服装(GARMENT)。⑧结束符号"＊＊＊＊",以防再添加内容。有时信用证要求在所有单证上加注合同号、信用证号码等,可加在此栏。

8. 商品编码(H. S Code)

本栏填写 10 位数的 H. S 编码,若同一证书包含几种商品,则应将相应的税目号全部填写。本栏不得留空。

9. 数量或重量(Quantity or Weight)

本栏填写出口货物的量值即数量或重量,应按照商业发票中商品的计算单位填写,以重量计算的要填注毛重或净重。若同一证书包含多种商品,则量值的填制必须与 7、8 栏中的商品名称、商品编码相对应,有的还必须填写总数。

10. 发票号码及日期(Number and Date of Invoice)

本栏应按照所申请出口货物的商业发票填写,应早于或同于实际出口日期。为避免对日期产生误解,日期一律用英文表述,如"2018 年 12 月 10 日"用英文表述为"DEC. 10, 2018"。本栏不得留空。在同一发票号项下的货物只能出具一份原产地证。同一合同项下分批出运的货物若发票号不同,应分别申办原产地证;若发票号相同,则只能出具一份原产地证。

11. 出口商声明(Declaration by Exporter)

本栏由申领单位已在签证机构注册的原产地证手签员签字,并加盖申请单位在签证机构备案的中英文印章,且填写申领地点和日期,申领日期一律用英文表述。本栏日期不得早于发票日期。

12. 签证机构证明(Certification)

本栏由签证机构授权的签证人员签字,并加盖签证机构印章,注明签署地点和日期,签字和盖章不能重合。本栏日期不得早于发票日期和申领日期。如信用证要求填写签证机关名称、地址、电话、传真以及签证人员姓名的,需仔细核对,要求准确无误。原产地证一般使用英文填写(见表 5-3),如信用证或客户有特殊要求使用其他文字也可以接受。例如:西班牙文描述商品、唛头上出现中文。

5.2.2 一般原产地证书的样式

1. Exporter	Certificate No.
2. Consignee	**CERTIFICATE OF ORIGIN** **OF** **AUSTRALIA**
3. Means of transport and route	5. For certifying authority use only
4. Country/region of destination	

6. Marks and numbers	7. Number and kind of packages, description of goods	8. H. S. Code	9. Quantity	10. Number and date of invoices

11. Declaration by the exporter The undersigned hereby declares that the above details and statements are correct, that all the goods were produced in china and that they comply with the rules of Origin of the People's Republic of China. ---- Place and date, signature and stamp of certifying authority.	12. Certification It is hereby certified that the declaration by the exporter is correct. ---- Place and date, signature and stamp of certifying authority.

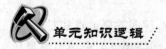 单元知识逻辑

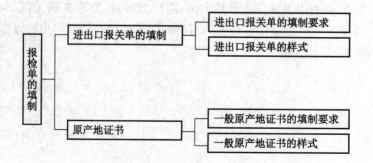

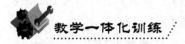

一、单项选择题

1. 海关规定对在海关注册登记的企业给予10位数代码编号,称为"经营单位代码"。在下列选项中,10位数代码的正确组成规定是(　　)。

   A. 地区代码、企业性质代码和顺序代码

   B. 企业详细地址代码、特殊地区代码、企业性质代码和顺序代码

   C. 企业所在省、直辖市代码,特殊地区代码,企业性质代码和顺序代码

   D. 企业的属地行政区代码、经济区代码、企业性质代码和企业顺序代码

2. 英国生产的产品,中国某公司自新加坡购买,从新加坡启运经中国香港转运至中国内地,填写报关单时启运地为(　　)。

   A. 英国　　　　　　　B. 新加坡　　　　　　C. 中国香港　　　　　D. 不用填

3. 我国某进出口公司(甲方)与新加坡某公司(乙方)签订一出口合同。合同中订明,甲方向乙方出售5 000件衬衫,于2019年4月10日在上海装船,途经中国香港运往新加坡。在签订合同时甲方得知乙方还要将该批货物从新加坡运往智利。根据上述情况填写报关单时,以下填写正确的是(　　)。

   A. 运抵国(地区)为"香港",最终目的国(地区)为"新加坡"

   B. 运抵国(地区)为"新加坡",最终目的国(地区)为"智利"

   C. 运抵国(地区)为"香港",最终目的国(地区)为"智利"

   D. 运抵国(地区)为"智利",最终目的国(地区)为"智利"

4. 100美元的运费单价应填报(　　)。

   A. 502/100/1　　　B. 100美元　　　　C. 100　　　　　　D. 502/100/2

5. 大连盛凯公司(0903535020)委托辽宁省机械设备进出口公司(0801914031)与日本三菱重工签约进口工程机械,并委托大连外运公司代理报关,在填制进口报关单时,"经营单位"栏应为(　　)。

   A. 大连盛凯公司(0903535020)

   B. 辽宁省机械设备进出口公司(0801914031)

   C. 大连盛凯公司

   D. 大连外运公司

6. 某进出口公司向从国外进口一批钢板共70吨,在运输过程中加以捆扎放于船的甲板上。进口报关单上的"件数"和"包装种类"两个项目的正确填报应是(　　)。

   A. 件数为70,包装种类为"吨"

   B. 件数为1,包装种类为"散装"

   C. 件数为1,包装种类为"裸装"

   D. 件教为1,包装种类为"其他"

7. 某进出口公司向某国出口 500 吨散装小麦,该批小麦分装在一条船的三个船舱内,海关报关单上的"件数"和"包装种类"两个项目的正确填报应是(　　)。

 A. 件数为 500 吨,包装种类为"吨"   B. 件数为 1,包装种类为"船"

 C. 件数为 3,包装种类为"船舱"   D. 件数为 1,包装种类为"散装"

8. 我国某进出口公司从香港地区购进一批"SONY"电视机,该电视机为日本品牌,其中显像管为韩国生产,集成电路板由新加坡生产,其他零件均为马来西亚生产,最后由韩国组装成整机。该公司向海关申报进口该批电视机时,原产地应填报为(　　)。

 A. 日本   B. 韩国   C. 新加坡   D. 马来西亚

9. 某工厂从无关系的美国某企业购买了一批机械设备,成交条件为 CIF 广州,该批货物的发票列示如下:机械设备 USD10 000,运保费 USD500,卖方佣金 USD3 500,培训费 USD500,设备调试费 USD700。该批货物向海关申报的总价应是(　　)。

 A. USD10 500 B. USD14 500 C. USD14 000 D. USD15 200

10. 在中国台湾纺成的纱线,运到日本织成棉织物,并进行冲洗、烫、漂白、染色、印花。上述棉织物又被运往越南制成睡衣,后又经中国香港更换包装转销中国内地。海关应以下列(　　)为该货物的原产地。

 A. 日本,因为成衣在日本进行了第一次实质性加工

 B. 中国台湾,因为纱线是在中国台湾完成制造的

 C. 越南,因为制成成衣在税则归类方面已经有了改变

 D. 中国香港,因为该货物是从中国香港进口的

11. 在"一般原产地证书"中在商品名称栏目填完后,在下面一行加上(　　)表示填写结束。

 A. ＊＊＊＊＊＊＊   B. ‥‥‥‥‥‥

 C. ……‥‥   D. ＋＋＋＋＋

12. 原产地证书中原产地标准,按货物原料进口成分的实际情况分别按比例填制。按规定用一个英文大写字母表示,(　　)表示完全不进口成分,并冠以引号。

 A. "F"   B. "G"   C. "P"   D. "W"

二、多项选择题

1. 某公司从日本进口联合收割机 10 台,并同时进口部分附件,分装 30 箱装运进口,发票注明每台单价为 CIF SHANGHAI USD22 400,总价为 USD224 000,附件不另计价。进口货物报关单中以下栏目填报正确的是(　　)。

 A. 成交方式:海运   B. 件数:30

 C. 商品名称:联合收割机及附件 D. 单价:22 400

2. 某合资企业从英国进口一批作为投资的机器设备,该企业委托 A 进出口公司对外签订进口合同,并代办进口手续,A 公司与外商订货后,随即委托 B 公司具体办理货物运输事宜,同时委托 C 报关公司负责办理进口报关手续。根据这种情况,请指出下列出现在报关单栏目内的单位中错误的有(　　)。

 A. 经营单位:A 进出口公司   B. 收货单位:某合资企业

C. 经营单位:B公司　　　　　　　　　　D. 收货单位:A进出口公司

3. 下列叙述中正确的有(　　)。

   A. 件数栏目裸装货物填报为1

   B. 毛重栏计量单位为千克,不足1千克的填报为1

   C. 0.3%的保险费率,币制是美元,填报为502/0.3/1

   D. 应计入完税价格的502英镑杂费总价在报关单杂费栏中填报为303/502/3

4. 在填报报关单"总价"项目时,下列叙述中正确的是(　　)。

   A. "一般贸易"货物应按合同上订明的实际价格填报

   B. 总价如非整数,其小数点后保留4位,第5位及以后略去

   C. 无实际成交价格,可以免予填报

   D. 某公司进口数码相机1 000台,单价为300美元,则总价栏目应该填写"502/300000/3"

5. 北京某合资企业,经海关同意,将原从日本横滨港(港口航线代码1354),海运进口的投资设备,转为内销。其进口货物报关单上的"装货港"应填报为(　　)。

   A. 日本横滨港(1354)　　　　　　　　B. 中国境内

   C. 0142　　　　　　　　　　　　　　D. 142

6. 下列对于境内目的/境内货源地表述中正确的是(　　)。

   A. 最终使用单位难以确定的,填报货物进口时预知的最终收货单位所在地

   B. 出口货物产地难以确定的,填报最早发运该出口货物的单位所在地

   C. 海关特殊监管区域、保税物流中心(B型)与境外之间的进出境货物,境内目的地/境内货源地填报本海关特殊监管区域、保税物流中心(B型)所对应的国内地区名称及代码

   D. 出口货物需同时在"境内目的地代码"和"目的地代码"两个栏目录入相应的国内地区和县级行政区名称及代码;进口货物需同时在"境内货源地代码"和"产地代码"两个栏目录入相应的国内地区和县级行政区名称及代码

7. 进口货物收货人以一般贸易方式申报进口属于《需要详细列名申报的汽车零部件清单》范围内的汽车生产件的,下列表述中正确的是(　　)。

   A. 商品名称填报进口汽车零部件的详细中文商品名称和品牌

   B. 中文商品名称与品牌之间用"/"相隔

   C. 中文商品名称与品牌之间无须用"/"隔开

   D. 必要时可加注英文商业名称

8. 下列对于经停港/指运港表述中正确的是(　　)。

   A. 出口货物的最终目的港不可预知的,按尽可能预知的目的港作为指运港填报

   B. 经停港/指运港在"港口代码表"中无港口名称及代码的,可选择填报相应的国家名称及代码

   C. 实际进出境的货物,填报"中国境内"及代码"CHNOOO"

D. 经停港按海关规定的"港口代码表"选择填报进口货物在运抵我国关境前的最后一个境外装运港

9. 消费使用单位填报已知的进口货物在境内的最终消费、使用单位的名称,包括(　　)。

A. 自行进口货物的单位

B. 委托进出口企业进口货物的单位

C. 自行出口货物的单位

D. 委托进出口企业出口货物的单位

三、判断题

1. 某化工进出口公司下属某厂以进料加工贸易方式进口原料一批,经海运抵港后,进口报关单的"备案号"栏应填报为该货物的"进料加工登记手册"的编号。　　　　　　(　　)

2. 同一张报关单上不允许填写不同海关统计商品编号的货物。　　　　　　　　(　　)

3. 报关单上的"收货单位"应为进口货物在境内的最终消费、使用的单位名称,"发货单位"应为出口货物在境内的生产或销售的单位名称。　　　　　　　　　　　　　(　　)

4. 一份报关单可以允许填报多个许可证号。　　　　　　　　　　　　　　　(　　)

5. 经营单位编码的第6位数为"1",则表示该企业的经济类型为"有进出口经营权的集体企业"。　　　　　　　　　　　　　　　　　　　　　　　　　　　(　　)

6. 申报地海关的关别代码后两位为"00"。　　　　　　　　　　　　　　　(　　)

7. 一份报关单只允许填报一个备案号,一份报关单只允许填报一种征免性质。　　(　　)

8. 报关单毛重栏目不得为空,毛重应大于或等于1,不得为0。　　　　　　　(　　)

9. 保险费币制为美元,"保险费币制"应录入"USD"。　　　　　　　　　　(　　)

10. 加工贸易内销征税报关单,"随附单证代码"栏填报"Y"。一般贸易进出口货物"随附单证代码"栏填报"C"。　　　　　　　　　　　　　　　　　　　(　　)

四、案例分析题

1. 报关单的缮制要点有哪些?

2. 一般原产地证书的缮制注意事项有哪些?

五、案例分析题

1. 一报关员认为,进口货物报关单上的"收货单位"应为进口货物在境内的最终消费、使用的单位名称,出口货物报关单上的"发货单位"应为出口货物在境内的生产或销售的单位名称。这种想法是否正确?为什么?

2. 某汽车进出口公司进口50辆德国生产小轿车,每辆车上附带一套法国生产的维修工具。进口报关时,维修工具的原产国应按小轿车填报德国。该处理是否正确?为什么?

3. 北京煤炭进出口总公司对巴基斯坦签约出口"水洗炼焦煤"10万吨,由唐山煤炭分公司执行合同,组织货源,并安排出口。在这一情况下报关单"经营单位"栏目应填报为"北京煤炭进出口总公司"11091XX X X X(北京煤炭进出口总公司的编号)。该填报是否正确?为什么?

第6章
出境特殊货物的报检

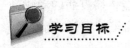

学习目标

知识目标：

1. 了解各种不同类型特殊货物的出境报检要求；
2. 熟悉各种不同类型特殊出境货物报检应提供和申领的特殊单证。

能力目标：

1. 能为各类特殊报检的出境报检准备好相关单据；
2. 能办理各类不同货物的出境报检。

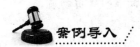

案例导入

　　近日，珠海海关在对一批供澳门的鲜蔬菜现场查验时，发现其中一批辣椒的外包装上印有"绿色食品"标志，但企业无法提供相关"绿色食品"认证证明资料。最终确认该批货物外包装违规使用认证标志，这是珠海海关首次查获供澳鲜蔬菜违规使用认证标志。珠海海关已根据《认证认可条例》相关规定对该批货物进行了处理，同时反馈产地海关提醒相关部门加强对供澳鲜活产品认证标志使用的监管。

　　据悉，近年来，珠海海关积极采取措施加强食品农产品认证监管。这些措施包括：强化培训，实施上岗准入，确保一线认证监管人员能力不断提升；制定工作规范，强化食品农产品认证监管制度建设；积极探索开展 HACCP 获证企业网格化监督检查，有效整合出口食品生产企业备案监管和认证监管力量，积极摸清珠海海关 HACCP 体系认证总体情况；加强有机产品入境验证，规范有机产品进口，保障消费者安全。这是一则出境货物在检验检疫时发现违规使用包装认证标志的实际案例。此案例旨在强调出境货物检验检疫的重要性，并且提醒报检员注意了解新的检验检疫政策，以确保货物出境顺利通过检验。

6.1 出境动物和动物产品的报检

　　动物及其产品的出境检疫包括出境动物检疫，出境动物产品检疫和出境动物疫苗、血清、诊断液等其他检疫物的检疫。凡是出境的动物、动物产品及其他检疫物,装载动物、动物产品和其他检疫物的装载容器、包装物以及来自动植物疫区的运输工具,均属实施检疫的范围。海关颁发的检疫证书是准予出口的证明。

6.1.1 报检范围

根据《中华人民共和国进出境动植物检疫法》的规定,出境的动物、动物产品和其他检疫物按规定实施检疫。动物是指饲养、野生的活动物,如畜、禽、兽、蛇、龟、鱼、虾、蟹、贝、蚕、蜂等;动物产品是指来源于动物未经加工或者虽经加工但仍有可能传播疫病的动物的产品,如生皮张、毛类、肉类、脏器、油脂、动物水产品、奶制品、蛋类、血液、精液、胚胎、骨、芦、角等;其他检疫物是指动物疫苗、血清、诊断液、动植物性废弃物等。

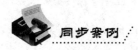

美国食品药品管理局对来自中国的鲇鱼、虾和鳗鱼等水产品中抽取 89 个样本,其中 22 个样本发现有药品残留剂,包括硝基呋喃和孔雀石绿等禁用抗菌剂的污染。由于孔雀石绿和硝基呋喃类药物可能会诱发癌症,美国食品药品管理局于 6 月 28 日发布警报,禁止中国的鲇鱼、虾和鳗鱼入境,除非进口商通过独立的检测来证明这些产品不含未经批准的残留物质。

6.1.2 出境动物和动物产品生产企业注册登记

1. 生产企业注册

国家对生产出境动物及动物产品的企业,包括加工厂、屠宰厂、冷库、仓库等实施注册登记制度。货主或其代理人向海关申请加工报检的出境动物及动物产品,必须来自注册登记的生产加工企业。

申请注册登记的企业应提供如下材料:

(1) 书面申请(内容包括企业的简介、使用或加工出口产品的种类、需要出口量、年加工能力或使用量、仓储条件和能力、使用的目的或加工的终产品、终产品的用途)。

(2) 企业厂区平面图(复印件)。

(3) 加工工艺流程图(应注明流程中温度处理的时间,使用化学药剂的种类、浓度和 PH 等情况,使用的有关设备的名称)。

(4) 营业执照(验正本交复印件)。

(5) 企业的兽医卫生防疫工作领导小组及职责。

(6) 兽医卫生防疫制度(出入库管理制度、防疫消毒制度、防虫灭鼠措施、固形废弃物的处理措施、污水处理措施等)。

(7) 接触动物产品人员的卫生防疫措施。

(8) 县级以上环保部门允许排放污水的证明文件。

(9) 图片资料包括:厂门、厂区内外全景,车间全景,各加工工序涉及的设施、用具和工人操作的照片,消毒处理设施及用具消毒过程、外包装和废弃物的处理设施、原料、成品库等照片。直属海关对申请材料进行审查合格的,报海关总署动植司批准,颁发"出口动物及非食用性动物产品生产、加工、存放企业注册证"。

2. 养殖场、中转场的注册

养殖场是指水生动物的孵化、育苗和养殖场所。中转场是指用于水生动物出境前短期集中、存放、分类、加工整理、包装等用途的场所。海关总署对出境水生动物养殖场、中转场实施注册登记制度,除捕捞后直接出口的野生水生动物外,出境水生动物必须来自注册登记的养殖场或中转场。

申请注册登记的养殖场、中转场企业应提交如下材料:

①注册登记申请表;②工商营业执照;③养殖许可证;④场区平面示意图及彩色照片;⑤水生动物卫生防疫和疫情报告制度;⑥从场外引进水生动物的管理制度,养殖、药物使用、饲料使用、包装物料管理制度;⑦经海关确认的水质检测报告;⑧专业人员资质证明;⑨废弃物、废水处理程序等。

直属海关对申请材料进行审查,并进行现场评审。评审合格者,予以注册登记,颁发"出境水生动物养殖场/中转场检验检疫注册登记证",并上报海关总署。注册登记证有效期为5年,可在有效期满前30日申请延续。

6.1.3　报检时间和地点

(1) 需隔离检疫的出境动物,应在出境前60天预报检,隔离前7天正式报检。

(2) 出境观赏动物,应在动物出境前30天到出境口岸海关报检。

(3) 出境野生捕捞永生动物,应在出境3天前向出境口岸海关报检。

(4) 出境养殖水生动物(包括观赏鱼),应在出境7天前向注册登记养殖场、中转场所在地海关报检。

(5) 出境动物产品应在出境前7天报检;需作熏蒸消毒处理的,应在出境前15天报检。

(6) 不需要进行加工的原毛类动物产品,货主或其代理人可于出境前向口岸海关报检。

(7) 饲养动物内脏类、野生动物内脏类、动物水产品、蛋类、奶制品、蜂蜜及其他须经加工的动植物产品在加工前向屠宰、加工单位所在地口岸海关报检。

6.1.4　报检随需单据

出境动物及产品报检时,应提供的单据和文件归纳起来可分为以下二类:

(1) 出境报检时,应提供外贸合同或销售确认书、发票、提(运)单、装箱单等有关贸易证单,以信用证方式结汇时还要提供信用证。

(2) 出境报检时,还要按照检验检疫要求,提供相关其他特殊证单:

① 输出观赏动物的,应提供贸易合同或展出合约、产地检疫证书。

② 输出国家规定的保护动物的,应有国家濒危物种进出口管理办公室出具的许可证。

③ 输出非供屠宰用的畜禽,应有农牧部门品种审批单。

④ 输出实验动物,应有中国生物工程开发中心的审批单。

⑤ 输出实行检疫监督的输出动物,须出示生产企业的输出动物检疫许可证。

⑥ 出境野生捕捞水生动物的,应提供下列单证:a. 所在地县级以上渔业主管部门出具的捕捞船舶登记证和捕捞许可证;b. 捕捞渔船与出口企业的供货协议;c. 海关规定的其他单证。

⑦ 出境养殖水生动物的,应提供注册登记证(复印件),并交验原件。

⑧ 如果出境动物产品来源于国内某种属于国家级保护或濒危物种的动物、濒危野生动植物种国际贸易公约中的中国物种的动物,报检时必须递交国家濒危物种进出口管理办公室出具的允许出口证明书。

6.1.5　监督管理

海关对辖区内取得注册登记的出境水生动物养殖场、中转场实行日常监督管理和年度审查制度。

1. 对养殖场、中转场的监督管理

注册登记养殖场、中转场有下列情形之一的,海关将注销其相关注册登记。

(1) 注册登记有效期届满,未按照规定办理延续手续的。

(2) 企业依法终止或者因停产、转产、倒闭等原因不再从事出境水生动物业务的。

(3) 注册登记依法被撤销、撤回或者注册登记证被依法吊销的。

(4) 年审不合格且在限期内整改不合格的。

(5) 一年内没有水生动物出境的。

(6) 因不可抗力导致注册登记事项无法实施的。

(7) 检验检疫法律、法规规定的应当注销注册登记的其他情形。

2. 对从事出境水生动物捕捞、养殖、中转、包装、运输和贸易的企业的监督管理

(1) 有下列情形之一的,由海关处三万元以下罚款,情节严重的,吊销其注册登记证书:①发生应该上报的疫情隐瞒不报的;②在海关指定的场所之外换水、充氧、加冰、改变包装或者接驳更换运输工具的;③认为损坏检验检疫封识的;④存放我国或者进口国家或者地区禁止使用的药物的;⑤拒不接受海关监督管理的。

(2) 由海关经查实有下列情形之一的,按照《国务院关于加强食品等产品安全监督管理的特别规定》予以处罚:①以非注册登记养殖场水生动物冒充注册登记养殖场水生动物的;②以养殖水生动物冒充野生捕捞水生动物的;③提供、使用虚假出境水生动物供货证明的;④违法使用饲料饵料、药物、养殖用水及其他农药投入品的;⑤有其他逃避检验检疫或者弄虚作假行为的。

6.1.6　其他规定和要求

(1) 出境水生动物的其他规定:①除捕捞后直接出口的野生捕捞水生动物外,出境水生动物必须来自注册登记养殖场或者中转场。注册登记养殖场、中转场应当保证其出境水生动物符合进口国或者地区的标准或者合同要求,并向出口商出具"出境水生动物供货证明"。②中转场需凭注册登记养殖场出具的"出境水生动物供货证明"接收水生动物。③出境水生动物必须凭产地海关出具的动物卫生证书或"出境货物换证凭单"及检验检疫封识进入口岸中转场。在中转场内不得将不同来源的水生动物混合拼装。凡是在口岸中转场内改变包装的、出口前变更输入国家或地区的、或超过规定有效期的，必须重新向口岸海关报检。

（2）货主或其代理人向海关报检的出境动物产品，必须产自经注册登记的生产企业并存放于经注册登记的冷库或仓库。

6.2　出境植物和植物产品的报检

出境植物检疫是指对贸易性和非贸易性的出境植物、植物产品及其他检疫物（统称出境检疫物）实施的检疫。海关对出境检疫物的生产、加工、存放过程实施检疫监督管理制度；对生产、加工、存放出境检疫物的场所实施注册、登记管理；对经检疫合格的出境检疫物在出境口岸实行监督装运。

6.2.1　报检范围

根据我国《动植物检疫法》的规定，出境植物及植物产品的报检范围包括以下几个方面：
（1）贸易性出境植物、植物产品及其他检疫物。
（2）作为展出、援助、交换和赠送等非贸易性出境植物、植物产品及其他检疫物。
（3）进口国家或地区有植物检疫要求的出境植物产品。
（4）以上出境植物、植物产品及其他检疫物的装载容器、包装物及铺垫材料。

在这里，"植物"是指栽培植物、野生植物及其种子、种苗及其他繁殖材料等。"植物产品"是指来源于植物未经加工或者虽然经加工仍有可能传播病虫害的产品，如粮食、豆、棉花、油、麻、烟、草、籽仁、干果、鲜果、蔬菜、生药材、木材、饲料等。"其他检疫物"包括植物废弃物，如垫舱木、芦苇、草帘、竹篓、麻袋、纸等废旧植物性包装物、有机肥料等。

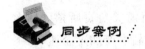
同步案例

2016 年 1 月 22 日，阿根廷发布 G/SPS/N/ARG/186 通报，发布进口洋葱等植物检疫要求。要求进口洋葱随附植物检疫证书注明以下事项：本批货物不带有黑叩头虫（Agriotes obscurus）、警纹地老虎（Agrotisexclamationis）、黄地老虎（Agrotis segetum）、上校鳃金龟科（Anoxiavillosa）、短角外斑腿蝗（Brachycerus spp）、大蒜蛀虫（Dyspessa ulula）、甘蓝夜蛾（Mamestra brassicae）、葱属潜叶虫（Phytomyza gymnostoma），并注明原产国或原产地。

6.2.2　出境植物和植物产品的企业注册登记制度

1. 出境种苗花卉生产经营企业注册登记

国家对出境种苗花卉生产经营企业实施注册登记制度。申请企业应向所在地海关申请注册登记。填写出境种苗花卉生产经营企业注册登记申请表及提交相关证明材料。海关经核准后颁发出境种苗花卉生产经营企业检疫注册登记证书,凭其办理报检,有效期3年。

2. 出境果园、包装厂注册登记

果园是指没有被障碍物(如道路、沟渠和高速公路)隔离开的单一水果的连续种植地。包装厂是指水果采收后,进行挑选、分级、加工、包装、储藏等一系列操作的固定场所,一般包括初选区、加工包装区、储藏库等。

我国与输入国家或地区签订的双边协定、议定书等明确规定,输入国家或地区法律法规要求对输入该国的果园和包装厂实施注册登记的海关应实行注册登记。

(1)注册登记。注册登记分为果园注册登记和包装厂注册登记。

① 果园注册登记。提交出境水果果园注册登记申请表和果园示意图、平面图等材料,向所在地海关申请办理。

② 包装厂注册登记。提交出境水果包装厂注册登记申请表;包装厂厂区平面图,包装厂工艺流程及简要说明;提供水果货源的果园名单及包装厂与果园签订的有关水果生产、收购合约复印件材料,向所在地海关申请办理。

海关应当对申请注册登记的出境果园和包装厂提交的申请资料进行审核并进行现场考核,核准颁发出境水果果园注册登记证书和出境水果包装厂注册登记证书。注册登记证书有效期为3年,有效期满前3个月,果园、包装厂应当向所在地海关申请换证。

(2)申请变更手续。注册登记的果园、包装厂出现果园种植面积扩大,果园承包者或者负责人、植保员发生变化,包装厂法人代表或者负责人发生变化等,向包装厂提供水果货源的注册登记果园发生改变,包装厂加工水果种类改变及其他较大变更情况的,应当向海关办理申请变更手续。

(3)重新申请注册登记。果园位置及种植水果种类发生变化,包装厂改建、扩建、迁址及其他重大变更情况,应当向海关重新申请注册登记。

3. 出境竹木草制品生产加工企业注册登记

海关总署主管全国出境竹木草制品检疫和监督管理工作。主管海关负责所辖区域内出境竹木草制品的检疫和监督管理工作。海关总署对出境竹木草制品生产加工企业(以下简称企业)实施分类监督管理。海关对出境竹木草制品的企业进行评估、考核,将企业分为一类、二类、三类3个企业类别。

(1)注册申请。出境竹木草制品生产加工企业申请需满足以下条件:①厂区整洁卫生、道路及场地地面硬化、无积水;②厂区布局合理,原料存放区、生产加工区、包装及成品存放区划分明显,相对隔离;③有相对独立的成品存放场所,成品库/区干净卫生,产品堆垛整齐,标识清晰;④具备相应的防疫除害处理措施,防疫除害处理能力与出口数量相适应;⑤配备经海关培训合格的厂检员,熟悉生产工艺,并能按要求做好相关防疫和自检工作;⑥建立质量管理体系或制度,包括卫生防疫制度、原辅料合格供方评价制度、溯源管理制度、厂检员管理制度、自检自控制度等。出境竹木草制品生产加工企业首次注册需提交以下材料:①出境竹木草制品生产企业注册登记及分类管理申请表;②企业厂区平面图及简要说明;③生产工艺流程图,包括各环节的技术指标及相关说明;④生产加工过程中所使用主要原辅料清单、自检自控计划。

(2)核准注册。海关自接到申请资料之日起 10 个工作日内,完成对申请资料的初审。企业提交的申请资料不齐全的,应当在规定期限内补齐;未能在规定期限补齐的,视为撤回申请。

初审合格后,海关在 10 个工作日内完成对申请企业的考核。根据考核结果,由直属海关确定企业类别,并及时公布。

有以下情况之一的,企业应当重新提出申请:①申请企业类别升级的;②企业名称、法定代表人或者生产加工地点变更的;③生产工艺和设备等发生重大变化的。

6.2.3　报检时间和地点

(1)报检时间:货主或其代理人应在货物出境前 10 天报检。

(2)报检地点:出口水果应在包装厂所在地海关报检。

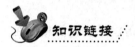知识链接

可延长的植物产品检疫有效期

黑龙江、内蒙古、吉林、辽宁、新疆五省(自治区)的植物产品,在冬季(11 月 1 日至次年 2 月底)进行检疫的,检疫有效期可适当延长,但不能超过 35 天;输入国另有不同要求的,如荷兰检疫有效期规定为 14 天,可按对方的要求办理。

6.2.4　报检所需单据

出境植物及产品报检时,应提供的单据和文件归纳起来可分为以下二类:

(1)出境报检时,应提供外贸合同或销售确认书、发票、提(运)单、装箱单等有关贸易证单,以信用证方式结汇时还要提供信用证。

(2)出境报检时,还要按照检验检疫要求,提供相关其他特殊证单:

① 属于出境濒危和野生动植物资源的,须出示国家濒危物种进出口管理办公室或其授权的办事机构签发的允许出境证明文件;

② 输往欧盟、美国、加拿大等国家或地区的出境盆景,应提供"出境盆景场/苗木种植场检疫注册证";

③ 出境水果来自注册登记果园、包装厂的,应当提供相关注册登记证书(复印件),来自本辖区以外其他注册果园的,由注册果园所在地海关出具水果的相关产地供货证明;

④ 供港澳蔬菜,报检时应当提交供港澳蔬菜加工原料证明文件、出货清单及出厂合格证明。

6.2.5　监督管理

1. 对出境种苗花卉生产经营企业的监督管理

海关将建立出境种苗花卉生产企业诚信管理制度,做好良好和不良记录。对伪造单证、逃避检验检疫、弄虚作假的企业、报检人或代理人,将取消其注册登记资格、报检资格,并按有关规定予以处罚。

2. 对出境果园、包装厂的监督管理海关对出境果园、包装厂实施监督管理,在水果采收季节前对注册登记的果园、包装厂进行年度审核

(1) 出现以下情形之一的,取消其注册登记资格:①限期整改不符合要求的;②隐瞒或瞒报质量和安全问题的;③拒不接受海关监督管理的;④出现重大变更事项,未按规定重新申请注册登记的。

(2) 有以下情形之一的,由海关处以 3 万元以下罚款:①来自注册果园、包装厂的水果混有非注册果园、包装厂水果的;②盗用果园、包装厂注册登记编号的;③伪造或变造产地供货证明的;④经检验检疫合格后的水果被调换的;⑤其他违反规定导致严重安全、卫生质量事故的。

3. 对出境竹木草制品生产企业的监督管理所在地海关负责对获得注册登记资格的企业日常监管和年度审核

(1) 申请换证或变更手续:①注册登记证书满 3 年有效期;②企业法定代表人发生变化;③厂检员发生变化;④产品种类发生变化;⑤其他有较大变更情况。

(2) 重新申请注册登记:①企业生产加工工艺发生重大变化;②企业改建、扩建、迁址;③有其他重大变更情况。

(3) 责令整改,暂停报检:①厂区卫生条件和防疫条件不符合要求;②不按规定要求进行除害处理;③出口产品有毒有害物质无法有效控制;④出口产品被海关检出质量安全问题;⑤被输入国家或地区通报检出质量安全问题。

(4) 以下情况之一的,取消注册登记资格,一年内不得重新申请注册登记:①对发现的问题在限期内不能整改完成;②生产条件发生重大变化,不具备生产合格产品;③一年内未有出口报检或停产一年以上,破产或者被兼并不再生产竹木草制品;④隐瞒或瞒报质量安全问题;⑤拒不接受海关监督管理:⑥变卖或出借注册登记证书;⑦伪造和变造注册登记证书;⑧企业自行提出注销申请;⑨其他不符合有关检验检疫要求的。

6.2.6　其他规定和要求

(1) 国家对出境种苗实施花卉基地注册登记制度,推行"公司＋基地＋标准化"的管理模式。从事出境种苗花卉生产的经营企业,应向所在地海关申请注册登记。来自未实施注册登记生产经营企业的种苗花卉,不准出口。

(2) 出口水果应在包装厂所在地海关报检。

(3) 对来自非注册果园、包装厂的水果,以及出境水果来源不清楚的,不准出口。

（4）对输往智利的水果，所有水果包装箱应统一用英文标注水果种类、出口国（地区）、产地（区或省）、果园名称或其注册号、包装厂及出口商名称等信息；承载水果包装箱的托盘货物外表应加贴表明输往智利共和国的英文标签。

（5）对输往秘鲁的柑橘，包装箱上应用英文标出产地（省份）、果园名称或其注册号、包装厂名称或注册号、"中国输往秘鲁"的字样。

（6）国家对供港澳蔬菜种植基地和供港澳蔬菜生产加工企业实施备案管理。种植基地和生产加工企业应当向海关备案。

6.3 出境机电产品的报检

6.3.1 报检范围

1. 出境小家电产品

小家电产品指需要外接电源的家庭日常生活使用或类似用途、具有独立功能的并与人身有直接或间接的接触，将电能转化为动能或热能，涉及人身的安全、卫生、健康的小型电器产品。我国自2000年起，对出口小家电产品实施法定检验。报检范围包括：H. S. 编码为84145110的功率≤125瓦的吊扇；H. S. 编码为84145120的功率≤125瓦的换气扇；H. S. 编码为84145130的功率≤125瓦具有旋转导风轮的风扇；H. S. 编码为84145191的输出功率不超过125瓦的台扇；H. S. 编码为84145192的输出功率不超过125瓦的落地扇；H. S. 编码为84145193的输出功率不超过125瓦的壁扇；H. S 编码为84145199的功率≤125瓦其他风机、风扇；H. S. 编码为84212110的家用型水的过滤、净化机器及装置；H. S. 编码为84213910的家用型气体过滤、净化机器及装置；H. S. 编码为84213991的除尘器；H. S. 编码为84221100的家用型洗碟机；H. S. 编码为84248910的家用型喷射、喷雾机器具；H. S. 编码为85091000的真空吸尘器；H. S. 编码为85092000的地板打蜡机；H. S. 编码为85093000的厨房废物处理器；H. S. 编码为85094000的食品研磨机、搅拌器及果、菜榨菜器；H. S. 编码为85098000的其他家用电动器具；H. S 编码为85101000的电动剃须刀；H. S编码为85102000的电动毛发推剪；H. S. 编码为85103000的电动脱毛器；H. S 编码为85161000的电热水器（指电热的快速热水器、储存热水器、浸入式液体加热器）；H. S. 编码为85162100的电气储存式散热器；H. S. 编码为85162990的电气空间加热斗；H. S. 编码为85165000的微波炉；H. S. 编码为85166010的电磁炉；H. S. 编码为85166030的电饭锅；H. S. 编码为85166040的电炒锅；H. S. 编码为85166090的其他电炉、电锅、电热板、加热环等；H. S. 编码为85167100的电咖啡壶或茶壶；H. S. 编码为85167200的电热烤面包器；H. S. 编码为85167900的未列名电热器具；H. S. 编码为90191010的按摩器具；H. S. 编码为95069110的健康及康复器械。

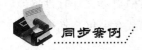

同步案例

日前,连云港照明电器有限公司采用石英碳纤维管加热,生产一批功率可达 2 000—3 000 W 的取暖器,为国内首创。该货出口至乌克兰,共计 3 600 件、货值 121 680 美元,也是连云港地区首次出口该产品。为了确保该批货物能顺利出境,连云港海关检验人员第一时间深入企业,首先送样到无锡省机电产品检测中心进行型式试验。与此同时,对企业相关人员宣传相关检验检疫法律法规、法检商品检验检疫报检等相关规定。该批货物经连云港海关检验合格,顺利出境。

2. 电池产品

这里所说的电池产品包括蓄电池、干电池等 H. S. 编码为 8506、8507 品目下的所有子目商品(含专用电器具配置的电池)。

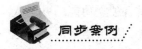

同步案例

美国召回我国产玩具车用电池组案

根据 WTO/TBT-SPS 国家通报咨询中心报道,某日,美国消费品安全委员会召回我国产玩具车用电池组。召回原因是用来给玩具车充电的锂离子聚合物电池在充电过程中会发出火花,有造成火灾的危险。已经收到 33 份关于在充电过程中该电池熔化或着火的报告,其中包括 3 起手指轻微灼伤的报告和 23 起地板、坐椅或墙面的财产损失报告。此次召回大约 245 000 套。

6.3.2　报检要求

1. 出境小家电产品

出口小家电产品企业实行登记制度。出口小家电产品企业登记时应提交出口小家电生产企业登记表,并提供相应的出口产品质量技术文件,如产品企业标准、国内认证证书、出口质量许可证、型式试验报告及其他有关产品获证文件。海关对出口小家电产品的企业的质量保证体系进行书面审核和现场验证,重点审查其是否具备必需的安全项目(如抗电强度、绝缘电阻、泄漏电流及特定产品特殊项目)的检测仪器和相应资格的检测人员。

首次报检或登记的企业,由当地的海关派员从生产批中随机抽取并封存样品,由企业送至海关总署指定的实验室进行型式试验。型式试验报告有效期为一年,逾期须重新进行型式试验。

2. 出境电池产品

国家对出口的电池产品实行备案制度,出口电池产品必须经过审核,取得进出口电池产品备案书后方可报检,未经备案的电池产品不准出口。进出口电池产品备案书向所在地海关申请,有效期为一年。国家对出口电池产品实行汞含量专项检测制度,对含汞的以及必须通过检测才能确定其是否含汞的电池产品,须进行汞含量专项检测。汞含量检测不合格的电池产品不准出口。未列入《法检目录》的不含汞的出口电池产品可凭进出口电池产品备案书(正本)或复印件申报放行,不实施检验,含汞电池产品实施汞含量和其他项目的检验。

6.3.3 报检所需单据

1. 出口小家电

(1) 按规定提供相关外贸单据,如合同或销售确认书、发票、装箱单等;

(2) "出境货物运输包装性能检验结果单"(正本);

(3) "进出口电池产品备案申请表"(正本)或其复印件(见表6-1)。

2. 出口电池

(1) 合同(销售确认书、形式发票)、信用证、发票、装箱单等外贸单证。

(2) 海关总署指定的实验室出具的产品合格有效的型式试验报告(正本)。

(3) 列入强制性产品认证的还应提供强制认证证书和认证标志。

(4) 以非氯氟烃为制冷剂、发泡剂的家用电器产品和以氯氟烃为制冷剂的家用电器产品用压缩机出口时,应提供非氯氟烃制冷剂、发泡剂的证明(包括产品说明书、技术文件、供货商证明)。

6.3.4 报检流程

货主或其代理人最迟应于装运前十天向当地海关申请报验,对个别检验周期较长的出口机电商品,还应相应提前。

货主或其代理人提交出口贸易合同/销售确认书、商业发票和装箱单等有关单证;如为出口小家电产品须提供海关总署指定的实验室出具的合格产品的型式试验报告正本;如为出口电池产品还须提供出境货物运输包装性能检验结果单和进出口电池产品备案书的正本。

海关受理报检后,由施检人员进行随机抽样检验。经过检验合格后,签发检验证书或其他证明书作为通关的依据。

6.4 出境食品的报检

6.4.1 报检范围

出境食品的报检范围是一切出口食品与用于出口食品的食品添加剂等,包括各种供人食用、饮用的成品和原料以及按照传统习惯加入药物的食品。

表 6-1　进出口电池产品备案申请表

编号

申请人	名称				
	地址				
	法人代表		联系人		
	电话		传真	邮政编码	
	营业执照编号				
制造商	名称				
	地址				
	法人代表		联系人		
	电话		传真	邮政编码	
	营业执照编号				
备案产品	名　称				
	品　牌				
	型号规格				
	H.S编码				
	含　汞　量				
	产　地				

随附单据（划"√"） □申请人营业执照 □授权委托书 □制造商营业执照（复印件） □制造商声明 □产品描述 备注：	申请人郑重声明： 1. 本人被授权申请备案 2. 上列填写内容及随附单据正确属实 签名

以上由申请人填写　　以下由检测实验室、海关填写

电池种类审核：□含汞 　　　　　　□不含汞 电池含汞量检测结果： 检测合格确认书编号： 检测实验室： （审核部门） 年　月　日	海关意见： 备案书编号： （签、章） 年　月　日

《食品安全法》对食品和食品添加剂的定义：食品是指各种供人食用或者饮用的成品和原料以及按照传统既是食品又是药品的物品，但是不包括以治疗为目的的物品，食品添加剂是指为改善食品品质和色、香、味，以及为防腐和加工工艺的需要而加入食品中的化学合成或者天然物质。

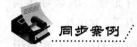 同步案例

某日，冠生园集团国际贸易公司接到菲律宾经销商来电称：菲律宾食品药品局（BFAD）对中国进口的部分食品进行检验，被检大白兔奶糖含有甲醛。消息当天经菲律宾 GMA 电视新闻网公布后，"大白兔"品牌因此陷入信誉危机之中。在突遭"甲醛门"事件后，该公司将大白兔奶糖样品送 SGS（通标标准技术服务有限公司）上海分公司的食品实验室进行甲醛测试，检测结果是"大白兔奶糖不含甲醛"。与此同时，新加坡政府的检验机构和文莱卫生部的检测机构均发表检测表明，中国产的"大白兔奶糖"不含甲醛。"大白兔"品牌因此从信誉危机之中被解救出来。

6.4.2　报检要求

（1）国家对出口食品的生产、加工、储存企业实施卫生注册和登记制度。货主或其代理人向海关报检的出口食品，须产自或储存于经卫生注册或登记的企业或仓库，未经卫生注册或登记的企业和仓库所生产或储存的出口食品，海关不予受理报检。

（2）出口预包装食品的经营者或其代理人在食品出口前应当向指定的海关申请食品标签审核。

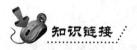 知识链接

出口预包装食品、化妆品标签审核申请

预包装食品是指经预先定量包装，或装入（灌入）容器中，向消费者直接提供的食品。化妆品是指以涂抹、喷洒或其他类似方法，施于人体表面（如表皮、毛发、指甲、口唇等），起到清洁、保养、美化或消除不良气味作用的产品，该产品对使用部位可以有缓和作用。标签是指食品、化妆品包装容器上的文字、图形、符号以及一切说明事物。

海关总署对出口预包装食品、化妆品实行标签管理制度。各地海关在对出口食品、化妆品实施检验检疫时同时对出口食品、化妆品标签内容是否符合法律、法规和标准规定要求以及与质量有关内容的真实性、准确性进行检验，经检验合格的，在按规定出具的检验证明文件中加注"标签经审核合格"。

出口预包装食品、化妆品的生产者、经营者或其代理人申请标签审核时，应当提供下列资料：①标签审核申请表；②标签样张；③原标签样张及外文翻译件；④工商营业执照复印件；⑤反映产品特定属性的证明材料。

如出口预包装食品、化妆品的标签与审核证书上标注内容相符,可免于标签审核。

6.4.3　出口食品生产企业卫生注册登记

1. 卫生注册、登记对象

出口食品生产企业注册登记的对象是:出口食品的生产、加工、储存企业。国家对其实施卫生注册和登记制度,该企业必须取得卫生注册证书或卫生登记证书后,方可生产、加工和储存食品。货主或其代理人向海关报检的出口食品,须产自或储存于经卫生注册或登记的企业或仓库,未经卫生注册或登记的企业和仓库所生产或储存的出口食品,不得出口。

2. 卫生注册、登记程序

(1)卫生注册、登记申请。出口食品生产企业在生产食品前,应向所在地直属海关申请卫生注册或卫生登记,填写"出口食品生产企业卫生注册登记申请书"一式三份,并随附企业法人营业执照复印件、卫生质量体系文件和厂区平面图、车间平面图、工艺流程图以及生产工艺关键部位的图片资料。

(2)核准签证。直属海关组织评审组对申请材料予以审核,并对申请单位的出口食品生产、加工、储存条件进行现场评审,并作出是否准予许可的决定。准予许可的,于 10 日内颁发"卫生注册证书"或"卫生登记证书",有效期为 3 年,可在期满前 3 个月提出复查申请,合格的予以换证。

6.4.4　报检所需单据

(1)一般食品:生产企业(包括加工厂、冷库、仓库)的卫生注册登记证。

(2)植物源性食品(非野生):生产企业的卫生注册或登记证、出口植物源性食品原料种植基地检验检疫备案证书。

(3)预包装食品。

① 已办理标签预先审核:生产企业的卫生注册或登记证、进出口食品标签审核证书。

② 未办理标签预先审核:生产企业的卫生注册或登记证、进出口食品、化妆品标签审核申请表、标签样张、中文翻译件、产品生产商营业执照。

6.4.5　报检程序

货主或其代理人应在规定的时间与地点进行报检,随附出口贸易合同、商业发票和装箱单等有关单证,并提供生产企业(包括加工厂、冷库、仓库)的卫生注册或登记证和"出入境食品包装及材料检验检疫结果单"。如为预包装食品,另须提供"进出口食品标签审核证书"、标签样张和翻译件。

6.4.6　监督管理

1. 监督管理方式

直属海关对卫生注册企业实施日常监督管理和定期实施监督检查。对肉类、水产、罐头、肠衣类卫生注册企业,每年至少进行一次全面监督检查;对季节性出口产品的卫生注册企业,应当按照生产季节进行监督检查;对获得国外卫生注册的企业,应当至少每半年(或者生产季节)进行一次全面监督检查;对其他卫生注册企业,直属海关可视具体情况确定监督检查次数。

2. 整改

如发现有对产品安全卫生质量构成严重威胁的因素,不能保证其产品安全卫生质量的或经出口检验检疫发现产品安全卫生质量不合格,且情况严重的,直属海关应当书面通知企业限期整改,并暂停受理其出口报检,直至确认企业整改符合要求。

3. 吊销卫生注册证书

有下列情形之一的,将吊销其卫生注册证书:企业因原料、生产、加工、储存内部管理等原因,其产品在国外出现卫生质量问题造成不良影响的;企业隐瞒出口产品安全卫生质量问题的事实真相,造成严重后果的;企业拒不接受监督管理的;借用、冒用、转让、涂改、伪造卫生注册证书、注册编号、卫生注册标志,或者本企业未注册食品使用本企业注册食品的注册编号的。被吊销卫生注册证书的企业,自收到吊销通知书之日起一年内不得重新提出卫生注册申请。

4. 卫生注册资格自动失效

有下列情形之一的,卫生注册资格将视为自动失效:卫生注册企业的名称、法人代表或者通讯地址发生变化后 30 日内未申请变更的;卫生注册企业的生产车间改建、扩建、迁址完毕或者其卫生质量体系发生重大变化后 30 日内未申请复查的;1 年内没有出口注册范围内食品的;逾期未申请换证复查的。

6.5 出境化妆品的报检

6.5.1 报检范围

化妆品的报检范围是:H.S 编码为 33030000 的香水及花露水、33041000 的唇用化妆品、33042000 的眼用化妆品、33043000 的指(趾)用化妆品、33049100 的香粉(不论是否压紧)、33049900.10 的护肤品(包括防晒油或晒黑油,但药品除外)、33049900.90 的其他美容化妆品、33051000 的洗发剂(香波)、33052000 的烫发剂、33053000 的定型剂、33059000 的其他护发品等。

6.5.2 报检要求

(1) 出口化妆品必须经过标签审核,取得进出口化妆品标签审核证书方可报检。

(2) 海关对出口化妆品实施检验的项目包括标签、数量、重量、规格、包装、标记以及品质卫生等。出口化妆品经检验合格的,由海关出具合格证书;经检验不合格的,由海关出具不合格证单。其中安全卫生指标不合格的,在海关监督下销毁;其他项目不合格的,在海关监督下进行技术处理,经重新检验合格方可出口;不能进行技术处理或者经技术处理后重新检验仍不合格的,不准出口。

6.5.3 出境化妆品生产企业生产许可和卫生许可注册登记

(1) 海关总署统一管理化妆品生产许可工作,海关总署指定的检验机构负责化妆品生产许可发证检验等工作。企业申请办理生产许可证,应当向所在地省级质量技术监督局提交申请材料一式三份。主要包括:"化妆品生产许可申请书",营业执照复印件,企业生产使用的原辅材料符合国家法律法规及强制性标准规定、安全卫生要求的证明文件。企业所使用的原辅材料的种类超过国家法律、法规及强制性标准规定的范围时,提交安全评价机构出具的安全评价报告;企业生产全部产品名录及成分表,宣称有特殊功效的产品,应提供我国海关总署指定的机构出具的功效评价证明;企业生产管理制度清单;产品型式检验报告(也可在企业实地核查时提交);法律、法规规定需要提交的其他材料。

(2) 化妆品生产企业的卫生许可管理由各地省级食品药品监督管理局统一负责,生产企业必须办理卫生许可注册登记。凡申请化妆品生产企业卫生许可,应向省级食品药品监督管理局提出申请并提交以下真实、合法、有效的材料(一式四份):化妆品生产企业卫生许可申请表;所在地市级以上卫生行政部门现场审核合格的证明材料;生产企业厂区和周围环境平面图;生产场所(车间)布局及生产用房使用面积平面图;生产工艺简述及流程图;主要生产及检验设备清单(含设备名称、型号、生产厂商、数量);检验人员考核合格证、从业人员健康检查、卫生知识培训合格证明材料;企业卫生质量控制体系相关材料(包括卫生管理组织、管理制度等);生产眼部用护肤类、婴儿和儿童用护肤类化妆品的半成品储存间、灌装间、清洁容器储存间应达到 30 万级洁净要求,企业应提供 30 万级洁净室(区)的检测报告原件及复印件(检测报告应是具有洁净室(区)检测资格的法定机构出具的一年内的合格检测报告);工商行政管理部门出具的企业名称预先核准通知书或企业营业执照副本的复印件;生产场地合法的证明文件;法定代表人的身份证明;如是委托代理人办理"化妆品生产企业卫生许可证"申请,须提供法定代表人出具的授权委托书;有资质检验机构出具的生产环境和水质检测报告;省食品药品监督管理部门依法要求提供的其他有关材料。以上申请资料中的复印件应逐页加盖申请人印章或骑缝章,加盖的印章应符合国家有关用章规定,并具有法律效力。

6.5.4 报检所需单证

1. 常规单证

外贸合同、信用证(以信用证方式结汇时提供)、发票和装箱单、出口化妆品生产企业厂检单、出境货物包装性能检验结果单等。

2. 首次出口的化妆品应提供的文件

(1) 出口化妆品企业营业执照、卫生许可证、生产许可证、生产企业备案材料及法律、行政法规要求的其他证明。

(2) 自我声明。声明化妆品符合进口国家(地区)相关法规和标准的要求,正常使用不会对人体健康产生危害等内容。

（3）产品配方。

（4）销售包装化妆品成品应当提交外文标签样张和中文翻译件。

（5）特殊用途销售包装化妆品成品应当提供相应的卫生许可批件或者具有相关资质的机构出具的是否存在安全性风险物质的有关安全性评估资料。

上述文件提供复印件的，应当同时交验正本。

6.5.5　出境化妆品标签审核

出境化妆品标签审核是指对进出口化妆品标签中标示的反映化妆品卫生质量状况、功效成分等内容的真实性、准确性进行符合性检验，并根据有关规定对标签格式、版面、文字说明、图形、符号等进行审核。

海关总署主管全国出口化妆品的监督检验管理工作。各地海关负责所辖地区出口化妆品的监督检验管理工作。

（1）出境化妆品标签的许可条件。出境化妆品标签的许可条件包括：①标签标示内容符合销售国的强制要求；②化妆品标签标示内容与化妆品相符；③申请人可为进出口化妆品的经营者或代理人。

（2）出境化妆品标签审核的申请程序。

① 进出口化妆品的经营者或其代理人应在报检前，并在行政许可的规定时限内，向海关总署或任一海关提出标签审核申请。申请进出口化妆品标签审核需要提供以下资料：a. 进出口化妆品标签审核申请书。b. 成品成分表。c. 标签所标注内容的说明材料。d. 具有特殊功效的产品需提供有效的实验室证明材料。e. 经公证的进口产品在生产国（地区）允许生产、销售的证明文件。出口企业生产卫生许可证；f. 进口产品经销商或代理商的营业执照（一式两份，装订成两套，受理机构和海关总署各一套）。g. 标签样张 6 份，难以提供样张的，可提供有效照片。h. 属于下列情况之一的，可以合并提出化妆品标签审核申请，每种标签必须提交 6 套样张：成分、工艺相同，规格不同的；成分、工艺相同，包装形式不同的；成分、工艺、规格及包装形式相同，外观不同的。

② 受理机构作出受理或不受理的决定。受理的，通知申请人将检验样品寄送中国检验检疫科学研究院进行符合性检验。

③ 受理申请后，进行具体审查，受理机构如果是各地海关，审查结束后，要将审查意见和全部申请材料报送海关总署。

④ 中国检验检疫科学研究院收到样品后进行符合性检验，并将检验结果报送海关总署。

⑤ 海关总署对材料和审查意见及检验结果进行审核，作出准予许可或者是不准予许可的决定。对准予许可的，于 10 个工作日内，由海关总署颁发进出口化妆品标签审核证书。

（3）出境化妆品标签检验及监督管理出口化妆品必须经过标签审核，取得进出口化妆品标签审核证书后方可报检。进出口化妆品的报检人报检时，应提供进出口化妆品标签审核证书。出口化妆品由产地海关实施检验,出境口岸海关查验放行。进出口化妆品经检验合格的,由海关出具合格证单,必须在海关监督下加贴检验检疫标志。由海关对进口化妆品实施后续监督管理。发现未经海关检验的、未加贴或者盗用检验检疫标志及无中文标签的进口化妆品,可依法采取封存、补检等措施。

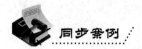

2015年8月,食品药品监管总局起草了《化妆品监督管理条例(修订草案送审稿)》,将对进口化妆品加贴中文标签内容做出规范。在送审稿中,食品药品监管总局分析了目前进口化妆品加贴标准中文标签的问题所在:(1)不法经营者通过加贴、修改等方式非法更改产品保质期等现象比较突出;(2)国内外对化妆品标签要求不完全一样,可能出现外文标注内容与中文标注内容不一致的情况(如我国规定防晒指数最高标注为30,但在有些国家和地区允许标注为50;部分进口产品原包装上含有“医”“药”等我国法规禁止标注的内容),易误导消费者,有的还存在一定的安全隐患。对此,外资企业反应比较强烈,认为是设置贸易壁垒,增加了企业负担。据此,该送审稿明确指出将对标签加贴行为和内容做出规范,规定化妆品最小销售单元以及直接接触化妆品的包装上应当有标签。此外,送审稿还规定进口化妆品在外文标签上加贴中文标签的,其加贴过程应当符合化妆品生产质量管理规范的要求,并在产品注册或者备案资料中做出说明,而标签应当使用规范汉字,同时采用其他文字的,标注内容应与规范汉字标注内容保持一致。

6.5.6 报检程序

货主或其代理人应在规定的时间与地点进行报检,随附出口贸易合同、商业发票和装箱单以及进出口化妆品标签审核证书。进出口化妆品经检验不合格的,由海关出具不合格证单。其中,安全卫生指标不合格的,应在海关监督下进行销毁或退货。其他项目不合格的,必须在海关监督下进行技术处理,经重新检验合格后,方可销售、使用或出口;不能进行技术处理或者经技术处理后仍不合格的,不准出口。

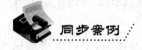

出口美国化妆品频遭 FDA 扣留案

某月,宁波两家外贸公司出口至美国的口红、洗手液、沐浴液等3批化妆品连续被FDA通报,产品被扣留在港口无法入关,企业损失惨重。原因是美国法律对化妆品的定义与中国不同,某些具有特殊功效的化妆品在美国也属于药品的范畴,如具有去头屑功效的洗发香波、具有防晒声明的润肤品等必须符合化妆品和药品的双重要求,而药品是要求强制向FDA登记的,未经FDA批准是不能入关的。而该批出口至美国的口红恰恰具有防晒功效,没有按药品要求在FDA登记。

6.6　出境货物运输包装容器的报检

6.6.1　出口一般货物运输包装容器的报检

1. 报检范围

列入《海关实施检验检疫的进出境商品目录》及其他法律、行政法规规定须经海关检验检疫，并且检验检疫监管条件为"N"或"S"的出口货物的运输包装容器，必须进行性能检验。

目前，海关实施性能和使用鉴定的出境货物运输包装容器包括钢桶、铝桶、镀锌桶、钢塑复合桶、纸板桶、塑料桶（罐）、纸箱、集装袋、塑料编织袋、麻袋、纸塑复合袋、钙塑瓦楞箱、木箱、胶合板箱（桶）、纤维板箱（桶）等。

2. 出口货物运输包装性能检验报检应提供的单据

（1）按规定填写并提供"出境货物运输包装检验申请单"；

（2）生产单位出具的本批包装容器检验结果单；

（3）包装容器规格清单；

（4）客户订单及对包装容器的有关要求；

（5）该批包装容器的设计工艺、材料检验标准等技术资料。

3. "出口货物运输包装性能检验结果单"的使用

对经检验合格的出口货物运输包装容器，海关出具"出口货物运输包装性能检验结果单"，其用途：

（1）出口货物的生产经营单位向生产单位购买包装容器时，生产单位应提供"性能检验结果单"正本；

（2）出口危险货物的经营单位向海关申请出口危险货物品质检验时，必须提供"性能检验结果单"，海关凭该单正本，受理其品质检验的报检；

（3）同一批号，不同使用单位的出口货物运输包装容器，在"性能检验结果单"的有效期内，可以凭该单向海关申请办理分单。

6.6.2　出口危险货物包装容器的报检

对出口危险货物运输的包装容器的检验分为性能检验和使用鉴定两种。

1. 出口危险货物包装容器性能检验

（1）报检范围。按照《进出口商品检验法》的规定，为出口危险货物生产运输包装容器的企业，必须申请海关进行运输包装容器性能检验。危险货物是指具有燃烧、爆炸、腐蚀、毒害以及放射性、辐射性等危害生命、财产、环境的物质和物品。盛装这些物质或物品的容器，称为危险货物包装容器，均列入法定检验范围。

（2）报检要求。国家对出口危险货物运输包装容器生产企业实行质量许可证制度。取得"出口商品质量许可证"后的企业,方可生产出口危险货物包装容器。

空运、海运出口危险货物的运输包装容器由海关按照《国际海运危规》和《空运危规》规定实行强制性检验。经检验合格,方可用于包装危险货物。

(3) 报检应提供的单证。报检应提供如下单证:①按规定填写并提供"出境货物运输包装检验申请单";②运输包装容器生产厂的"出口危险货物运输包装容器质量许可证";③该批运输包装容器的生产标准;④该批运输包装容器的设计工艺、材料检验标准等技术资料。

(4) "出境货物运输包装性能检验结果单"的使用。出口危险货物的经营单位向海关申请出口危险货物品质检验时,必须提供"性能检验结果单",海关凭该单(正本),受理其品质检验的报检。

出口危险货物的经营单位向海关申请出口危险货物运输包装容器的使用鉴定时,必须提供"性能检验结果单"(正本)。海关凭该单实施出口危险货物运输包装容器的使用鉴定,并出具"出境危险货物运输包装使用鉴定结果单"。

同一批号、不同使用单位的出口危险货物运输包装容器,在"性能检验结果单"的有效期内,可以凭该单向海关申请办理分证。经海关检验合格的本地区运输包装容器销往异地装货使用时,必须附有当地海关签发的"性能检验结果单"随该批运输包装容器流通。使用地海关在接受出口危险货物报检时,凭"性能检验结果单"(正本)或分单(正本)受理品质检验或使用鉴定的报检。

2. 出口危险货物包装容器使用鉴定

(1) 报检范围。按照《进出口商品检验法》规定,生产出口危险货物的企业,必须申请商检机构进行包装容器的使用鉴定。

(2) 报检应提供的单证。报检应提供如下单证:①按规定填写并提供"出境货物运输包装检验申请单";②"出境货物运输包装性能检验结果单";③危险货物说明;④其他有关资料。

(3) "出境危险货物运输包装使用鉴定结果单"的使用。外贸经营部门凭海关出具的"使用鉴定结果单"验收危险货物。"使用鉴定结果单"是向港务部门办理出口装运手续的有效证件,港务部门凭"使用鉴定结果单"安排出口危险货物的装运,并严格检查包装是否与检验结果单相符,有无破损渗漏、污染和严重锈蚀等情况,对未经鉴定合格的货物,港务部门拒绝办理出口装运手续。对同一批号、分批出口的危险货物运输包装容器在"使用鉴定结果单"有效期内,可凭该结果单在出口所在地海关办理分证手续。

6.6.3 出口食品包装

1. 报检范围

出口食品包装容器、包装材料(以下简称"食品包装")是指已经与食品接触或预期会与食品接触的出口食品内包装、销售包装、运输包装及包装材料。海关总署对出口食品包装生产企业实施备案管理,对出口食品包装产品实施检验。

2. 报检要求

海关总署对出口食品包装生产企业实施备案管理制度。各直属海关负责对辖区相关企业实施备案登记。对出口食品包装生产企业实行企业代码制,企业代码应根据标准要求标注在包装容器上。出口食品包装原则上由生产企业所在地海关负责实施检验和监督管理。出口食品包装检验监管的范围包括对出口食品包装的生产、加工、贮存、销售等生产经营活动的检验检疫和监管。出口食品包装经检验检疫合格的,海关出具"出入境食品包装及材料检验检疫结果单",证单的有效期为一年。

出口食品包装生产企业申请备案登记应提交的材料包括:①"出入境食品包装及材料备案登记申请表";②出口生产企业"企业法人营业执照"(复印件);③食品容器、包装材料的成分、助剂说明材料;④食品容器、包装材料的生产工艺说明材料;⑤备案登记申请单位就其产品中有害有毒物质符合我国卫生标准和卫生要求的自律声明;⑥生产企业平面图;⑦生产企业概况;⑧其他相关资料。

备案登记后,海关对同一个企业的同一种材料、同一种设计规格、同一种加工工艺的出口食品包装,实行安全、卫生项目的周期检测,周期为三个月,连续三次周期检测合格的企业,可延长检测周期为六个月,连续两次检测不合格的企业,检测周期缩短一个月。检测周期内海关将进行现场抽查验证及部分安全、卫生项目抽查,经抽查检测不合格的不准出口。

3. 报检应提供的单证

(1) 生产企业厂检合格单、销售合同;

(2) 出入境包装及材料检验检疫申请单;

(3) 该食品包装周期的周期检测报告及原辅料检测报告。

食品包装及材料的生产企业在提供出口食品包装及材料给出口食品生产企业前,到所在地海关申请对该出口食品包装的检验检疫。

6.6.4　出口食品运输包装加施检验检疫标志

1. 运输包装加施检验检疫标志的出口食品范围

自 2007 年 9 月 1 日起,所有经出入境检验检疫机构检验合格的出口食品,运输包装上必须加施检验检疫标志。在运输包装上加施检验检疫标志的出口食品具体包括水产品及其制品、动物源性食品、大米、杂粮(豆类)、蔬菜及其制品、面粉及粮食制品、酱腌制品、花生、茶叶、可可、咖啡豆、麦芽、啤酒花、籽仁、干(坚)果和炒货类、植物油、油籽、调味品、乳及乳制品、保健食品、酒、罐头、饮料、糖与糖果巧克力类、糕点饼干类、蜜饯、蜂产品、速冻小食品、食品添加剂。

2. 加施检验检疫标志食品运输包装的要求

(1) 运输包装上必须注明生产企业名称、卫生注册登记号、产品品名、生产批号和生产日期,并加施检验检疫标志。

(2) 标志应牢固加施在运输包装上的正侧面左上角或右上角,加施标志规格应与运输包装的大小相适应。

(3) 应将加施标志的时间、地点、规格、流水号区段等信息登记在产品检验合格报告上,报检时提交产地海关。

（4）海关应在出具的证单中注明生产企业名称、卫生注册登记号、产品、品名、生产批号和生产日期等，以确保货证相符，便于追溯。

口岸查验要求口岸海关在对出口食品进行查验时如发现货证不符，或未加施检验检疫标志，一律不准出口。

6.7　出境木质包装的报检

6.7.1　报检范围

出境货物木质包装是指用于承载、包装、铺垫、支撑、加固货物的木质材料，如木板箱、木条箱、木托盘、木框、木桶、木轴、木楔、垫木、枕木、衬木等。经人工合成或者经加热、加压等深度加工的包装用木质材料（如胶合板、纤维板等）除外；薄板旋切芯、锯屑、木丝、刨花等以及厚度等于或者小于 6 mm 的木质材料除外。

6.7.2　除害处理的申报

出境货物木质包装在实施除害处理前应向海关申报，经处理合格且加施标识的木质包装在出境时无须报检，口岸海关可视实际情况，必要时有重点地对出境货物木质包装实施口岸抽查检疫。

标识加施企业应当将木质包装除害处理计划在除害处理前向所在地海关申报，海关对除害处理过程和加施标识情况实施监督管理。

6.7.3　报检要求

我国自 2005 年 3 月 1 日起实施的《出境木质包装检疫监督管理办法》要求，对所有出境货物使用的木质包装，应按规定的检疫除害处理方法进行处理，并加施国际植物保护公约组织（IPPC）专用标识，不符合规定的，不准出境。此外，我国对进境货物木质包装也提出了相同要求，并于 2006 年 1 月 1 日正式实施。

加施 IPPC 标识的木质包装输往采用国际标准的国家或地区的，不再需要出具植物检疫证书。输入国家或地区有特殊检疫要求的，按照输入国家或地区的规定执行。海关对标识加施企业的热处理或者熏蒸处理设施、人员及相关质量管理体系等进行考核，符合要求的，颁发除害处理标识加施资格证书，并公布标识加施企业名单，同时报海关总署备案，标识加施资格有效期为三年；不符合要求的，不予颁发资格证书，并连同不予颁发的理由一并书面告知申请企业。未取得资格证书的，不得擅自加施除害处理标识。

对木质包装实施除害处理并加施标识的企业（以下简称"标识加施企业"），应当向所在地海关提出除害处理标识加施资格申请并提供以下材料：①"出境货物木质包装除害处理标识加施申请考核表"；②工商营业执照及相关部门批准证书复印件；③厂区平面图，包括原料库（场）、生产车间、除害处理场所、成品库平面图；④热处理或者熏蒸处理等除害设施及相关技术、管理人员的资料;⑤木质包装生产防疫、质量控制体系文件;⑥海关要求的其他材料。

6.7.4 报检应提供的单据

使用加施标识木质包装的出口企业,在货物出口报检时,须提供外贸合同或销售确认书或信用证(以信用证方式结汇时提供)、发票、装箱单等有关外贸单据。

应向海关出示"出境货物木质包装除害处理合格凭证",现场检验检疫人员根据查验情况予以放行和核销。

6.7.5 检疫监督管理

海关对出境货物使用的木质包装实施抽查检疫,对标识加施企业实施日常监督检查。

1. 责令整改并暂停标识加施资格的情形

海关责令整改,并在整改期间暂停标识加施资格的情形如下:

(1)热处理/熏蒸处理设施、检测设备达不到要求的;

(2)除害处理达不到规定温度、剂量、时间等技术指标的;

(3)经除害处理合格的木质包装成品库管理不规范,存在有害生物再次侵染风险的;

(4)木质包装标识加施不符合规范要求的;

(5)木质包装除害处理、销售等情况不清的;

(6)相关质量管理体系运转不正常、质量记录不健全的;

(7)未按照规定向海关申报的;

(8)其他影响木质包装检疫质量的。

2. 暂停直至取消标识加施资格的情形

海关暂停直至取消标识加施资格的情形如下:

(1)在国外遭除害处理、销毁或者退货的;

(2)未经有效除害处理加施标识的;

(3)倒卖、挪用标识等弄虚作假行为的;

(4)出现严重安全质量事故的;

(5)其他严重影响木质包装检疫质量的。

3. 其他处罚的情形

伪造、变造、盗用标识的,依照《中华人民共和国进出境动植物检疫法》及其实施条例的有关规定处罚。

6.7.6 其他规定

出口商可以使用来自其他国家或地区的已加施标识的木质包装,标识是本质包装已经除害处理的一种全球认可标志。出口商只要使用加施标识的木质包装,而不必考虑这种木质包装是否来自出口国家或地区。

标识的木质包装再加工或修复后,如使用了新的木质材料,应按规定重新实施除害处理并加施标识后方可使用。

加施标识的木质包装可以重复使用,但是必须满足以下特点:包装标识清晰;未添加任何未经除害处理的木质材料;不带有有害的生物活体、活的有害生物为害迹象;不带土壤等。

对输入国已采纳木质包装检疫措施国际标准的,不再需要出具植物检疫证书;输入国未采纳包装检验措施国际标准的,并需要出具植物检疫证书或熏蒸/消毒证书的,仍按原有规定执行。

对输入国已采纳木质包装检疫措施国际标准的,出口商不需要向海关报检,但应接受海关的监督;对输入国未采纳木质包装检疫措施国际标准,并需要出具植物检疫证书和熏蒸消毒证书的,出口商仍需要向海关报检。

6.7.7　输往美国、加拿大、巴西、欧盟国家的木质包装

(1) 加拿大从 1998 年 12 月 17 日起先后对从中国输往美国的货物木质包装实施新的检疫规定,要求对所有木质包装进行热处理、熏蒸或防腐处理,并由海关出具"熏蒸/消毒证书"。

(2) 对输往巴西的货物木质包装。巴西自 2000 年 1 月 3 日起对来自中国(包括香港特别行政区)等多个国家的木质包装实施新的检疫措施,要求木质包装进行热处理、熏蒸处理或其他巴方检疫机构认可的防虫处理,并提供官方检疫部门出具的检疫证书。

(3) 对输往欧盟的货物木质包装欧盟。2001 年 10 月起对来自中国等多个国家的针叶木质包装采取紧急检疫措施,以防止松材线虫传入欧盟。对于不符合规定的木质包装,欧盟将在入境口岸采取除害处理、销毁、拒绝入境等措施。

对输往欧盟的货物木质包装,在货物出口前,出口企业须向当地海关报检,按下办法办理:①对使用松材线虫疫区针叶树木质包装的,在出口前须进行除害处理,处理合格的木质包装上须有标记,在标记上注明处理方法、地点及实施处理的单位,并由海关出具"植物检疫证书";②对使用松材线虫非疫区针叶树木质包装的,由海关实施检疫并出具植物检疫证书,证明木质包装来自非疫区;③对使用非针叶树木质包装的,如出口企业提出要求或合同、信用证中有规定,需要海关出具除害处理证书的,可向海关报检,经对木质包装除害处理,处理合格的出具"熏蒸/消毒证书"。

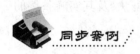

同步案例

某年 3 月 10 日,兰溪一家企业接到加拿大客户的急单,要求两天内完成。虽然客户要求的产品有库存,但出口包装用的 10 个托盘却无法在这么短的时间内完成原木托盘的木料采购、制作、热处理等一系列工序。后来,公司负责人找到了位于婺城区蒋堂镇的金华捷特包装公司,利用该公司的免熏蒸处理技术解决了难题。

加拿大食品检验署函告海关总署:某年 1 月 1 日至 4 月 1 日,对于来自中国仅提供植物

检疫证书未加施 IPPC 标志的货物木质包装,加拿大将在得到中方确认证书真伪结果前,对该批货物实施扣留处理。自某年 4 月 1 日起,加方对来自中国的货物木质包装仅查验 IPPC 专用标志,凡随附植物检疫证书的,加拿大将拒绝入境。为避免对贸易造成影响,金华海关根据《出境货物木质包装检疫处理管理办法》有关规定以及海关总署的文件精神,于 2 月 25 日专门下发了规范出境货物木质包装检疫等有关问题的通知。

木质包装主要是指用于承载、包装、铺垫、支撑、加固货物的木质材料,如木板箱、木条箱、木托盘、木框、木桶、木轴、木楔、垫木、枕木、衬木等。企业在办理相关业务时要熟知检验检疫关于木质包装的规定,加拿大对我国木质包装提高门槛出境,木质包装检疫出证有了新的规范,要按照新要求做好木质包装的检验。

6.8　其他特殊出境货物的报检

6.8.1　出境玩具的报检

1. 报检范围

出口玩具报检范围是:H. S. 编码为 95010000 的供儿童乘骑的带轮玩具及玩偶车(如三轮车、踏板车、踏板汽车);95021000 玩偶(无论是否着装);95031000 玩具电动火车(包括轨道、信号及其他附件);95032000 缩小(按比例缩小)的全套模型组件(不论是否活动,但编号 950310 货品除外);95033000 其他建筑套件及建筑玩具;95034100 填充的玩具动物;95034900 其他玩具动物;95035000 玩具乐器;95036000 智力玩具;95037000 组装成套的其他玩具;95038000 其他带动力装置的玩具及模型;95039000 其他未列明的玩具。

2. 报检要求

(1) 海关对出口玩具及其生产企业实行质量许可制度,生产出口玩具的企业应根据《出口玩具质量许可证管理办法》的要求,向海关申请"玩具出口产品质量许可证"。申请"玩具出口产品质量许可证"必须符合下列条件:出口玩具样品必须按照《出口玩具型式试验规则》试验合格;出口玩具的生产企业按照 ISO9000 标准系列和《出口玩具生产企业质量体系评审表》建立质量体系。在资料审查、型式试验和生产企业现场评审合格后,由海关总署统一颁发出口产品质量许可证,有效期为 3 年。

(2) 出口玩具的发货人应在货物装运前 7 天向海关报检,出口玩具必须逐批实施检验,检验不合格的不准出口。出口玩具坚持产地检验、口岸查验的方式,不接受异地报检。口岸查验中发现问题,应及时通报产地局协调处理。

3. 报检所附单证

(1) 常规单证。外贸合同、信用证(以信用证方式结汇时提供)、发票和装箱单、厂检单、出境货物包装性能检验结果单等。

(2) 特殊文件。玩具出口产品质量许可证;该批货物符合输入国家或地区的标准或者技术法规要求的声明;输入国或地区的技术法规和标准无明确规定的,提供该批货物符合我国国家技术规范的强制性要求的声明。

（3）玩具实验室出具的检测报告。

（4）海关总署规定的其他材料。此外，生产者使用油漆的玩具产品，须同时提供所使用油漆的检测合格报告。出口日本的玩具，须提供安全项目检测合格报告。

4. 其他规定和要求

（1）严禁在玩具的材料中使用有毒有害物质。

（2）玩具出口企业在生产过程中使用新的材料时，应向海关提供该新材料的成分表和有关物质的安全分析表或有关机构的毒理评估报告，同时提供进口商或品牌商对该成分的安全保证确认函。

（3）出口可充电类玩具产品时，出口企业除按要求提供产品的首件检测报告或安全项目检测报告外，还必须提供所使用电池的安全性能检测报告或该玩具的型式试验报告，供海关对充电电池的安全性进行检测。

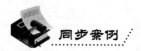
同步案例

欧盟非食品委员会召回我国产玩具赛车案

某日，欧盟非食品委员会召回我国产玩具赛车。该产品为塑料玩具赛车拖车，包装是纸板和透明塑料。该产品引起化学危险是因为轿车油漆中铅和铬的含量超过最大许可限度。绿色颜料中铅含量达到 3 714 mg/kg（限制是 90 mg/kg），黄色颜料中铬含量达到 825 mg/kg（限制是 60 mg/kg）。该产品不符合玩具指令和相关欧洲标准 EN71，从该市场召回产品。

6.8.2　出境饲料和饲料添加剂的报检

1. 报检范围

出境饲料和饲料添加剂报检的范围主要有饲料与饲料添加剂两大类，不包括药物饲料添加剂。

2. 出境饲料和饲料添加剂生产企业注册登记

海关总署对出口饲料的出口生产企业实施注册登记制度，出口饲料应当来自注册登记的出口生产企业。

注册登记申请的基本条件：①厂址应当避开工业污染源，与养殖场、屠宰场、居民点保持适当距离；厂房、车间布局合理，生产区与生活区、办公区分开；工艺设计合理，符合安全卫生要求；具备与生产能力相适应的厂房、设备及仓储设施；具备有害生物（啮齿动物、苍蝇、仓储害虫、鸟类等）防控设施。②具有与其所生产产品相适应的质量管理机构和专业技术人员。③具有与安全卫生控制相适应的检测能力。④具有全面的管理制度。主要包括岗位责任制度；人员培训制度；从业人员健康检查制度；按照危害分析与关键控制点（HACCP）原理建立质量管理体系，在风险分析的基础上开展自检自控；标准卫生操作规范

（SSOP）；原辅料、包装材料合格供应商评价和验收制度；饲料标签管理制度和产品追溯制度；废弃物、废水处理制度；客户投诉处理制度；质量安全突发事件应急管理制度。⑤海关总署按照饲料产品种类分别制定的出口检验检疫要求。

出口生产企业向所在地直属海关申请注册登记应提交的材料主要包括：出口饲料生产、加工、存放企业检验检疫注册登记申请表；工商营业执照复印件；组织机构代码证复印件；国家饲料主管部门有审查、生产许可、产品批准文号等要求的，须提供获得批准的相关证明文件；涉及环保的，须提供县级以上环保部门出具的证明文件；管理制度；生产工艺流程图，并标明必要的工艺参数（涉及商业秘密的除外）；厂区平面图及彩色照片（包括厂区全貌、厂区大门、主要设备、实验室、原料库、包装场所、成品库、样品保存场所、档案保存场所等）；申请注册登记的产品及原料清单。上述材料必须一式三份。

直属海关对申请材料及时进行审查，在5日内作出是否受理的决定，并书面通知申请人，一旦受理申请，必须在10日内组成评审组进行现场评审，并及时向直属海关提交评审报告。直属海关收到评审报告后，在10日内做出决定。经评审合格的，予以注册登记，颁发"出口饲料生产、加工、存放企业检验检疫注册登记证"，有效期为5年，届满前3个月可申请延续。经评审不合格的，出具"出口饲料生产、加工、存放企业检验检疫注册登记未获批准通知书"。

必须注意的是：属于同一企业、位于不同地点、具有独立生产线和质量管理体系的出口生产企业应当分别申请注册登记，每一注册登记出口生产企业使用一个注册登记编号；经注册登记的出口生产企业的注册登记编号专厂专用。

3. 出境饲料现场检验检疫的主要内容

①核对单证与货物名称、数（重）量、生产日期、批号、包装、唛头、出口生产企业名称或注册登记号等是否相符。②检查标签是否符合要求。③包装、容器是否完好。④是否腐败变质。⑤是否携带有害生物。⑥现场抽样送实验室进行安全卫生项目的检测。

4. 报检要求

（1）报检时间：货主或者代理人应在饲料出口前及时向所在地的海关申请报检。

（2）报检所需单证：货主或者代理人办理报检时提供贸易合同、信用证、"注册登记证"（复印件）、出厂合格证明等单证。

（3）查验签证：海关审核报检单证，符合要求的受理报检，并根据输入国家检验检疫要求、双边协议（或议定书、备忘录）、我国的法律法规与强制性标准、海关总署规定的检验检疫要求、贸易合同或者信用证注明的检疫要求对出口饲料实施现场检验检疫。主要内容包括核对单证与货物的名称、数（重）量、生产日期、批号、包装、唛头、出口生产企业名称或者注册登记号等是否相符；检查标签是否符合要求；包装、容器是否完好；是否腐败变质；是否携带有害生物；是否有土壤、动物尸体、动物排泄物等。然后，抽取样品，出具"抽/采样凭证"，送实验室进行安全卫生项目的检测。经检验检疫合格的，海关出具"出境货物通关单"或者"出境货物换证凭单"、检验检疫证书等相关证书；检验检疫不合格的，经有效方法处理并重新检验检疫合格的，可以按照规定出具相关单证，予以放行；无有效方法处理或者虽经处理重新检验检疫仍不合格的,不予放行,并出具"出境货物不合格通知单"。如为"出境货物换证凭单",出境口岸海关按照出境货物换证查验的相关规定查验。查验合格的,凭产地海关出具的"出境货物换证凭单"或者电子转单换发"出境货物通关单"。查验不合格的,不予放行。在检验检疫过程中发现安全卫生问题,应当采取相应措施,并及时上报海关总署。

5. 监督管理

(1) 日常监督管理。海关对辖区内注册登记的出口生产企业实施日常监督管理,内容包括:环境卫生、有害生物防控措施、有毒有害物质自检自控的有效性;原辅料或其他供应商变更情况;包装物、铺垫材料和成品库;生产设备、用具、运输工具的安全卫生;批次及标签管理情况;涉及安全卫生的其他内容;《出口饲料监管手册》记录情况。海关对注册登记的出口生产企业实施年审,年审合格的,在"注册登记证"(副本)上加注年审合格记录。与此同时,建立注册登记的出口生产企业以及出口企业诚信档案,建立良好记录企业名单和不良记录企业名单。

(2) 备案管理。海关对饲料和饲料添加剂出口企业实施备案管理。出口企业应当在首次报检前或报检时提供营业执照复印件,向所在地海关备案。出口与生产为同一企业的,不必办理备案。

6.8.3　出境烟花爆竹的报检

1. 报检范围

烟花爆竹是我国传统的出口商品,同时烟花爆竹又属易燃易爆的危险品,在生产、储存、装卸、运输各环节极易发生安全事故。为保证其安全运输出口,我国对出口烟花爆竹的生产企业实施登记管理制度,对出口烟花爆竹的检验和监管采取产地检验和口岸查验相结合的办法。

2. 报检要求

(1) 出口烟花爆竹的生产企业应向所在地的海关正式提交登记申请。生产烟花爆竹的企业应当按照《联合国危险货物建议书规章范本》和有关法律、法规的规定生产、储存出口烟花爆竹。

(2) 出口烟花爆竹的检验应当严格执行国家法律、法规规定的标准,对进口国以及贸易合同高于我国法律、法规规定标准的,按其标准检验。海关对首次出口或者原材料、配方发生变化的烟花爆竹应当实施烟火药剂安全稳定性能检测。对长期出口的烟花爆竹产品每年应当进行不少于一次的烟火药剂安全稳定性能的检测。

(3) 海关对异地出口烟花爆竹的检验和监管采用产地检验与口岸查验相结合的办法,凡非本地直接出口的且以集装箱运往口岸出口的烟花爆竹,凭产地海关签发的出境货物换证凭单,到口岸海关换领出境货物通关单。

(4) 对在产地直接报关出口的烟花爆竹,产地海关签发出境货物通关单。

(5) 盛装出口烟花爆竹的运输包装,应当标有联合国规定的危险货物包装标记和出口烟花爆竹生产企业的登记代码标记。凡经检验合格的出口烟花爆竹,由海关在其运输包装明显部位加贴验讫标志。

3. 生产企业登记

（1）适用范围。针对出口烟花爆竹的生产企业的产品质量、公共安全和人身安全，各地海关对出口烟花爆竹的生产企业实施登记管理制度。

（2）企业登记条件。具有工商营业执照、税收登记证和公安机关颁发的生产安全许可证；具有质量手册或质量管理的有关文件；应当具有完整的生产技术文件；应当有经过海关培训考试合格的检验人员，能按照产品图纸、技术标准和工艺文件进行生产过程中检验；应当具有专用成品仓库。

（3）申请及审批程序。申请登记的企业应向所在地海关正式提交书面登记申请，并提供有关资料；根据生产企业的申请，各直属海关按照规定对申请登记企业进行考核；对考核合格的企业，由各直属海关授予专用的登记代码；经考核不合格的企业，整改后可申请复核，经复核仍不合格，半年后才能重新申请。

4. 报检所需单证

①按规定提供相关外贸单据，如合同或销售确认书、发票、装箱单等。②生产烟花爆竹的企业在申请出境烟花爆竹的检验时，应当向海关提交"出口烟花爆竹生产企业声明"。③出口组合类烟花爆竹（不同花色品种的烟花爆竹混装于一个销售包装内），在组合前，每种出境烟花爆竹必须经产地海关检验合格并出具"出境货物换证凭单"。组合烟花爆竹的企业在出境时，凭"出境货物换证凭单"（正本）向口岸海关申请核查，经查验合格后，方可出境。

5. 报检流程

货主或其代理人应在规定的时间与地点进行报检。出口烟花爆竹产品按规定提供相关外贸单据、合同或销售确认书、发票、装箱单、出口烟花爆竹生产企业声明，对出口烟花爆竹的质量和安全作出承诺。

6. 监督管理

出口烟花爆竹的检验和监督管理工作采取产地检验与口岸查验相结合的原则。各地海关将已登记的生产企业名称、登记代码等情况及时报海关总署备案。出口烟花爆竹的生产企业在申请出口烟花爆竹的检验时，应当向海关提交出口烟花爆竹生产企业声明。凡经检验合格的出口烟花爆竹，由海关在其运输包装明显部位加贴验讫标志。

6.8.4　出境打火机、点火枪类货物的报检

1. 报检范围

打火机、点火枪类商品是涉及运输及消费者人身安全的危险品，美国、加拿大及欧盟等国家和地区已陆续对该类产品强制性地执行国际安全质量标准。我国是打火机、点火枪类商品生产和出口大国，近年来，出口该类商品因质量不符合国际标准被进口国查禁、销毁、退货情况时有发生，甚至出现了在运输过程中爆炸及烧伤儿童的安全质量事故，直接影响我国产品的信誉和出口。为提高该类商品的质量，促进贸易发展，保障运输及消费者人身安全，我国自 2001 年 6 月 1 日起，对出口打火机、点火枪类商品实施法定检验。

出口打火机、点火枪类商品报检范围：H. S. 编码为 96131000 的一次性袖珍气体打火机；H. S. 编码为 96132000 的可充气袖珍气体打火机；H. S. 编码为 96133000 的台式打火机；H. S. 编码为 96138000 的其他类型打火机（包括点火枪）。

2. 报检要求

（1）海关对出口打火机、点火枪类商品的生产企业实施登记管理制度。出口打火机、点火枪类商品的生产企业应向所在地的海关提交登记申请。经审查合格的企业，由海关颁发出口打火机、点火枪类商品生产企业登记证和专用的登记代码和批次号。

（2）企业应当按照《联合国危险货物建议书规章范本》和有关法律法规的规定生产、包装、储存出口打火机、点火枪类商品。

（3）出口打火机、点火枪类商品检验应当严格执行国家法律法规规定的标准，对进口国高于我国法律法规规定标准的，按进口国标准进行检验。对于我国与进口国政府间有危险品检验备忘录或协议的，应符合备忘录或协议的要求。

3. 生产企业登记

（1）企业登记条件。具有工商营业执照、税收登记和公安机关颁发的安全许可证；具有质量手册或质量管理的有关文件；具有完整的生产技术文件；具有专用成品仓库。

（2）申请及审批程序。申请登记的企业应向所在地海关正式提交书面登记申请，并提供有关的资料以及出口打火机、点火枪类商品生产企业自我声明；根据生产企业的申请，由各直属海关的登记考核小组对申请登记企业进行考核；对考核合格的企业，由直属海关颁发出口打火机、点火枪类商品生产企业登记证和专用的登记代码；经考核不合格的企业，整改后可申请复核，经复核仍不合格，半年后才能重新申请。

4. 报检所需单证

除提供外贸合同或销售确认书或信用证（以信用证方式结汇时提供）、发票、装箱单等有关外贸单据外，还应提供如下相应单证：①出口打火机、点火枪类商品生产企业自我声明；②出口打火机、点火枪类商品生产企业登记证；③出口打火机、点火枪类商品的型式试验报告；④出境货物运输包装性能检验结果单；⑤出境危险货物运输包装使用鉴定结果单。

5. 报检流程

出境打火机、点火枪类货物按规定提供相关外贸单据，如合同或销售确认书、发票、装箱单等；出口打火机、点火枪类商品生产企业自我声明；出口打火机、点火枪类商品生产企业登记证；出口打火机、点火枪类商品的型式试验报告。

6. 监督管理

检验监管部门采用日常监管、专项监管、重点项目监管、综合监管相结合的监管方式。按海关总署《出口危险货物包装容器生产企业质量许可证考核实施细则》的有关要求执行。监督管理的主要内容包括：质量管理体系运行情况；管理职责；资源管理；产品实现；测量、分析和改进；安全管理；根据国外市场反映情况及产品风险程度进行单项、多项或全项的安全性能检测。

对企业日常监管或年度审核过程中，发现有不符合要求的，应出具监管情况通知单，限期整改。对经整改仍不符合要求或拒不整改的,上报有关主管部门批准后,作出"暂停出口报检"的处理决定,同时报省检验鉴定监管处备案。

出口打火机、点火枪类商品企业实行专厂专号专用,企业代码应牢固地铸印在气箱箱体上,不得借用、冒用、盗用及转让企业代码。

检验监管部门建立打火机、点火枪类商品生产企业的档案。档案材料一般应包括:企业基本信息、日常监管发现不合格项整改材料、监督检查材料及其有关资料、型式试验报告等。

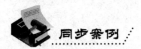 **同步案例**

浙江温州辖区近期发生两起打火机类商品因标签和合同评审不严遭国外退货的案例,给企业造成不同程度的损失,应引起相关部门和企业高度关注。

2018年3月温州某打火机企业生产的52箱17 300只价值24 525美元的打火机因标签粘贴不牢而脱落被加拿大海关退回;5月温州某点火枪企业生产的3 808箱137 088只价值85 131.65美元的点火枪因消费者反馈使用后机头软化易造成脱落,被进口商退回。

造成退货的原因:一是由于企业人员流动性大,对国外的法律法规要求掌握不深,未能全面地对标准要求加以理解;二是企业接到订单后合同评审流于形式,未能真正把握客户的要求。该批点火枪就是因为消费者一次使用时间长达30秒造成出火口松动,虽然远远超出标准规定的10秒。但影响了消费者的消费心理,被进口商召回退货。

两起退货虽然在与客户沟通后同意返工整理重新报检出口,但此过程中造成的损失需引起各方加以重视。一是加强对国外法律法规全要素进行学习,注意标准的连贯性;二是在确保产品质量的同时切不可忽视对标签及警示用语的相关要求;三是加强对每一个订单开展合同评审,评审时应考虑功能的多样性,不能因为是老客户而麻痹疏于沟通,各责任部门要加强协调,确保各生产环节的稳定性。

6.8.5 出境木制品及木质工具的报检

1. 报检范围

《实施出口木制品及木制家具检验监管的目录》所列的出口木制品及木制家具产品。

2. 报检要求

海关总署对出口木制品和木制家具生产企业实施出口质量许可准入制度。

生产企业应建立从原料、生产环节到最后成品的质量安全控制体系;对已建立健全的质量安全控制体系运行有效的出口企业,实施分类管理。对不健全的企业进行整改,整改期间不得报检出口;整改后达到要求的,生产企业可以报检出口,但是必须接受海关对企业体系运行的监管。

企业应对涉及安全、卫生、环保要求的油漆、粘胶剂、人造板材、布料、皮革等原辅材料开展重金属、甲醛、阻燃料性等相关项目的检测,检测不合格的不得使用;检测报告必须来自CNAS认可的实验室,企业应对原辅材料建立台账,如实记录原辅材料的供应商、品名、规格、数量/重量、使用情况等。

3. 报检所需单证

除提供外贸合同或销售确认书或信用证(以信用证方式结汇时提供)、发票、装箱单等有关外贸单据外,还应提供如下相应单证:

(1) 产品符合输入国家或地区的技术法规、标准或国家强制性标准质量的符合性声明;

(2) 输入国(地区)技术法规和标准对木制家具机械安全项目有要求的,出口木制家具生产企业必须提供相关检测报告。

6.8.6 出境竹木草制品的报检

1. 报检范围

出境竹木草制品包括竹、木、藤、柳、草、芒等制品。

2. 报检要求

国家对出境竹木草制品及其生产加工企业实施分级分类监督管理;根据生产加工工艺及防疫处理技术指标等,竹木草制品分为低、中、高 3 个风险等级:①低风险竹木草制品,经脱脂、蒸煮、烘烤及其他防虫、防霉等防疫处理的;②中风险竹木草制品,经熏蒸或者防虫、防霉药剂等防疫处理的;③高风险竹木草制品,经晾晒等其他一般性防疫处理的。

3. 报检时间和地点

自 2008 年 4 月 1 日起,出境竹藤草柳制品应来自注册登记企业,并坚持产地检验检疫、口岸查验的原则,不接受异地报检。

4. 报检所需单证

除提供外贸合同或销售确认书或信用证(以信用证方式结汇时提供)、发票、装箱单等有关外贸单据外,一类、二类企业报检时应当同时提供"出境竹木草制品厂检记录单"。

6.8.7 出境纺织品标识的报检

1. 报检范围

出口纺织品标识报检范围是列入 1993 年 4 月 23 日对外贸易经济合作部发布的《需经商检机构进行查验的出口纺织品目录》的纺织品。该目录包括九类:针织或钩编的衬衫;针织或钩编的 T 恤衫;针织或钩编的套头衫、开襟衫、马甲及类似品;棱织上衣;棱织裤子;棱织连衣裙、裤子及裙裤;棱织衬衫;棱织睡衣;婴儿服装。

2. 报检要求

(1) 海关对出口纺织品的包装唛头内容和标签、吊牌进行核查,经查核符合《关于禁止纺织品非法转口的规定》规定的,如产地与报关地一致的,海关出具出境货物通关单,并在通关单上注明纺织品标识查验合格;如产地与报关地不一致的,出具出境货物换证凭单,并注明纺织品标识查验合格。

(2) 报检时间与报检纺织品的品质检验的时间相同。

3. 报检所需单据

出口纺织品标识报检时应提供的单据包括:合同或销售确认书、发票、装箱单等相关外贸单据;纺织品的全套标签、吊牌等实物和包装唛头内容。

4. 查验放行

海关对出境纺织品的包装唛头内容和标签、吊牌进行核查,经查验符合上述法规规定的,作如下处理:如果产地与报关地一致,海关出具"出境货物通关单",上面注明"纺织品标志查验合格";如果产地与报关地不一致,海关出具"出境货物换证凭单",并注明"纺织品标志查验合格"。

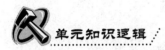 **单元知识逻辑**

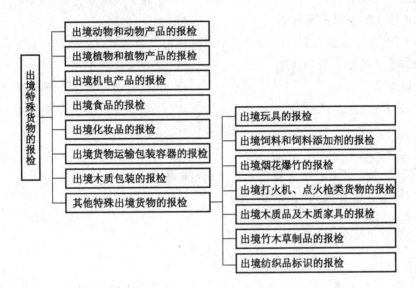

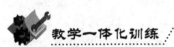 **教学一体化训练**

一、单项选择题

1. 需隔离检疫的出境动物应在出境前(   )天预报,隔离前(   )天报检。

    A. 90,7   B. 60,7   C. 30,14   D. 15,3

2. 出境观赏动物,应在动物出境前(   )天持外贸合同或展出合约、产地检疫证书、国家濒危物种进出口管理办公室出具的许可证、信用证到出境口岸海关报检。

    A. 15   B. 30   C. 45   D. 60

3. 出口水果的报检地点为(   )。

    A. 出境口岸   B. 发货人所在地

    C. 出口水果果园所在地   D. 出口水果包装厂所在地

4. 生产出口危险货物运输包装容器的企业,必须向海关申请实施运输包装容器的(   )。

    A. 使用鉴定   B. 栽损鉴定   C. 适载检验   D. 性能检验

5. 某公司向日本出口一批冷藏蔬菜,报检时不需提供(   )。

A. 合同、发票、装箱单

B. 卫生注册证书号码

C. 集装箱检验检疫结果单

D. 出境危险货物运输包装使用鉴定结果单

6. 国家对出口电池产品实行（　　）制度。

A. 审批，铅含量　　　　　　　　　　　B. 备案，铅含量

C. 备案，汞含量　　　　　　　　　　　D. 审批，汞含量

7. 下列标记不属于出口烟花爆竹的运输包装应当标记的是（　　）。

A. 危险货物包装标记　　　　　　　　　B. 检验检疫认证标记

C. 生产企业的登记代码标记　　　　　　D. 验讫标志

8. 生产食品包装的企业应到（　　）海关申请对该出口食品包装的检验检疫。

A. 出口食品生产企业所在地　　　　　　B. 销售企业所在地

C. 出口口岸　　　　　　　　　　　　　D. 食品包装生产企业所在地

9. 下列国家或地区（组织）不要求对来自中国大陆（内地）货物木质包装进行检疫处理的是（　　）。

A. 美国　　　　　　B. 欧盟　　　　　　C. 澳大利亚　　　　　　D. 中国香港

10. （　　）的化妆品不可以合并提出化妆品标签审核申请。

A. 成分、工艺相同，规格不同

B. 成分、规格及工艺相同，外观不同

C. 成分、工艺相同，包装形式不同

D. 成分、规格及包装形式相同，工艺不同

11. 动物产品，应在出境前（　　）天报检；需作熏蒸消毒处理的，应在（　　）天前报检。

A. 15，30　　　　　　B. 7，30　　　　　　C. 14，15　　　　　　D. 7，15

12. 出口小家电产品生产企业实行型式试验管理制度，首次报检的企业应将样品送至（　　）指定的实验室进行型式试验。

A. 直属海关　　　　　　　　　　　　　B. 产地海关

C. 国家认监委　　　　　　　　　　　　D. 海关总署

13. （　　）经检验检疫合格后，海关签发"卫生证书"。

A. 进口玩具　　　　　　　　　　　　　B. 进口菠菜种子

C. 进口服装　　　　　　　　　　　　　D. 进口瓶装深海鱼油

二、多项选择题

1. 下列属于检验检疫报检范围内的动物产品的有（　　）。

A. 貂皮　　　　　　B. 猪肉　　　　　　C. 鸡血清　　　　　　D. 羊胚胎

2. 输出观赏鱼类，须有（　　）。

A. 委托书　　　　　　　　　　　　　　B. 养殖场供货证明

C. 农牧部门品种审批单　　　　　　　　D. 养殖场或中转包装场注册登记证

3. 下列需进行出境植物及其产品报检的有(　　)。

A. 出口到日本的 30 吨菠菜

B. 参加法国农业博览会的 100 克优良大豆样品

C. 通过快递方式向日本出口的 5 克种子

D. 供应中国香港的 10 吨蔬菜

4. 湖南某玩具厂向美国出口一批油漆智力玩具,货物从深圳口岸出境。该玩具厂向湖南海关报检时应提供的单证有(　　)。

A. 符合性声明　　　　　　　　　B. 出口玩具质量许可证

C. 出境货物换证凭单　　　　　　D. 油漆的检测合格报告

5. 下列包装容器,须经海关检验检疫合格后,方可用于装运出口法定检验商品的有(　　)。

A. 木托盘　　　　B. 纸板桶　　　　C. 集装袋　　　　D. 木箱

三、判断题

1. 某出口公司从广州出口一批产自陕西一注册登记苹果园的优质苹果,应向广州海关提供陕西海关出具的产地供货证明。　　　　　　　　　　　　　(　　)

2. 国家对生产出境动物产品的企业实施质量认证制度。　　　　　　　(　　)

3. 生产烟花爆竹的企业,在申请出口烟花爆竹的检验时,应向海关提交"出口烟花爆竹生产企业声明",对出口烟花爆竹的质量和安全作出承诺。　　　　　　　(　　)

4. 海关对获得"出口玩具质量许可证"企业出口的玩具实行验证管理。　(　　)

5. 某生产企业专业生产干电池出口南美和非洲市场,2008 年 10 月将生产同等型号和规格的 5 号电池,分别出口至阿根廷和南非,该公司应对该型号的电池向海关统一办理出口电池备案手续,取得"进出口电池产品备案书"后,方可报检。　　　　(　　)

四、简答题

1. 简述出境动物及动物产品的范围。

2. 我国对机电产品、食品、化妆品、玩具出口的报检有哪些规定?

3. 出境植物报检应提交哪些单据?

五、案例分析题

1. 2018 年 6 月中旬,深圳某公司出口到美国的玻璃接二连三地被美国勒令退运,60 多个装满货物的集装箱从深圳口岸港口起运,漂洋过海两个多月后又原封不动回到出发地点。初步估算,遭退运货物所涉及的运费、装卸费、保险费、码头堆放费等费用就令该公司损失近千万元人民币。据了解,该公司出口货物遭美国退运的原因,是因为其承载货物的木包装没有按国际标准进行热处理或熏蒸处理,被美国检验检疫部门查出活的害虫。无独有偶,在此之前,贵州某公司也曾遇到类似的情况,其公司生产的出口到美国 8 个集装箱的钢绳,在运抵美国时,被美国检验检疫部门发现其用于承载钢绳的木条没有全球统一使用的"IPPC"标识,而被勒令连货一起退运出境。

试对此案例进行分析。

2. 上海凯达贸易公司从英国(疯牛病疫区)进口一条二手的汽车零件生产线,使用单位为湖北振兴机械制造公司(该公司无进出口经营权)。该生产线包含10个组成部件,其中有7个部件对应的 H. S. 编码未列入《海关实施检验检疫的进出境商品目录》。货物由中英远洋运输公司承运,运输过程中使用了木托,进境口岸为上海。货到口岸后,委托上海顺志代理报检公司报检。请问:

(1) 上海顺志代理报检公司报检时,须提交哪些单据?

(2) 未列入目录的7个部件无须报检吗? 运输过程中使用的木托需要报检吗?

3. 2018年9月,某进出口公司向国外出口4个集装箱装运的电缆。在货物出运前,公司的装卸工人因考虑此批货物重量较大,为了方便客户利用铲车卸货,在夹板盘上加钉了未进行除害处理、未加施 IPPC 标识的实木条。该公司也未就该木质包装向当地海关报检。货物到达目的国后,该国海关在查验过程中发现,包装物中混有实木包装且未加施 IPPC 标识,强制将全部货物做退运处理。

海关依据《进出境动植物检疫法实施条例》第五十九条第一款第一项的规定,对该公司处以相应的罚款。

(1) 从本案例中你认为应当吸取什么经验教训?

(2) 出境木质包装的检疫除害方法以及 IPPC 专用标识的具体内容是什么?

第7章
入境特殊货物的报检

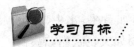

学习目标

知识目标：

1. 了解各种不同类型特殊货物的入境报检要求；
2. 熟悉各种不同类型特殊入境货物报检应提供和申领的特殊单证。

能力目标：

1. 能为各类特殊报检的入境报检准备好相关单据；
2. 能办理各类不同货物的入境报检。

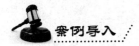

2019年，山东青岛海关受理陕西某公司的报检申报，申报材料中"引进种子、苗木检疫审批单"和原产国官方证书均登记拟入境覆盆子苗木为500株，分为10个品名（种），每种50株。但随后在口岸现场查验过程中，现场工作人员却吃惊地发现该批覆盆子苗木，共有500包，每包20余株不等，共计10 000余株，超出申报数量的近20倍。

种子种苗直接用于种植繁衍，未经审批的种子种苗没有确定隔离种植场地，外来有害生物无法得到有效控制，引起植物疫情传播风险更高。该批超出数量的植物苗木，由于未经风险评估和检疫审批，超出申报数量近万株的覆盆子苗木无疑成为入境传播外来有害生物的重要载体，一旦传播开来，会对周围生态环境造成不可控性危害。

我国进出境动植物检疫法律法规规定，输入动物、动物产品、植物种子、种苗及其他繁殖材料的，必须事先提出申请，办理检疫审批手续。未依法办理检疫审批手续的，口岸动植物检疫机关可以根据具体情况，作退运或者销毁处理。青岛海关将对该批进口种苗依法进行销毁处理。

检验检疫部门告知广大进出境人员和相关企业必须严格遵守《中华人民共和国进出境动植物检疫法》及其实施条例，约束从境外携带或报检种苗类产品进境的行为，不要做有害生物的"搬运工"。

7.1 入境动物和动物产品的报检

7.1.1　报检范围

入境动物及动物产品的报检范围主要分为以下三大类：

1. 入境动物

入境动物是指饲养、野生的活动物。其中，包括大动物、中动物，如黄牛、水牛、牦牛、马、骡、驴、骆驼、象、斑马、猪、绵羊、山羊、鹿、狮、虎、豹、狐狸等；小动物如犬、兔、貂、鸡、鸭、鹅、鸽等禽类、鸟类，鱼、蟹、虾等水生动物以及蜂、蚕、大壁虎（俗称蛤蚧）等其他动物；进境演艺动物，如用于表演、展览、竞技，而后须复出境的动物；进境伴侣动物，如由旅客携带入境的伴侣犬、猫。

2. 入境动物产品

动物产品是指来源于动物未经加工或者虽经加工但仍有可能传播疫病的产品，如原皮、毛类、肉类、脏器、动物水产品、奶制品、蛋类、鱼粉、油脂、血液、精液、胚胎、骨、蹄、角以及含有动物成分的有机肥料等。

3. 其他检疫物

其他检疫物是指动物疫苗、血清、诊断液、动植物性废弃物等。

国家禁止的进境动物及动物产品是：①动物病原体及其他有害生物；②动物疫情流行的国家和地区的有关动物、动物产品和其他检疫物；③动物尸体。对此，口岸海关一经发现，将作退回或者销毁处理。

7.1.2　入境动物及动物产品检疫审批

1. 检疫审批对象

下列对象必须事先办理检疫审批手续：

（1）贸易性的动物、动物产品。进口商在签订动物、动物产品的进口贸易合同前应到海关办理检疫审批手续，取得准许入境的"中华人民共和国进境动植物检疫许可证"后再签订进口贸易合同。

（2）过境性的动物、动物产品。要求运输动物过境的，货主或其代理人必须事先向海关总署或直属海关提出书面申请，提交输出国家或者地区政府动植物检疫机关出具的疫情证明、输入国家或者地区政府动植物检疫机关出具的准许该动物进境的证件，并说明拟过境的路线，海关总署或直属海关审查同意后，签发"动物过境许可证"。

（3）科研需要的禁止动物病原体、害虫及其他有害生物。因科学研究等特殊需要，引进进境动植物检疫法所禁止的动物病原体、害虫及其他有害生物，要办理禁止进境物特许检疫审批手续。

2. 检疫审批程序

按检验检疫的性质,可分为一般检疫审批和特许检疫审批。

(1) 一般检疫审批的程序:

① 网上申请并提交有关材料:

a. 办理动物及其繁殖材料检疫审批需提交的材料:"进境动植物检疫许可证申请表";申请单位法人资格证明复印件;进口猪、牛、羊等大中动物,须提交海关总署签发的"进出境动物隔离检疫场许可证";进口其他动物须提交直属海关签发的"进出境动物隔离检疫场许可证";进口动物遗传物质即哺乳动物精液、胚胎和卵细胞,须提交直属海关批准的登记备案文件。

b. 办理原毛、原皮、生骨、角、蹄和蚕茧检疫审批需提交的材料:"进境动植物检疫许可证申请表";申请单位法人资格证明复印件,如申请单位与生产、加工和存放企业不一致的,还须提交与海关总署批准的进境动物产品生产、加工和存放企业签订的合同。

c. 办理动物源性饲料及动物源性饲料添加剂检疫审批需提交的材料:"进境动植物检疫许可证申请表";申请单位法人资格证明文件复印件;农业部颁发的饲料登记证。

d. 办理肉类和水产品检疫审批需提交的材料:"进境动植物检疫许可证申请表";申请单位法人资格证明文件复印件;非海关总署指定的注册存放冷库或加工单位提出申请的,还须提交经所在地海关确认的与指定的注册存放冷库和加工单位签订的存储协议或加工合同。

e. 办理过境动物检疫审批需提交的材料:"进境动植物检疫许可证申请表";申请单位法人资格证明文件复印件;输出国家或者地区官方检疫部门出具的动物卫生证书复印件;输入国家或地区官方检疫部门出具的准许动物进境的证明文件。

② 受理机构审核并决定是否受理,海关的受理通常是:如为肉类、肠衣、鲜奶、蛋,动物源性饲料及其添加剂等,受理机构为加工、存储地所在地直属海关或入境口岸所在地直属海关;如为活动物、原皮、原毛、原羽毛/绒、生骨、生蹄、生角、明胶、蚕茧和特许审批类,则受理机构为目的地直属海关。直属海关受理申请后,按规定对申请材料内容进行具体审查,或对申请单位进行现场考核,并将初审意见和全部申请材料报送海关总署。

③ 海关总署对申请材料和初审意见进行审核,海关总署根据规定对申请材料和初审意见进行审查。准予许可的,签发"进境动植物检疫许可证";不予许可的,签发"进境动植物检疫许可证申请未获批准通知单"。

(2) 特许检疫审批的程序:

① 提供有关证明引进的禁止进境物确属科学研究等特殊需要的,申请单位应提供上级主管部门对"特批物"的品名、品种、产地和引进的特殊需要及使用方式的证明,还应提供符合检疫要求的监督管理措施。

② 填写"进境动植物检疫许可证申请表",提交证明文件申请单位填写"进境动植物检疫许可证申请表",提交法人资格证明复印件、详细说明进口禁止进境物的用途与进境后的防疫措施等书面申请报告,以及省部级科研立项报告或证明文件,向当地海关提出申请。

③ 直属海关进行初审。当地海关进行初审合格的,出具初审意见,报海关总署审批;不合格的,出具未获批准的通知,告知申请单位。

④ 海关总署审批。海关总署根据"特批物"进境后的特殊需要及使用方式,决定批准数量,提出检疫要求,指定进境口岸并委托有关口岸海关进行核查和监督,进境活动物和动物产品检疫审批的有效期为 3 个月。办理审批后,需更改进境国家和地区、时间、动物或动物产品的种类、数量的,需重新办理审批手续。输出国发生重大疫情时,如国家有关部门发布禁止或限制公告,原审批自动失效。

3. 无须审批的检疫动物产品

无须申请办理检疫审批手续的动物产品主要有:蓝湿(干)皮、已鞣制皮毛、洗净的羽绒、洗净毛、碳化毛、毛条、贝壳类、水产品、蜂产品、蛋制品(不含鲜蛋)、奶制品(鲜奶除外)、熟制肉类产品(如香肠、火腿、肉类罐头、食用高温炼制动物油脂)。

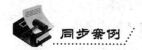 同步案例

美国宾夕法尼亚州一家禽交易市场发生 H5N2 亚型低致病性禽流感。为防止禽流感疫情传入我国,海关总署根据我国《进出境动植物检疫法》等有关法律法规作出下列规定:禁止直接或间接从美国宾夕法尼亚州输入禽类及其产品;停止签发从美国宾夕法尼亚州输入禽类及其产品的"进境动植物检疫许可证",撤销已经签发的从美国宾夕法尼亚州进口禽类及其产品的"进境动植物检疫许可证";凡是来自美国的禽类及其产品进境一经发现,一律作退回或销毁处理。凡违反上述规定者,由海关依照我国有关法律法规的规定处理。

7.1.3 报检要求

(1) 海关总署对入境的动物、动物产品、肉类产品及水产品、动物源性饲料及饲料添加剂实行检疫审批制度,即:进口商在签订动物、动物产品、肉类产品及水产品、动物源性饲料及饲料添加剂的进口合同时,应注意在合同签订前到海关办理检疫审批手续,取得准许入境的"进境动植物检疫许可证"。

(2) 进口商应当在合同或者协议书中订明中国法定的检疫要求,并订明必须附有输出国家或者地区政府动植物检疫机构出具的检疫证书。

(3) 我国规定禁止或限制入境的动物、动物产品及其他检疫物等,还需持特殊审批单报检。

(4) 入境动物产品如用于加工,需申请办理注册登记。海关检查考核其用于生产、加工、存放的场地,符合规定防疫条件的发给注册登记证。

(5) 输入活动物的,海关总署根据输入数量、输出国家的情况和这些国家与我国签订的动物卫生协定书的要求确定是否需要进行境外产地检疫。需进行境外检疫的,要在进口合同中加以明确。

(6) 输入我国的水生动物,必须来自输出国家或者地区官方注册的养殖场。水生动

物在输往我国之前,必须在输出国家或者地区官方机构认可的场地进行不少于 14 天的隔离养殖。输往我国的水生动物在隔离检疫期间,不得与其他野生或者养殖的水生动物接触。

(7) 进口种用/观赏用水生动物、种畜禽以及海关总署批准进境的其他动物,须在临时隔离场实施隔离检疫的,申请单位应在办理审批检疫初审前,向海关申请"进境动物临时隔离检疫场许可证"。

(8) 输入动物遗传物质(哺乳动物精液、胚胎和卵细胞)的,输出国家或者地区的国外生产单位必须经海关注册登记,海关对注册的国外生产单位定期或不定期派出检疫人员进行考核。输入动物遗传物质的使用、单位应当到所在地直属海关备案。

7.1.4　报检时间和地点

1. 报检时间

货主或其代理人应在货物入境前或入境时向口岸海关报检,约定检疫时间。

(1) 输入种畜、禽及其精液、胚胎的,应在入境 30 日前报检。

(2) 输入其他动物的,应在入境 15 日前报检。

(3) 输入上述以外的动物产品在入境时报检。

经现场检疫合格的,允许卸离运输工具,对运输工具、货物外包装、污染场地进行消毒处理并签发入境货物通关单,将货物运往指定存放地点。该批货物未经海关实施检验检疫,不得加工、销售、使用。报检后,经检验检疫合格的,签发入境货物检验检疫证明,准予加工、销售、使用;经检验检疫不合格的,签发检验检疫处理通知书,在海关的监督下,作退回销毁或者无害化处理。

2. 报检地点

货主或其代理人应在检疫审批单规定的地点向海关报检。在检疫审批单中对检疫地点规定的一般原则如下:

(1) 输入动物、动物产品和其他检疫物,向入境口岸海关报检,由口岸海关实施检疫。

(2) 入境后需办理转关手续的检疫物,除活动物和来自动植疫情流行国家或地区的检疫物由入境口岸检疫外,其他均在指运地海关报检并实施检疫。指运地一般为转关货物运输目的地和最终报关地。

(3) 涉及品质检验且在目的港或到达站卸货时没有发现残损的,可在合同约定的目的地向海关报检并实施检验。

7.1.5　报检应提供的单据

货主或代理人在办理进境动物、动物产品及其他检疫物报检手续时,需按检疫要求出具下列有关证单:

① 外贸合同、发票、装箱单、海运提单或空运/铁路运单、产地证等;

② 输出国家或地区官方出具的检疫证书(正本);

③ 输入动物、动物产品的需提供中华人民共和国进境动物检疫许可证,分批进口的,还需提供许可证复印件进行核销;

④ 输入动物的应提供隔离场审批证明;

⑤ 输入动物产品的应提供加工厂注册登记书;

⑥ 以一般贸易方式进境的肉鸡产品报检时还需提供由外经贸部门签发的自动登记进口证明,外商投资企业入境的肉鸡产品,还需提供外经贸主管部门或省级外资管理部门签发的外商投资企业特定商品进口登记证明(复印件);

⑦ 以加工贸易方式入境的肉鸡产品,还应提供由外经贸部门签发的加工贸易业务批准证。

7.1.6　检疫处理

对于检验检疫合格的,由海关出具入境货物检验检疫证明,准予入境。对判定不合格者,出具动物检疫证书,须作检疫处理的,海关出具检验检疫处理通知书,作除害、退回或者销毁处理,经除害处理合格的,准予入境。

7.1.7　检疫监督管理

海关总署和口岸海关对进境动物、动物产品的生产、加工、存放过程,实行检疫监督制度。进境动物需要隔离饲养的,在隔离期间,应当接受口岸海关的检疫监督;对进境动物进行消毒处理的,口岸海关对消毒工作进行监督、指导,并负责出具消毒证书;口岸海关可以根据需要在机场、港口、车站、仓库、加工厂、农场等生产、加工、存放进境动物、动物产品和其他检疫物的场所实施动物疫情监测;进境动植物、动植物产品和其他检疫物,装载动植物、动物产品和其他检疫物的装载容器、包装物,运往保税区(含保税工厂、保税仓库等)的,在进境口岸依法实施检疫;口岸海关可以根据具体情况实施检疫监督;经加工复运出境的,依照《进出境动植物检疫法》及其实施条例的有关规定办理。

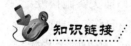
知识链接

检疫处理方法有以下几种:

(1) 辐射。辐射检疫处理技术是利用放射性同位素^{60}CO产生的 γ 射线或电子加速器产生的高能电子或 X 射线对染疫进出口货物进行检疫处理的技术。辐射处理常用的有 γ 射线、X 光、红外线、紫外线、无线电波等。

(2) 熏蒸。熏蒸技术是在能控制的场所、用塑料布覆盖以及能密闭的房间及各种容器内进行毒气杀虫、灭菌,这是植物检疫处理过程中常用的一种处理方法。

(3) 微波杀虫。微波杀虫是一门新兴的技术,特别适合邮检、旅检的除害处理工作需要。方法是将随机抽取的种子样品置于微波炉载物盘上摊开,然后开机进行不同温度和时间的杀虫处理,在达到预定的条件后停机。

7.2　入境植物和植物产品的报检

7.2.1　报检范围

进境植物及植物产品的报检范围为下列三大类：

1. 植物

植物是指栽培植物、野生植物及其种子、种苗及其他繁殖材料等。

2. 植物产品

植物产品是指来源于植物未经加工或者虽然经加工但仍有可能传播病虫害的产品，如粮食、豆、棉花、油、麻、烟草、籽仁、干果、鲜果、蔬菜、生药材、木材和饲料等。

3. 其他检疫物

其他检疫物是指植物性废弃物等，如垫木、麻袋、纸和草帘。

国家禁止进境的植物及植物产品是：①动植物病原体（包括菌种、毒种等）、害虫及其他有害生物；②动植物疫情流行的国家和地区的有关动植物、动植物产品和其他检疫物；③土壤。对此，口岸海关一经发现，将作退回或者销毁处理。

知识链接

判断入境物属"植物"还是"植物产品"的范畴

1. 根据入境物的用途

例如，入境玉米子粒，生产加工使用的以植物产品对待，种植用的以种子对待。

2. 根据入境物的形态

例如，入境观赏植物，虽然没有繁殖的目的，但以活体进境并在入境后的使用过程中，仍以活体植物的形态长期存在，并且以其携带和传播有害生物的能力和机会区别于植物产品，所以归在"植物"的范畴内。

7.2.2　种子、苗木等植物繁殖材料报检

1. 检疫审批

输入植物繁殖材料的，必须事先办理检疫审批手续，并在贸易合同中列明检疫审批提出的检疫要求。

因科学研究、教学等特殊原因，需从国外引进《中华人民共和国进境植物检疫禁止进境物名录》植物繁殖材料的，引种单位、个人或其代理人须按照有关规定向海关总署申请办理特许检疫审批手续。要求引进单位或个人提供上级主管部门的证明，详细说明"特批物"的品名、品种、产地和引进的特殊需要、使用方式以及引进单位具有符合检疫要求的监督管理措施。引进单位办理审批时，按要求填写"进境动植物检疫许可证申请表"，随附申请单位

法人资格证明复印件、详细说明进口禁止入境物的用途及防疫措施的书面申请报告和省部级科研立项报告等证明文件一起交至受理机构。当地海关进行初审,合格后,出具初审意见,加盖公章后报海关总署审批。海关总署根据特批物进境后的特殊需要和使用方式决定批准数量,提出检疫要求,指定进境口岸并委托有关口岸海关核查和监督使用。

引进单位或个人或其代理人因特殊原因引进带有土壤或生长介质的植物繁殖材料,应在贸易合同签订前向海关总署申请办理输入土壤和生长介质的特许检疫审批手续。应在网上提交"进境动植物检疫许可证申请表",随附具有栽培介质的成分检验、加工工艺流程、防止有害生物土壤感染的措施、有害生物检疫报告和申请单位法人资格证明复印件等有关材料。经审查合格,由海关总署签发"进境动植物检疫许可证",并签署进境检疫要求,指定其进境口岸和限定其使用范围和时间。

引进禁止进境以外的种子、种苗和其他植物繁殖材料,货主或其代理人应按照我国引进种子的审批规定,事先向农业农村部,国家林业和草原局,各省植物保护站、林业局等有关部门申请办理"引进种子、苗木检疫审批单"或"引进林木种子、苗木和其他繁殖材料检疫审批单"。转基因产品需到农业部申领许可证。

2. 报检时限和地点

输入植物、种子、种苗及其他繁殖材料的,货主或其代理人应在入境前7天持有关资料向海关报检,预约检疫时间。

3. 报检时应提供的单据

贸易合同、商业发票、装箱单、提(运)单、"进境动植物检疫许可证"或"引进种子、苗木检疫审批单"或"引进林木种子、苗木和其他繁殖材料检疫审批单"、输出国官方植物检疫证书、原产地证等有关文件。

4. 其他检验检疫规定

在植物种子、种苗入境前,经海关实施现场检疫或处理合格的,签发"入境货物通关单"。

入境后需要进行隔离检疫的,须向海关申请隔离场或临时隔离场。

从事进境种苗花卉生产经营的企业,要向所在地海关备案。

引种单位、个人或其代理人应在植物繁殖材料进境前10—15日,将"进境动植物检疫许可证"或"引进种子、苗木检疫审批单"或"引进林木种子、苗木和其他繁殖材料检疫审批单"送入境口岸直属海关办理备案手续。

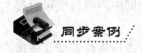
同步案例

退回进境韩国红豆杉并行政处罚案

2019年3月,某公司向Q海关报检一批从韩国进口的东北红豆杉,共计15个集装箱、1 050株,货值15 961美元。申报的栽培介质为无机栽培介质。Q海关工作人员在现场检疫时发现,除集装箱箱门处几株红豆杉根部为无机栽培介质外,其余全部为麻布或塑编袋包裹的新鲜土壤,并且存在大量活体蛴螬及虫卵。针对进境土壤情况,Q 海关向该公司出具《检验检疫处理通知书》,责令对该批货物做退回处理。该批货物已于 2019 年 4 月 20 日全部退回韩国。同时,Q 海关根据《进出境动植物检疫法实施条例》第五十九条第一款第(二)项的规定对该公司不如实申报的违法行为依法实施了行政处罚。

7.2.3　水果、烟叶和茄科蔬菜报检

1. 检疫审批

物主或其代理人应在贸易合同签订前办理申请检疫审批手续,填写"进境动植物检疫许可证申请表",通过进出境动植物检疫许可证管理系统,在网上向当地海关进行申报。审批合格后,可取得"进境动植物检疫许可证"。然后货主、物主或其代理人在入境口岸海关办理检疫手续,经检疫合格后获取"入境货物通关单"。转基因产品须到农业部申领许可证。我国对进口水果的原产国有明确的规定,专门制定了《允许进境水果种类及输出国/地区名录》。因科研、赠送、展览等特殊用途需要进口国家禁止进境水果的,货主或其代理人须事先向海关总署或海关总署授权的检验检疫机构申请办理特许检疫审批手续。

2. 报检时限和地点

货主或其代理人应在入境前持有关资料向海关报检,预约检疫时间。

3. 报检时应提供的单据

贸易合同、商业发票、装箱单、提(运)单、"进境动植物检疫许可证"及输出国官方植物检疫证书、原产地证等有关文件。

4. 其他检验检疫规定

海关依照相关工作程序和标准实施现场检验检疫和实验室检验检疫。

经港澳地区中转进境的水果,货主或其代理人须向经海关总署授权的港、澳中检公司申请中转预检。港、澳中检公司严格按照海关总署的要求,预检后加施新的封识并出具确认证明文件,入境口岸海关凭港、澳中检公司出具的确认证明文件(正本)接受报检。

7.2.4　粮食及其加工品报检

1. 检疫审批

国家对入境粮食实行检疫审批制度,货主或其代理人应在贸易合同签订前办理检疫审批手续。但是,携带有害生物风险较低的产品,无须办理入境检疫审批。无须办理检疫审批的植物产品有粮食加工品(大米、面粉、米粉、淀粉等)和薯类加工品(马铃薯细粉、冷冻马铃薯条、马铃薯淀粉、木薯淀粉等)。货主或其代理人应将"进境动植物检疫许可证"规定的入境粮食检疫要求在贸易合同中列明。转基因产品须向农业部申领许可证。

2. 报检时限和地点

货主或其代理人应当在入境前向入境口岸海关申报。

3. 报检时应提供的单据

贸易合同、商业发票、装箱单、提(运)单、约定的检验方法或成交样品、原产地证等单

据,并根据产品的不同要求,提供"进境动植物检疫许可证"、输出国官方植物检疫证书等有关文件。转基因产品还须交验农业农村部颁发的"农业转基因生物安全证书(进口)""农业转基因生物标识审查认可批准文件"(正本)。

7.2.5 其他植物产品报检

进口原木须附有输出国家或地区官方检疫部门出具的植物检疫证书,证明不带有中国关注的检疫性有害生物或双边植物检疫协定中规定的有害生物和土壤。进口原木带有树皮的应当在输出国家或地区进行有效的除害处理,并在植物检疫证书中注明除害处理方法以及使用药剂、剂量、处理时间和温度。进口原木不带树皮的,应在植物检疫证书中做出声明。

进口干果、干菜、原糖、天然树脂、土产类、植物性油类产品等,货主或其代理人应根据货物不同的种类进行不同的报检准备。如干辣椒等,在货物入境前事先提出申请,办理检疫审批手续,取得许可证。在进口上述货物前应持合同、输出国官方出具的植物检疫证书向海关报检,约定检疫时间,经海关实施现场检疫、实验室检疫合格或经检疫处理合格的,签发"入境货物检验检疫证明",准予入境销售或使用。

进口植物性油类及植物性饲料,包括草料、颗粒状或粉状成品饲料原料和配料以及随动物出入境的饲料,货主或其代理人在进口上述货物前,持合同、发票、输出国官方植物检疫证书等有关资料向海关报检,约定检验检疫时间。到货后,经海关实施现场和实验室检疫合格的,签发"入境货物检验检疫证明",准予入境。

7.2.6 转基因产品报检

"转基因产品"是指国家《农业转基因生物安全管理条例》规定的农业转基因生物及其他法律法规规定的转基因生物与产品,包括通过各种方式(包括贸易、来料加工、邮寄、携带、生产、代繁、科研、交换、展览、援助、赠送以及其他方式)进出境的转基因产品。海关总署对进境转基因动植物及其产品、微生物及其产品和食品实行申报制度。

1. 进境转基因产品的报检

货主或其代理人在办理进境报检手续时,应当注明是否为转基因产品。申报为转基因产品的,除按规定提供有关单证外,还应当提供法律法规规定的主管部门签发的"农业转基因生物安全证书"和"农业转基因生物标识审查认可批准文件"。

对于实施标识管理的进境转基因产品,海关核查标识,符合"农业转基因生物标识审查认可批准文件"的,准予进境;不按规定标识的,重新标识后方可进境,未标识的,不得进境。

对列入实施标识管理的农业转基因生物目录(国务院农业行政主管部门制定并公布)的进境转基因产品,海关酌情实施以下项目检测:如申报是转基因的,实施转基因项目的符合性检测;如申报是非转基因的,海关进行转基因项目抽查检测;对实施标识管理的农业转基因生物目录以外的进境动植物及其产品、微生物及其产品和食品,海关可根据情况实施转基因项目抽查检测。

海关按照国家认可的检测方法和标准进行转基因项目检测。经转基因检测合格的,准

予进境。如有下列情况之一的,海关通知货主或其代理人作退货或者销毁处理:

① 申报为转基因产品,但经检测其转基因成分与批准文件不符的;

② 申报为非转基因产品,但经检测其含有转基因成分的;

③ 进境供展览用的转基因产品,须获得法律法规规定的主管部门签发的有关批准文件后方可入境,展览期间应当接受海关的监管,展览结束后,所有转基因产品必须作退回或者销毁处理,如因特殊原因,需改变用途的,须按有关规定补办进境检验检疫手续。

2. 过境转基因产品的报检

过境的转基因产品,货主或其代理人应当事先向海关总署提出过境许可申请,并提交以下资料:①"转基因产品过境转移许可证申请表";②输出国家或者地区有关部门出具的国(境)外已进行相应的研究证明文件或者已允许作为相应用途并投放市场的证明文件;③转基因产品的用途说明和拟采取的安全防范措施;④其他相关资料。

海关总署自收到申请之日起 20 日内做出答复,对符合要求的,签发"转基因产品过境转移许可证"并通知进境口岸海关;对不符合要求的,签发不予过境转移许可证,并说明理由。

过境转基因产品进境时,货主或其代理人须持规定的单证和过境转移许可证向进境口岸海关申报,经海关审查合格后,准予过境,并由出境口岸海关监督其出境,对改换原包装及变更过境线路的过境转基因产品,应当按照规定重新办理过境手续。

7.2.7　重新申请检疫审批的情况

办理进境检疫审批手续后,有下列情况之一的,货主、物主或其代理人应当重新申请办理检疫审批手续。

(1) 变更进境物的品种或者数量的。

(2) 变更输出国家或者地区的。

(3) 变更进境口岸的。

(4) 超过检疫审批有效期的。

7.2.8　检疫监督管理

海关总署和口岸海关对进境植物、植物产品的生产、加工、存放过程实行检疫监督制度。进境植物和植物种子、种苗及其他繁殖材料,需要隔离种植的,在隔离期间,应当接受口岸海关的检疫监督;对进境植物检疫需要进行熏蒸、消毒处理的,由口岸海关对熏蒸、消毒工作进行监督、指导,并负责出具熏蒸、消毒证书;口岸海关可根据需要,在机场、港口、车站、仓库、加工厂、农场等生产、加工、存放进境植物、植物产品和其他检疫物的场所实施植物疫情监测,有关单位应当配合;进境植物、植物产品和其他检疫物,装载植物、植物产品和其他检疫物的装载容器、包装物,运往保税区(含保税工厂、保税仓库等)的,在进境口岸依法实施检疫;口岸海关可以根据具体情况实施检疫监督;经加工复运出境的,依照《进出境动植物检疫法》及其实施条例的有关规定办理。

7.3 入境机电产品的报检

7.3.1 报检范围

入境机电产品报检的范围可以分为以下三大类。

1. 机电产品

机电产品是指机械设备、电气设备、交通运输工具、电子产品、电器产品、仪器仪表、金属制品等及其零部件、元器件。机电产品的种类多、范围广。在原外经贸部机电产品进出口司编制的《机电产品进出口统计工作手册》中,列出了"机电产品的目录",明确了机电产品的范围。

2. 旧机电产品

所谓"旧机电产品",是指具有下列情形之一的机电产品。

(1) 已经使用(不含使用前测试、调试的设备),仍具备基本功能和一定使用价值的。

(2) 未经使用,但超过质量保证期(非保修期)的。

(3) 未经使用,但存放时间过长,部件产生明显有形损耗的。

(4) 新旧部件混装的。

(5) 经过翻新的,如旧压力容器类、旧工程机械类、旧电器类、旧车船类、旧印刷机械类、旧食品机械类、旧农业机械类等。

3. 电池产品

电池产品是指用于汽车、玩具、电器产品的各种电瓶、蓄电池、铝电池等。

7.3.2 入境机电产品的强制性认证

强制性产品认证,又称 CCC(China Compulsory Certification)认证,简称 3C 认证,是中国政府为保护广大消费者的人身健康和安全,保护环境、保护国家安全,依照法律法规实施的一种产品评价制度,它要求入境机电产品必须符合国家标准和相关技术规范。凡列入《强制性产品认证目录》的入境机电产品,必须经过指定的认证机构认证合格,取得指定认证机构颁发的认证证书,并加施认证标志之后,方可出厂、销售、进口或者在其他经营活动中使用。

1. 主管机构

国家认证认可监督管理委员会主管全国认证认可工作,负责全国强制性产品认证制度的管理和组织实施工作。地方各级质量技术监督部门和各地海关按照各自职责,负责对所辖地区《强制性产品认证目录》中产品实施监督,对强制性产品认证违法行为进行查处。

2. 认证程序

(1) 认证申请和受理。这是认证程序的起始环节。由申请人向指定的认证机构提出正式的书面申请,按认证实施规则和认证机构的要求提交技术文件和认证样品,并就有关事宜与认证机构签署有关协议(与申请书合并亦可)。

认证申请人可以是产品的生产者、进口商和销售者。当申请人不是产品的生产者时,申请人应就认证实施事宜与产品的生产者签署有关文件,对文件审查、样品检测、工厂审查、标志使用以及获证后的监督等事宜做出安排。申请人也可以委托代理人代理认证申请,但代理人须获得国家认监委的注册资格。

(2)认证审核。认证机构对于受理申请作出决定,如果接受,则应根据认证实施规则的要求安排试验、工厂审查和抽样检测等活动。认证机构应根据检测和工厂审查结果进行评价,做出认证决定并通知申请人,向获得认证的产品颁发中国国家强制性产品认证证书并加施中国强制认证 CCC 标志。原则上,自认证机构受理认证申请之日起到作出认证决定的时间不超过 90 日,认证证书有效期为 5 年。

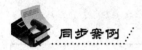 同步案例

2019 年,某公司向深圳文锦渡海关申报进口一批电源适配器,总计 400 台,货值为 1.24 万美元,属《强制性产量品认证目录》内商品。认证证书等报检随附资料完整,未发现并常,检验检疫工作人员对该批商品进行查验时发现,产品并未加施 CCC 标志。文锦渡海关根据检验情况判定该批商品不合格,出具检验检疫处理通知书,对其实施退运处理,并加强对该企业进口《强制性产品认证目录》内商品检验。

3. 认证后的监督管理

国家认证认可监督委员会指定的认证机构按照具体产品认证实施规则的规定,对其颁发认证证书的产品及其生产企业实施跟踪检查。

如果认证证书持有人不能满足《强制性产品认证目录》中产品认证适用的国家标志、技术规则或者认证实施规则变更要求的,或者认证证书超过有效期并且没有申请延期使用的,或者获得认证证书的产品不再生产的,或者认证证书的持有人申请注销的,应当注销认证证书。

如果认证证书持有人未按规定使用认证证书和认证标志的,或者认证证书持有人违反《强制性产品认证目录》中产品认证实施规则和指定的认证机构要求的,或者监督结果证明产品不符合《强制性产品认证目录》中产品认证实施规则要求的,但不需要立即撤销认证证书的,应当责令暂时停止使用认证证书。如果在认证证书暂停使用的期限内,认证证书持有人未采取纠正措施的,或者监督结果证明产品出现严重缺陷的,或者获得认证的产品出现严重缺陷而导致重大质量事故的,应当撤销认证证书。

申请人和认证证书持有人对指定认证机构的认证决定有异议的,可向做出认证决定的认证机构提出投诉、申诉,对认证机构处理结果仍有异议的,可向国家认证认可监督委员会申诉。

7.3.3 进口旧机电产品的报检要求

1. 进口旧机电产品备案

根据自 2003 年 10 月 1 日起施行的《进口旧机电产品检验监督程序规定》,进口旧机电产品的收货人或者其代理人应当在旧机电产品进口到货 90 日前,向所在地直属海关申请办理备案手续或是向所在地直属海关申请备案初审后,向海关总署办理备案手续。

进口旧机电申请备案时,申请人应提交以下资料:①进口旧机电产品备案申请书(申请人核盖公章、法定代表人签章)(见表 7-1);②进口旧机电产品清单(申请人核盖公章);③申请人、收货人、发货人营业执照或者注册登记文件(复印件,申请人核盖公章);④贸易合同或者协议(复印件,申请人核盖公章)。进口用于销售、租赁或者维修等用途且国家实施强制性产品认证制度、进口质量许可管理以及有其他规定要求的旧机电产品的,备案申请人申请备案时必须提供相应的证明文件。

表 7-1 进口旧机电产品备案申请书

进口旧机电产品备案申请书
申请号:
申请人名称及地址:
联系人姓名:　　　　　　电话:　　　　　　　　传真:
收货人名称及地址:
发货人名称及地址:
备案产品名称、型号:
备案产品数量:　　　　　　　　　　　　　　　　备案产品金额:
备案产品产地、所在地:　　　　　　　　　　　　备案产品制造日期:
备案产品的用途:□企业自用　　□市场销售　　　□其他
根据《进口旧机电产品检验监督管理办法》的有关规定,特就上述拟进口的旧机电产品申请备案,随附单证(共　页)。
□申请人营业执照(复印件)　　　　　　　□收货人营业执照(复印件)
□发货人营业执照(复印件)　　　　　　　□合同(协议)
□国家允许进口证明文件(复印件)　　　　□装运前预检验申请书
□拟进口旧机电产品清单(包括:名称、编码、数量、规格型号、产地、制造日期、制造商、新旧状态、价格、用途)
□其他资料
申请人(单位)郑重声明:
上述填写内容及随附单证正确属实,如申请备案产品须实施装运前预检验,本人(单位)将遵照《进口旧机电产品检验监督管理办法》有关规定执行,并提供必要的检验条件。
申请人(单位章):
代表人:
申请日期:　年　月　日

备案申请经审核合格后,由备案机构予以备案,对需要实施装运前预检验的,备案机构出具进口旧机电产品装运前预检验备案书;对不需要实施装运前预检验的,备案机构出具进口旧机电产品免装运前预检验证明书。

2. 装运前预检验

对海关总署签发进口"旧机电产品备案申请书"的进口旧机电产品,由海关总署指定直属海关组织实施装运前预检验;对直属海关签发"进口旧机电产品备案申请书"的进口旧机电产品,由直属海关负责组织实施装运前预检验。进口旧机电产品装运前预检验申请书详见表7-2。

表 7-2　进口旧机电产品装运前预检验申请书

申请单位名称及地址:
联系人姓名:　　　　电话:　　　　传真:

收货人名称及地址:

发货人名称及地址:
产品名称、型号:
产品数量:　　　　　　　　　产品金额:
产品产地/启运地:　　　　　　产品制造日期:

拟进口日期:　年　月至　年　月　　　入境口岸:
产品的用途:□企业自用(用于生产/制造产品)　　　□市场销售
　　　　　　□其他
　　根据《进口旧机电产品检验监督管理办法》的有关规定,特就上述拟进口的旧机电产品向贵局申请装运前预检验,并随附:
　　□拟进口旧机电产品清单　　□邀请函　　□其他资料

　　代表人:

　　　　　　　　　　　　　　　　　　　　申请单位(公章):

　　　　　　　　　　　　　　　　　　　　申请日期:　　年　月　日

装运前预检验人员应当事先收集和掌握进口旧机电产品的用途、性能、检验技术规范等资料,确定检验项目和检验方法,制订检验方案,并根据检验方案开展装运前预检验工作。现场检验后,对于检验发现与检验依据不符,经采取技术措施可消除的,装运前预检验人员应当要求进口旧机电产品的贸易关系人作出技术处理。收货人应当确保经整改后的旧机电产品符合我国有关安全、卫生、环境保护的国家技术规范的强制性要求,并作出相应的承诺。

对于检验发现与检验依据不符,采取技术措施无法消除的,装运前预检验人员应当通告收货人,该不合格旧机电产品将不被允许进入中国。

最后,审核符合装运前预检验规定程序的,由直属海关向进口旧机电产品的收货人签发"进口旧机电产品装运前预检验证书",加注"本证书仅代表该进口旧机电产品已按规定的程序和要求等实施了装运前预检验,装运前预检验的结果由装运前预检验实施机构负责"字样。

3. 到货检验

进口旧机电产品运抵口岸后,收货人或者其代理人应当持"免预检验证明书"(正本)或者"进口旧机电产品备案申请书"(正本)、"装运前预检验报告"(正本)和"装运前预检验证书"(正本)以及其他必要单证办理进口报检手续。

口岸海关受理报检后,核查单证,必要时口岸海关按照规定实施现场查验,符合要求的,签发入境货物通关单,并在入境货物通关单上注明为旧机电产品;对判为不合格的进口旧机电产品,由海关出具入境货物检验检疫证书,并责令收货人退货、销毁或者按照有关规定处理。

需异地实施检验的,入境口岸海关签发入境货物通关单后,应当及时将核销完毕的免预检验证明书(正本)及其正本附页或者进口旧机电产品备案申请书(正本)及其正本附页、装运前预检验报告(正本)和装运前预检验证书(正本),以及其他报检资料及入境货物通关单第三联寄送使用地海关。

4. 监督管理

海关对进口旧机电产品销售、使用过程中安全、卫生和环境保护项目进行监测,并对收用货单位销售、使用进口旧机电产品的活动实施监督管理。对进口旧机电产品在使用过程中造成严重安全、卫生和环保事故的,海关总署可以责令停止使用,通报有关部门处理,并按照有关风险预警及快速反应管理规定,停止相同和类似进口旧机电产品备案。

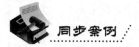

同步案例

2019 年 9 月 1 日,江苏无锡海关在对一批进口机电实施现场查验时,发现一批货值约为 3 万欧元的旧机电设备。该设备有明显的使用痕迹,外壳存在大面积锈蚀,部件有明显损耗,经检验认定为旧机电产品。检验人员立即封存货物,并通知进口企业。企业人员到场后,确认该设备确为旧机电产品,但自己在供应商发货前也不知情,所以没有进行相应的备案。

根据机电设备检验监管的有关规定,对于无任何备案文件的进口旧机电产品,检验检疫部门将依法实施退运处理。

7.3.4 进口电池产品的报检

1. 进口电池产品备案

原中国轻工总会等 9 个国务院原部委局联合下发了《发布〈关于限制电池产品汞含量的规定〉的通知》,规定自 2001 年 1 月 1 日起,进出口电池产品汞含量由商检部门实施强制性检验,进出口电池实行备案和汞含量年度专项检测制度。汞含量专项检测由海关总署核准实施进出口电池产品汞含量检测的实验室实施并出具电池产品汞含量检测合格确认书。确认书的有效期为一年,受理备案申请的海关凭该确认书审核换发进出口电池产品备案书。进口电池产品的收货人或其代理人在报检时应提供进出口电池产品备案书。

(1) 备案的受理时限和地点。进口电池产品的备案申请人(制造商、进口商或进口代理商等)在电池产品进口前应当向相关入境口岸或目的地海关申请备案。出口电池产品的制造商在电池产品出口报检前应当向所在地海关申请备案。

(2) 备案所需主要单据:①进出口电池产品备案申请表(见表 7-3)。②法定代表人授权经办人员办理备案的委托授权书。③进口电池产品的进口商或进口代理商、出口电池产品制造商的企业法人营业执照（复印件）。④进口电池产品制造商对其产品汞含量符合中国法律法规的声明。电池制造商对电池产品的结构、电化学体系、品牌、规格型号、产地、外观及标记的文字说明。⑤海关要求提供的其他资料。

表7-3　进出口电池产品备案申请表

申请单位	名称					
	地址					
	法人代表			联系人		
	电话		传真		邮政编码	
	营业执照编号					
制造商	名称					
	地址					
	法人代表			联系人		
	电话		传真		邮政编码	
	营业执照编号					
备案产品	名称					
	品牌					
	型号规格					
	H.S编码					
	含汞量					
	产地					

随附单据（划"对勾"） ＊申请单位营业执照 ＊授权委托书 ＊制造商营业执照（复印件） ＊制造商声明 ＊产品描述 备注：	申请人郑重声明： 1. 本人被授权申请备案 2. 上列填写内容及随附单据正确属实 签名
以上由申请人填写　　以下由检测实验室、海关填写	
电池种类审核：＊含汞 　　　　　　　＊不含汞 电池含汞量检测结果： 检测合格确认书编号： 检测实验室： 　　　　　　（审核部门） 　　　　　年　月　日	海关意见： 备案书编号： 　　　　　　（签、章） 　　　　　年　月　日

2. 进口电池产品的报检要求

(1) 报检时限和地点。进口电池产品的报检人在商品入境前或入境时向报关地海关办理报检通关手续；进境货物通关放行后20天内，向目的地海关申请检验。出口时，报检人最迟应在电池产品出口报关或装运前7天，向产地海关报检。

(2) 报检需提交的单据：

① 出/入境货物报检单、合同、发票、装箱单等常规报检单据。

② 进出口电池产品备案书(正本)或其复印件。

③ 出口到非洲的电池(包括光身电池)需要提供单独备案书。

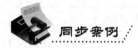
同步案例

2019年10月20日，二连浩特海关工作人员对入境的蒙古国车辆进行检查时，发现该车后座后面有布料遮挡，执法人员揭开布料进一步检查时发现布料下有汽车用废旧铅酸蓄电池10个，约重185公斤。

据悉，废旧蓄电池被称为"黑色污染"，是最危险的固体废弃物之一。废旧铅酸蓄电池走私入境后多被用于回炉炼制铅金属，这种炼制对环境污染严重并且对人体危害也很大，因此废旧铅酸蓄电池是我国禁止进口的商品之一。但是国内不少小作坊为了眼前的经济利益，购买废旧铅酸蓄电池自己炼制，这使得国内废旧铅酸蓄电池市场价格比蒙古国高不少，因此不少货主为了赚取差价在车辆中央夹带废旧铅酸蓄电池。

7.4 入境食品的报检

7.4.1 报检范围

1. 进口食品

进口食品是指进口的各种供人食用或者饮用的成品和原料以及按照传统既是食品又是药品的物品，但是不包括以治疗为目的的食品。

2. 食品添加剂

根据原《食品卫生法》的规定，食品添加剂是为改善食品色、香、味等品质，以及为防腐和加工工艺的需要而加入食品中的人工合成或者天然物质。目前，我国食品添加剂有23个类别2 000多个品种，包括酸度调节剂、抗结剂、消泡剂、抗氧化剂、漂白剂、膨松剂、着色剂、护色剂、酶制剂、增味剂、营养强化剂、防腐剂、甜味剂、增稠剂、香料等。

3. 食品的包装材料和容器

食品的包装材料和容器，指包装、盛放食品或者食品添加剂用的纸、竹、木、金属、搪瓷、陶瓷、塑料、橡胶、天然纤维、化学纤维、玻璃等制品和直接接触食品或者食品添加剂的涂料。

4. 生产食品用工具及设备

生产食品用工具及设备是指在食品或者食品添加剂生产、流通、使用过程中直接接触食品或者食品添加剂的机械、管道、传送带、容器、用具、餐具等。

7.4.2　报检要求

（1）标签审核。食品标签，是指在食品包装容器上或附于食品包装容器上的一切附签、吊牌、文字、图形、符号说明物。预包装食品，指预先定量包装或者制作在包装材料和容器中的食品。

食品和添加剂的标签、说明书，不得含有虚假、夸大的内容，不得涉及疾病预防、治疗功能。生产者对标签、说明书上所载明的内容负责。食品和食品添加剂的标签、说明书应当清楚、明显，容易辨识。食品和食品添加剂与其标签、说明书所载明的内容不符的，不得上市销售。

入境的预包装食品应当有中文标签、中文说明书。标签、说明书应当符合《食品安全法》以及我国其他有关法律、法规的规定和食品安全国家标准的要求，载明食品的原产地以及境内代理商的名称、地址、联系方式。预包装食品没有中文标签、中文说明书或者标签、说明书不符合《食品安全法》规定的，不得入境。

目前海关对食品的标签审核，与入境食品检验检疫结合进行。入境食品标签审核的内容包括：标签的格式、版面以及标注与质量有关的内容是否真实、准确。经审核合格的，在按规定出具的检验证明文件中加注"标签经审核合格"。

（2）凡以保健食品名义报检的入境食品必须报国家食品药品监督管理总局审批合格后方准入境。凡取得保健食品批号的入境保健食品，在入境时须增做功能性复核实验项目，否则一律不予签发卫生证书。

（3）进口尚无食品安全国家标准的食品，或者首次进口食品添加剂新品种、食品相关产品新品种，进口商应当向国务院卫生行政部门提出申请并提交相关的安全性评估材料。国务院卫生行政部门依照《食品安全法》第四十四条规定作出是否准予许可的决定，并及时制定相应的食品安全国家标准。

（4）向我国境内出口食品的出口商或者代理商应当向国家出入境检验检疫部门备案。向我国境内出口食品的境外食品生产企业应当经国家出入境检验检疫部门注册。国家出入境检验检疫部门应当定期公布已经备案的出口商、代理商和已经注册的境外食品生产企业名单。

（5）进口商应当建立食品进口和销售记录制度，如实记录食品的名称、规格、数量、生产日期、生产或者进口批号、保质期、出口商和购货者名称及联系方式、交货日期等内容。食品进口和销售记录应当真实，保存期限不得少于 2 年。

7.4.3　进口的食品、食品添加剂以及与食品相关产品的报检

当进口食品入境时，报检人应提供进口贸易合同、国外发票、装箱单、提（运）单、进口食品原产地证书和"进口食品标签审核证书"以及输出国使用的农药、化肥、除草剂、熏蒸剂和

生产食品的原料、添加剂、加工方法等有关资料及标准,向报关地海关办理报检手续。申请利用新的食品原料从事食品生产或者从事食品添加剂新品种、与食品相关的产品新品种生产活动的单位或者个人,应当向国务院卫生行政部门提交相关产品的安全性评估材料。

海关根据我国食品安全国家标准对进口的食品、食品添加剂以及食品相关产品进行检疫,经检疫合格后签发入境货物通关单,海关凭其放行。对申请利用新的食品原料从事食品生产或者从事食品添加剂新品种、与食品相关的产品新品种生产活动的单位或者个人,国务院卫生行政部门对其安全性评估材料进行审查,符合食品安全要求的,依法准予许可并予以公布。

7.4.4　进口保健食品报检

保健食品是指声称具有特定保健功能或以补充维生素、矿物质为目的的食品,即适宜特定人群食用,具有调节机体功能,不以治疗疾病为目的,并且对人体不产生任何急性、亚急性或慢性危害的食品,在中国保健食品分为营养素补充剂和功能性保健食品两大类。

以保健食品名义进口食品时,除了要按照食品的进口方法进行报检之外,还要先向国家食品药品监督管理总局申请进口保健食品批件,获得保健食品批准证书,然后才能办理进关等手续。

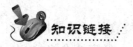 **知识链接**

保健食品与普通食品、药品的区别如表7-4所示。

表7-4　保健食品与普通食品、药品的区别

项目	保健食品	普通食品	药品
功能	调节人体的机能,具有特定的保健功能	不强调特定功能	应当有明确的治疗目的以及相应的适应证和功能主治
适用人群	特定人群食用	普遍人群食用	特定症状的病人
用量	具有规定的每日服用量	无规定的食用量	有严格的食用量
生产批准文号	国食健字	无批准文号	国药准字

7.4.5　报检所需单据

(1) 报检人按规定提供相关外贸单据,如合同、发票、装箱单、提(运)单等;

(2) 入境食品原产地证书;

(3) 输出国使用的农药、化肥、除草剂、熏蒸剂及生产食品的原料、添加剂、加工方法等有关资料及标准。

7.4.6　入境食品换证

入境食品经营企业(指入境食品的批发、零售商)在批发、零售入境食品时应持有当地海关签发的入境食品卫生证书。入境食品在口岸检验合格取得卫生证书后再转运内地销

售时,入境食品经营企业应持口岸海关签发的入境食品卫生证书正本或副本到当地海关换取卫生证书。申请换证时注明需换领证书的份数。

7.4.7　监督管理

1. 建立食品进口和销售记录制度

进口商应当建立食品进口和销售记录制度,如实记录食品的名称、规格、数量、生产日期、生产或者进口批号、保质期、出口商和购货者名称及联系方式、交货日期等内容。食品进口和销售记录应当真实,保存期限不得少于两年。

食品进口商可通过纸质或电子"入境食品进口、销售记录表"登记和保存入境食品进口、销售记录。检验检疫部门对食品进口商入境食品进口、销售记录做不定期抽查,抽查结果作为企业信用管理的一项重要考评指标,将直接影响对其所进口食品的检验监管方式。

2. 风险预警或者控制措施

根据我国《食品安全法》第九十五条规定,境外发生的食品安全事件可能对我国境内造成影响,或者在进口食品中发现严重食品安全问题的,国家出入境检验检疫部门应当及时采取风险预警或者控制措施,并向国务院卫生行政、农业行政、工商行政管理和国家食品药品监督管理部门通报。接到通报的部门应当及时采取相应措施。

3. 备案与注册制度

根据我国《食品安全法》第九十六条规定,向我国境内出口食品的出口商或者代理商应当向国家出入境检验检疫部门备案,向我国境内出口食品的境外食品生产企业应当经国家出入境检验检疫部门注册。已经注册的境外食品生产企业提供虚假材料,或者因其自身的原因致使相关进口食品发生重大食品安全事故的,国家出入境检验检疫部门应当撤销注册并公告。国家出入境检验检疫部门应当定期公布已经备案的境外出口商、代理商和已经注册的境外食品生产企业名单。

4. 违反法律法规及相关规定的处理

(1) 进口不符合我国食品安全国家标准的食品,进口尚无食品安全国家标准的食品或首次进口食品添加剂新品种、与食品相关的产品新品种未经过安全性评估的,违反《食品安全法》规定之一的,违法生产经营的食品货值金额不足一万元的,并处二千元以上五万元以下罚款;货值金额一万元以上的,并处货值金额五倍以上十倍以下罚款;情节严重的,吊销许可证。

(2) 进口商未建立并遵守食品进口和销售记录制度的,由有关主管部门按照各自职责分工,责令改正,给予警告;拒不改正的,处二千元以上二万元以下罚款;情节严重的,责令停产停业,直至吊销许可证。

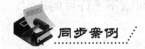
同步案例

销毁不合格进口蜂蜜案

2018年8月,A公司向L海关报检了一批从西班牙进口的蜂蜜。L海关按规定抽取样品进行了菌落总数、大肠菌群等项目的检测。菌落总数检测结果的最高值超过我国相关食品安全国家标准 11 倍。L 海关依据《进出口商品检验法》及其实施条例、《进出口食品安全管理办法》第十八条第二款等相关规定，出具了"检验检疫处理通知书"，通知 A 公司对该批蜂蜜进行退运或销毁。西班牙出口商对检测结果提出质疑，并委托中国某第三方检测公司对问题蜂蜜进行抽样检测，检测结果菌落总数不合格。2019 年 5 月，A 公司在 L 海关执法人员现场监督下采用倾倒、掩埋方式对该批货物进行了销毁。

7.5　入境化妆品的报检

7.5.1　报检范围

化妆品是指以涂、擦散布于人体表面任何部位（皮肤、毛发、指甲、口唇等）或口腔黏膜，以达到清洁、护肤、美容和修饰目的的产品。

7.5.2　生产企业卫生注册登记

1. 进口化妆品国外生产企业注册许可条件

进口化妆品国外生产企业注册许可的条件主要有：申请注册的国外生产企业所在国家（地区）的公共卫生管理体系须经国家认证认可监督管理局评估合格；申请注册的国外生产企业应提供必要的资料，证明向中国输出的化妆品所用动植物原料来自非疫区；申请注册的国外生产企业应是经所在国家（地区）主管当局批准的并在其有效监管之下的企业，其卫生条件应符合中国法律法规和标准规范的有关规定。

2. 进口化妆品国外生产企业注册许可程序

（1）申请单位向国家认监委提出申请并提交有关材料，其主要有：本国（地区）公共卫生等方面的法律、法规，所在国（地区）主管当局机构设置、人员情况及法律法规执行有效性方面的书面资料；申请注册的国外生产企业名单；所在国（地区）主管当局对被推荐企业的公共卫生实际情况的评审报告；企业的有关资料（厂区、车间、冷库平面图，工艺流程图等）。

（2）国家认监委根据申请单位提交的材料是否齐全、是否符合法定形式作出受理或不予受理的决定，并按规定出具书面凭证。

（3）国家认监委按规定对申请材料的内容进行具体审查，符合要求的，派出评审组对所推荐的国外生产企业进行实地评审。

（4）国家认监委根据评审的结果，自受理之日起 20 日内作出许可或不予许可的决定。准予许可的，于 10 个工作日内公布名单；不予许可的，书面说明理由。

7.5.3　入境化妆品的标签审核

化妆品标签审核，是指对进出口化妆品标签中标示的反映化妆品卫生质量状况、功效成分等内容的真实性、准确性进行符合性检验,并根据有关规定对标签格式、版面、文字说明、图形、符号等进行审核。

符合以下情况列入化妆品标签审核的范围:①列入《海关实施检验检疫的进出口商品目录》的化妆品;②其他法律、法规规定必须由海关实施检验的化妆品;③国际条约、双边协议要求检验的化妆品。

海关总署对材料和审核意见及检验结果进行审核,作出准予许可或者不准予许可的决定。对准予许可的,于 10 个工作日内,由海关总署颁发进出口化妆品标签审核证书。

7.5.4　入境化妆品的标识管理

化妆品标识是指用以表示化妆品名称、品质、功效、使用方法、生产和销售者信息等有关文字、符号、数字、图案以及其他说明的总称。根据 2008 年 9 月 1 日起施行的《化妆品标识管理规定》,由县级以上地方质量技术监督部门在其职权范围内负责本行政区域内化妆品标识的监督管理工作。化妆品名称一般由商标名、通用名和属性名三部分组成,并符合下列要求。

(1) 商标名应当符合国家有关法律、行政法规的规定。商标名即商标,是指任何能够将自然人、法人或者其他组织的商品与他人的商品区别开的可视性标志,包括文字、图形、字母、数字、三维标志和颜色组合,以及上述要素的组合。

(2) 通用名应当准确、科学,不得使用明示或者暗示医疗作用的文字,但可以使用表明主要原料、主要功效成分或者产品功能的文字。

(3) 属性名应当表明产品的客观形态,不得使用抽象名称;约定俗成的产品名称,可省略其属性名。

(4) 化妆品标识应当标注化妆品的实际生产加工地。

(5) 化妆品标识应当标注生产者的名称和地址。生产者名称和地址应当是依法登记注册、能承担产品质量责任的生产者的名称、地址。

(6) 化妆品标识应当清晰地标注化妆品的生产日期和保质期或者生产批号和限期使用日期。

(7) 化妆品标识应当标注净含量。净含量的标注依照《定量包装商品计量监督管理办法》执行。液态化妆品以体积标明净含量;固态化妆品以质量标明净含量;半固态或者黏性化妆品,用质量或者体积标明净含量。

(8) 化妆品标识应当标注全成分表。标注方法及要求应当符合相应的标准规定。化妆品成分是指生产者按照产品的设计,有目的地添加到产品配方中的化学物质,如表面活性剂、增稠剂、PH 调节剂、色素、防晒剂、调理剂和保湿、抗皱、祛斑等功效物质原料。

(9) 化妆品标识应当标注企业所执行的国家标准、行业标准号或者经备案的企业标准号。

(10) 化妆品根据产品使用需要或者在标识中难以反映产品全部信息时,应当增加使用说明。使用说明应通俗易懂,需要附图时须有图例示。

7.5.5 报检要求

1. 报检时间

进口化妆品入境时,进口化妆品经营者或其代理人在规定的时间内向当地的海关办理报检手续。

2. 报检所需单证

(1) 合同、发票、装箱单、提(运)单等相关外贸单据。

(2) 进出口化妆品标签审核证书。

(3) 从发生疯牛病的国家或地区进口化妆品,有关进口商必须向口岸海关提供输出国或地区官方出具的动物检疫证书,说明该化妆品不含有牛、羊的脑及神经组织、内脏、胎盘和血液(含提取物)等动物源性原料成分。

3. 进口化妆品报检的一些特例

(1) 从法国进口的化妆品:①进口不含任何牛羊动物源性原料成分的化妆品(A 类产品)时,须提供法国香水美容化妆品工业联合会化妆品证书(格式一);②进口含有牛羊动物源性原料成分的化妆品(B 类产品)时,须提供法国香水美容化妆品工业联合会化妆品证书(格式二)及使用的牛羊动物源性原料(含提取物)的风险分析报告和加工工艺等相关材料(同一国家的产品在同一口岸报检时,相同原料的风险分析报告可只提供一次)。

(2) 从以色列进口化妆品:①进口不含任何牛羊动物源性原料成分的化妆品(A 类产品)时,须提供以色列卫生部药品管理局化妆品证书(格式一);②进口不含任何牛羊动物源性原料成分的化妆品(B 类产品)时,须提供以色列卫生部药品管理局化妆品证书(格式二)及使用的牛羊动物源性原料(含提取物)的风险分析报告和加工工艺等相关材料(同一国家的产品在同一口岸报检时,相同原料的风险分析报告可只提供一次)。

(3) 从日本进口化妆品原料:①进口非禁用的牛羊动物源性化妆品原料时,须提供日本官方出具的检疫证书(格式一)和风险分析报告(相同原料的风险分析报告在同一口岸可提供一次)。②进口含非牛羊动物源性化妆品原料时,须提供官方出具的检疫证书(格式二)。③进口非动物源性的化妆品原料时,无须出口国出具证书,但要求生产厂商提供非动物源性产品声明。

4. 加贴检验检疫标志

经检验检疫合格的,签发"入境货物检验检疫证明",货主或其代理人凭"入境货物检验检疫证明"申领检验检疫标志,并在检验人员的监督下加贴后,方可销售、使用,经检验检疫不合格的,签发"检验检疫处理通知书"。安全卫生指标不合格的,由海关责令当事人销毁或退货;其他项目不合格的,必须在海关的监督下进行技术处理,经重新检验合格后,方可销售或使用;不能进行技术处理或者经技术处理后,重新检验仍不合格的,责令其销毁或退货。

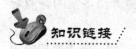
知识链接

辨别正规的进口化妆品五部曲:①看产品的中文标签。进口到中国的化妆品标签所用文字应是规范的汉字,可以同时使用汉语拼音或外文。②看进口化妆品检验检疫相关的合格证书。③看产品批准文号,进口的普通化妆品应在上市前向卫生部门申请备案,经审核准予备案的,卫生部门发给备案凭证。④看是否有经销商、进口商、在华代理商在我国依法登记注册的名称和地址。⑤看激光标志。

7.6 入境木质包装的报检

7.6.1 木质包装的概念

根据 2006 年 1 月 1 日起施行的《进境货物木质包装检疫监督管理办法》、2005 年 3 月 1 日起实施的《出境货物木质包装检疫处理管理办法》,木质包装是指用于承载、包装、铺垫、支撑、加固货物的木质材料,如木板箱、木条箱、木托盘、木框、木桶(盛装酒类的橡木桶除外)、木轴、木楔、垫木、枕木、衬木等。木质包装不包括经人工合成或者经加热、加压等深度加工的包装用木质构料(如胶合板、刨花板、纤维板等)以及薄板旋切芯、锯屑、木丝、刨花等以及厚度等于或者小于 6 毫米的木质材料。

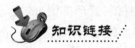

知识链接

木质包装传带外来生物的危害

木质包装能够传播松材线虫、小蠹类、长蠹类、白蚁类、吉丁虫类、象虫类、长小蠹类、粉蠹类以及蛾类的美国白蛾、舞毒蛾和木蠹蛾类等 11 大类几万种有害生物,会给林业资源造成极大的破坏。以松材线虫病为例,这种被称为"不冒火的森林火灾"和松树的"癌症"的有害生物,自 1982 年传入我国后已造成我国 1 600 万株松树死亡,直接经济损失达 20 多亿元人民币,造成森林生态效益损失达 216 亿元人民币,通常一棵树龄达 500 年的高大的松树从发病到死亡仅需 2—3 月。据不完全统计,目前我国有主要外来生物 162 种,这些外来病虫的入侵给我国生态环境、生物多样性和社会经济造成巨大危害,仅对农林业造成的直接经济损失每年就高达 574 亿元。

据分析,松材线虫是随疫区国家的输华木质包装材料被带入中国的。中国的松墨天牛和云杉花墨天牛可传播松材线虫,一条松墨天牛携带松材线虫的数量最多高达 1 289 000 条,如果不能有效地控制国外松材线虫传入我国,中国广泛分布的传媒——松墨天牛就可很快地将松材线虫传播开来。

7.6.2 报检范围

(1) 列入目录内的入境货物木质包装:凡被列入海关实施检验检疫的出入境商品目录内的入境货物使用木质包装,海关签发入境货物通关单并对木质包装实施检疫。

(2) 未列入目录内的入境货物木质包装:凡未被列入海关实施检验检疫的出入境商品

目录内的入境货物使用木质包装,可在海关放行后实施检疫。

7.6.3　检疫管理

1. 木质包装材料检疫除害处理方法

为防止林木有害生物随进境货物木质包装传入我国,根据国际植物保护公约组织(IPPC)公布的《国际贸易中木质包装材料管理准则》的规定,要求进境货物木质包装应在输出国家或地区进行检疫除害处理。其木质包装检疫除害处理方法如下:

(1) 热处理(HT)。必须保证木材中心温度至少达到 56℃,并持续 30 分钟以上。窑内烘干(KD)、化学加压浸透(CPI)或其他方法只要达到热处理要求,可以视为热处理。如化学加压浸透可通过蒸汽、热水或干热等方法达到热处理的技术指标要求。

(2) 溴甲烷熏蒸处理(MB)。最低熏蒸温度不应低于 10℃,熏蒸时间最低不应少于 16 小时。来自松材线虫疫区国家或地区的针叶树木质包装,如日本、美国、加拿大、墨西哥、韩国、葡萄牙及中国台湾地区,熏蒸时间最低不应少于 24 小时。

依据有害生物风险分析结果,当上述除害处理方法不能有效杀灭我国关注的有害生物时,海关总署可要求输出国家或地区采取其他除害处理措施。

2. 木质包装除害处理专用标识

根据国际植物保护公约组织(IPPC)公布的《国际贸易中木质包装材料管理准则》的规定,要求进境货物木质包装应在输出国家或地区进行检疫除害处理,并加施专用标识。

(1) 标识式样。见图 7-1。

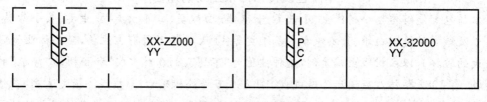

图 7-1　标识式样

(2) 标识要求。标识的内容与要求主要包括:"IPPC"为《国际植物保护公约》的英文缩写;"XX"为国际标准化组织(ISO)规定的 2 个字母国家编号;"000"为输出国家或地区官方植物检疫机构批准的木质包装生产企业编号;"YY"为确认的检疫除害处理方法,如溴甲烷熏蒸为 MB,热处理为 HT。"ZZ"为各直属海关 2 位数代码(如江苏海关为 32)。输出国家或地区官方植物检疫机构或木质包装生产企业可以根据需要增加其他信息,如去除树皮以 DB 表示。标识颜色应为黑色,采用喷刷或电烙方式加施于每件木质包装两个相对面的显著位置,保证其永久性且清晰易辨。标识为长方形,规格有三种:3 cm×5.5 cm、5 cm×9 cm 及 10 cm×20 cm,标识加施企业可根据木质包装大小任选一种,特殊木质包装经海关同意可参照标记式样比例确定。

7.6.4　报检要求

1. 报检时间

进境货物使用木质包装的,货主或代理人在其入境时按规定时间向当地的海关办理报检手续。

2. 报检所需单证

货主或代理人在向海关办理报检时,要提供进口贸易合同、国外发票、装箱单、提(运)单等有关单证。没有 IPPC 标识的木质包装的,还要提供非针叶树木质包装声明或官方检疫证书,如熏蒸、热处理证书和植物检疫证书等。

3. 进境货物木质包装检疫

海关视下列不同情况进行检疫。

(1) 加施专用标识木质包装。对加施 IPPC 专用标识的木质包装,海关与港务、海关、运输、货物代理等部门进行信息沟通,通过联网、电子监管及审核货物载货清单等方式获得货物及包装信息,根据情况作出是否抽查的决定。经抽查检疫未发现活的有害生物的,立即予以放行;发现活的有害生物的,监督货主或者其代理人对木质包装进行除害处理。

(2) 未加施专用标识木质包装。对未加施 IPPC 专用标识的木质包装,在海关监督下对木质包装进行除害处理或者销毁处理。

对木质包装进行现场检疫,重点检查是否携带天牛、白蚁、蠹虫、树蜂、吉丁虫、象虫等钻蛀性害虫及其危害迹象,对有昆虫危害迹象的木质包装应当剖开检查;对带有疑似松材线虫等病害症状的,应当取样送实验室检验。需要将货物运往指定地点实施检疫或者除害处理的,货主或者其代理人应当按照海关的要求,采取必要的防止疫情扩散的措施。集装箱装运的货物,应当在检验检疫人员的监督下开启箱门,以防有害生物传播扩散。需要实施木质包装检疫的货物,除特殊情况外,未经海关许可,不得擅自卸离运输工具和运递及拆除、遗弃木质包装。

经检疫发现木质包装标识不符合要求或截获活的有害生物的,海关监督货主或其代理人对木质包装实施除害处理、销毁处理或联系海关连同货物作退运处理,所需费用由货主承担。需实施木质包装检疫的货物,未经检疫合格的,不得擅自使用。

4. 监督管理

(1) 有下列情况之一的,海关按照《动植物检疫法》及其实施条例的相关规定予以行政处罚。

① 未按照规定向海关报检的;

② 报检与实际情况不符的;

③ 未经海关许可擅自将木质包装货物卸离运输工具或者运递的;

④ 有其他违反《动植物检疫法》及其实施条例的情形的。

(2) 有下列情况之一的,由海关处以 3 万元以下罚款。

① 未经海关许可,擅自拆除、遗弃木质包装的;

② 未按海关要求对木质包装采取除害或者销毁处理的；

③ 伪造、变更、盗用 IPPC 专用标识的。

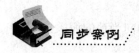
同步案例

包头海关检疫人员从一批德国入境装载工程机械的木托盘中截获拟松材线虫和小杆线虫。经检疫鉴定，均为外来有害生物，这也是内蒙古包头海关今年首次截获的外来有害生物。

检验检疫人员在对该批进口机械设备开箱检验过程中，从包装材料外观上就发现该批包装材料含水率较高，部分木条上有明显的"蓝变"现象，极有可能为植物线虫浸染的情况。该局工作人员将该批入境包装材料进行取样送检，经过实验室鉴定，从该批木质包装中分离出拟松材线虫和小杆线虫，且含虫量巨大。

拟松材线虫为检疫性有害生物松材线虫的近似种，对松树具有一定的致病力，新的研究表明其寄生后会引起林木萎蔫枯死，危害极大，且扩展速度很快。小杆线虫是一类对林木具有广泛危害的有害生物，且能够对环境产生一定影响和危害，部分种属还可以寄生于人和动物，引起小杆线虫病。

为防止动植物疫情随入境货物木质包装在国内扩散，该海关依据相关规定，对该批木质包装进行了无害化处理，检验检疫部门提醒进出口企业，要严格遵守中国出入境动植物检疫相关法律法规，严防国外有害生物入侵。

7.7 入境废物的报检

7.7.1 入境废物的含义

入境废物是指以任何贸易方式和无偿提供、捐赠等方式进入中华人民共和国境内的一切废物（含废料）。综合考虑资源的紧缺度、环境保护的要求以及对国内相关产业的保护等因素，我国对 10 类可再生利用的废物原料实施限量进口管理。10 类以外的废物禁止进口，并通过进口废物批准证书对全国进口废物原料总量实施动态管理。我国对允许进口的废物实施装运前检验，符合我国环保控制要求的，方可装运进口。废物根据物理特性及产生方式可分为以下几种：

（1）固体废物，指在生产建设、日常生活和其他活动中产生的污染环境的固态、半固态废弃物质。

（2）工业固体废物，指在工业、交通等生产活动中产生的固体废物。

（3）城市生活垃圾，指在城市日常生活中或者为城市日常生活提供服务的活动中产生的固体废物以及法律、行政法规规定的视为生活垃圾的固体废物。

（4）危险废物，指列入国家危险废物名录或者根据国家规定的危险废物鉴别标准和鉴别方法认定的具有危险性的废物。

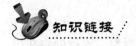

进口废物原料≠进口洋垃圾,因为废物原料是可以再次循环回收的再生能源,通过分拣,塑料分类清洗破碎,金属拆解后回收高温冶炼,废棉纱线通过先进仪器的再次润色,变成了各行各业的原材料,在我们的日常生活当中充当着各种各样的角色。

7.7.2　申请进口废物必须符合的条件

我国法律规定,申请进口废物必须符合以下条件。

(1) 申请进口废物做原料利用的企业必须是依法成立的企业法人,并具有利用进口废物的能力和相应的污染防治设备。

(2) 申请进口的废物已被列入《限制进口类可用作原料的固体废物目录》和《自动许可进口类可用作原料的固体废物目录》。

(3) 进口废物前,废物进口单位应事先取得环境保护部签发的进口废物批准证书。废物进口单位与境外贸易关系人签订的进口废物合同中,必须列明进口废物的品质和装运前检验条款,约定进口废物必须由海关总署指定或认可的其他检验机构实施装运前检验,检验合格后方可装运。

(4) 可用作原料的废物的境外供货企业须获得海关总署的批准才能向境内进口商供货。未获得海关总署临时注册的供货企业的可用作原材料的废物不得进入中国境内。

(5) 进口可用作原料的废物的卫生和动植物检疫项目主要是检疫:①病媒昆虫;②啮齿动物;③病虫害;④制病微生物。废旧物品到达口岸时,承运人、代理人或者货主,必须向卫生检疫机关申报并接受卫生检疫。来自疫区的、被传染病污染的以及可能传播检疫传染病或者发现与人类有关的啮齿动物和病媒昆虫的集装箱、货物、废旧物等物品,应当实施消毒、除鼠、除虫或者其他必要的卫生处理。

7.7.3　报检范围

我国将进口的废物分两类进行管理:一类是禁止进口的废物;另一类是可作为原料但必须严格限制进口的废物。对国家禁止进口的废物,任何单位和个人都不准从事此类废物的进口贸易以及其他经营活动。对可作为原料但必须严格限制进口的废物,国家制定了《限制进口类可用做原料的废物目录》(第一批)和《自动进口许可管理类可用做原料的废物目录》,在此目录内的废物须由国家环保总局统一审批,并由海关列为强制性检验检疫商品实行强制性检验检疫。

具体地说,需要报检的入境废物主要包括下列 10 类:动物肥料、冶炼渣、木及木制品废料、回收(废碎)纸或纸板、纺织品废物、贱金属及其制品的废碎料、各种废旧五金机电给予电气产品、废运输设备、特殊需要进口的废物、塑料的废碎料及下脚料。

7.7.4 报检所需单证

入境废物到达口岸后,货主或其代理人应立即向口岸或到达海关报检。入境废物在口岸办理报检时,应按规定提供下列单据:

(1) 合同、提单、发票、箱单。

(2) 国家环保局签发的进口废物批准证书正本,并复印留存。

(3) 企业废物利用风险报告书。

(4) 海关总署认可的检疫机构签发的装运前检验证书正本。

(5) 自陆运口岸进口的废物,报检时还必须提供出口国官方机构出具的检验合格证(主要内容为不含爆炸物和放射性符合我国标准)。

7.7.5 报检程序

入境废物到达口岸后,货主或其代理人应立即向口岸或到达站海关报检,并由海关根据货物的不同性质和特点实施卫生检验、检疫处理以及环保项目的检验。经检验检疫合格后方可签发入境货物通关单,供货主办理通关放行手续。通关后的废物品质检验可申请收用货地海关实施。品质检验合格的由海关签发入境货物检验检疫证明,准予销售和使用。经检验不符合有关规定或合同约定的,由海关签发品质检验证书对外进行索赔。

7.8 其他特殊入境货物的报检

7.8.1 入境玩具的报检

1. 报检范围

2008 年 5 月 30 日,国家质量监督检验检疫局局务会议审议通过了《进出口玩具检验监督管理办法》,自 2009 年 9 月 15 日起施行。玩具的检验是指对列入《海关实施检验检疫的进出境商品目录》中检验检疫类别为 M 的入境玩具实施法定检验。对强制性产品认证目录外的进出口玩具按照海关总署的规定实施抽查检验。

玩具主要包括布绒玩具(软体填充玩具)、竹木玩具、塑胶玩具、乘骑玩具(承载儿童体重的玩具)、童车、电玩具、纸制玩具、类似文具类玩具、软体造型类玩具、弹射玩具、金属玩具、其他玩具等。海关对《法检商品目录》外的进出口玩具按照海关总署的规定实施抽查检验。

2. 报检要求

(1) 报检时间。进口玩具入境时,货主或代理人在规定的时间内向当地的海关办理报检手续。

(2) 进口玩具报检所需单证。货主或代理人在向海关办理报检时,提供进口贸易合同、国外发票、装箱单、提(运)单等有关单证。对列入强制性产品认证目录的进口玩具还应当提供强制性产品认证证书复印件。

3. 检验检疫规定和要求

（1）检验检疫规定。海关对列入《强制性产品认证目录》的进口玩具，按照《进口许可制度民用商品入境验证管理办法》的规定实施验证管理。对未列入《强制性产品认证目录》的进口玩具，报检人已经提供进出口玩具检测实验室出具的合格检测报告的，海关对报检人提供的有关单据与货物是否相符进行审核。对未能提供检测报告或经审核发现有关单证与货物不相符合的，应当对该批货物实施现场检验并抽样送进出口玩具检测实验室。

海关总署对存在缺陷可能导致儿童伤害的进出口玩具的召回实施监督管理。进入我国国内市场的进口玩具存在缺陷的，进口玩具的经营者、品牌商应当主动召回；不主动召回的，由海关总署责令召回。进口玩具的经营者、品牌商获知其提供的玩具可能存在缺陷的，应当进行调查，确认产品质量安全风险，同时在 24 小时内报告所在地海关。实施召回时应当制作并保存完整的召回记录，并在召回完成时限期满后 15 个工作日内，向海关总署和所在地海关提交召回总结。

（2）检疫放行与处理。进口玩具经检验合格的，海关出具"入境货物检验检疫证明"。经检验不合格的，由海关出具"入境货物检验检疫处理通知书"。涉及人身财产安全、健康、环境保护项目不合格的，由海关责令当事人退货或销毁；其他项目不合格的，可在海关的监督下进行技术处理，经重新检验合格后，方可销售或使用。

4. 监督管理

（1）实施召回制度。海关总署对进出口玩具的召回实施监督管理。进入我国国内市场的进口玩具存在缺陷的，进口玩具的经营者、品牌商应当主动召回；不主动召回的，由海关总署责令召回。进口玩具的经营者、品牌商和出口玩具生产经营者、品牌商获知其提供的玩具可能存在缺陷的，应当进行调查，确认产品质量安全风险，同时在 24 小时内报告所在地海关。实施召回时应当制作并保存完整的召回记录，并在召回完成时限期满后 15 个工作日内，向海关总署和所在地直属海关提交召回总结。已经出口的玩具在国外被召回、通报或者出现安全质量问题的，其生产经营者、品牌商应当向海关报告相关信息。

（2）法律责任。法律责任如下：

① 擅自销售未经检验的进口玩具，或者擅自销售应当申请进口验证而未申请的进口玩具的，由海关没收违法所得，并处货值金额 5％以上 20％以下罚款。

② 擅自销售经检验不合格的进口玩具，或者出口经检验不合格的玩具的，由海关责令停止销售或者出口，没收违法所得和违法销售或者出口的玩具，并处违法销售或者出口的玩具货值金额等值以上 3 倍以下罚款。

③ 进口玩具的收货人代理报检企业、快件运营企业、报检人员未如实提供进口玩具的真实情况，取得海关的有关单证，或者逃避检验的，由海关没收违法所得，并处货值金额 5％以上 20％以下罚款。情节严重的，并撤销其报检注册登记、报检从业注册；进口玩具的收货人或者发货人委托代理报检企业、出入境快件运营企业办理报检手续，未按照规定向代理报检企业、出入境快件运营企业提供所委托报检事项的真实情况，取得海关的有关单证的，

海关对委托人没收违法所得,并处货值金额 5％以上 20％以下罚款;代理报检企业、出入境快件运营企业、报检人员对委托人所提供情况的真实性未进行合理审查或因工作疏忽,导致骗取海关有关单证的结果的,由海关对代理报检企业、出入境快件运营企业处 2 万元以上 20 万元以下罚款;情节严重的,并撤销其报检注册登记、报检从业注册。

④ 擅自调换海关抽取的样品或者海关检验合格的进口玩具的,由海关责令改正,给予警告;情节严重的,并处货值金额 10％以上 50％以下罚款。

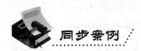

玩具对儿童具有益智、教育、娱乐的作用,如果企业没有按安全要求生产玩具,将会影响儿童的身心健康。日前,某海关工作人员对一批来自英国的进口塑胶玩具现场检验鉴定,该产品无 3C 认证标志,且收货人无法提供强制性产品认证证书。根据国家有关规定,塑胶玩具类产品未获得强制性产品认证证书和加施中国强制性认证标志的,不得出厂、销售、进口或在其他经营活动中使用。该局及时向收货人宣传国家有关法律法规,同时依法对货物实施监督销毁。

7.8.2 入境饲料和饲料添加剂的报检

1. 报检范围

(1) 饲料。饲料是指经种植、养殖、加工、制作的供动物食用的产品及其原料,包括毫饵料用活动物、饲料用(含饵料用)冰鲜冷冻动物产品及水产品、加工动物蛋白及油脂、宠物食品及咬胶、饲草类、青贮料、饲料粮谷类、糠麸饼粕渣类、加工植物蛋白及植物粉类、配合饲料、添加剂预混合饲料等。

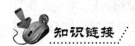

加工动物蛋白及油脂,包括肉粉(畜禽)、肉骨粉(畜禽)、鱼粉、鱼油、鱼膏、虾粉、鱿鱼肝粉、鱿鱼粉、乌贼膏、乌贼粉、鱼精粉、干贝精粉、血粉、血浆粉、血球粉、血细胞粉、血清粉、发酵血粉、动物下脚料粉、羽毛粉、水解羽毛粉、水解毛发蛋白粉、皮革蛋白粉、蹄粉、角粉、鸡杂粉、肠膜蛋白粉、明胶、乳清粉、乳粉、蛋粉、干蚕蛹及其粉、骨粉、骨灰、骨炭、骨制磷酸氢钙、虾壳粉、蛋壳粉、骨胶、动物油渣、动物脂肪、饲料级混合油、干虫及其粉等。

(2) 饲料添加剂。饲料添加剂是指饲料加工、制作、使用过程中添加的少量或者微量物质,包括营养性饲料添加剂、一般饲料添加剂等,不包括药物饲料添加剂。

2. 报检时间和所需单证

货主或其代理人应当在饲料和饲料添加剂入境时向海关报检,报检时应当提供贸易合同、提(运)单、商业发票、原产地证书等单据,并根据产品的不同要求提供进境动植物检疫许可证、输出国家或地区检验检疫证书、进口饲料和饲料添加剂产品登记证（复印件）等单证。

3. 检验检疫规定和要求

（1）注册登记及备案。海关总署对允许进口饲料的国家或者地区的生产企业实施注册登记制度，进口饲料应当来自注册登记的境外生产、加工企业。《注册登记证》有效期为 5 年。经注册登记的境外生产企业停产、转产、倒闭或被输出国家或地区主管部门吊销生产许可证、营业执照的，海关总署注销其注册登记。

海关对饲料进口企业实施备案管理。进口企业应当在首次报检前或报检时提供营业执照复印件，向所在地海关备案。进口企业应当建立经营档案，记录进口饲料的报检号、品名、数/重量、包装、输出国家或地区、国外出口商、境外生产企业名称及其注册登记号、"入境货物检验检疫证明"、进口饲料流向等信息，记录保存期限不得少于 2 年。

海关总署对允许进口饲料的国家或者地区的生产企业实施注册登记制度，进口饲料应当来自注册登记的境外生产、加工企业。

（2）进口饲料和饲料添加剂标签查验。进口饲料包装上应当有中文标签，标签应当符合中国饲料标签国家标准。散装的进口饲料，进口企业应当在海关指定的场所包装并加施饲料标签后方可入境。直接调运到海关指定的生产、加工企业用于饲料生产的，免予加施标签。国家对进口动物源性饲料的饲用范围是有限制的，进入市场销售的动物源性饲料包装上应当注明饲用范围。

（3）检疫放行和处理。经检验检疫合格的，海关签发"入境货物检验检疫证明"，予以放行。经检验不合格须做检疫处理的，签发"检验检疫处理通知书"，作除害、退回或者销毁处理，经除害处理合格的准予进境。

经现场查验有以下情况之一的，作退回或销毁处理：①输出国家或地区未被列入允许进口的国家或地区名单；②来自非注册登记境外生产企业的产品；③来自注册登记境外生产企业的非注册登记产品；④货证不符的；⑤标签不符合标准且无法更正的；⑥超过保质期或者腐败变质的；⑦发现土壤、动物尸体、动物排泄物、检疫性有害生物，无法进行有效的检疫处理的。

4. 监督管理

海关根据进口饲料和饲料添加剂产品的风险级别、企业诚信程度、安全卫生控制能力、监管体系有效性等，对注册登记的境外生产、加工、存放企业实施企业分类管理，采取不同的检验检疫监管模式并进行动态调整。

海关总署按照饲料产品种类分别制定进口饲料和饲料添加剂的检验检疫要求。对首次向中国出口饲料和饲料添加剂的国家或者地区进行风险分析，对曾经或者正在向中国出口饲料和饲料添加剂的国家或者地区进行回顾性审查，重点审查其饲料安全监管体系。根据风险分析或者回顾性审查结果，制定、调整并公布允许进口饲料的国家或者地区名单和饲料产品种类。

国外发生的饲料安全事故涉及已经进口的饲料、国内有关部门通报或者用户投诉进口饲料出现安全卫生问题的,海关应当开展追溯性调查,并按照国家有关规定进行处理。进口的饲料和饲料添加剂可能对动物和人体健康和生命安全造成损害的,饲料进口企业应当主动召回,并向海关报告。进口企业不履行召回义务的,海关可以责令进口企业召回并将其列入不良记录企业名单。

7.8.3 入境展览物品的报检

1. 报检范围

以入境展览、展示为目的,列入《法检目录》的入境物品及其包装材料、运输工具等。

2. 报检要求

(1) 报检时限及地点。展览品入境前或入境时,货主或其代理人应向报关地海关报检。

(2) 报检单证。入境展览品报检时,提供合同(参展函电)、发票、装箱单、提(运)单等基本单证外,还提供相关部门出具的参展物品证明文件、参展物品清单等。除此以外,应视展览品情况提供以下单证材料:

① 需进行检疫审批的动植物及其产品,应提供《进境动植物检疫许可证》;

② 入境展览品为旧机电产品的应按旧机电产品备案手续办理相关证明;

③ 入境展览品使用木质包装的,应当在输出国(地区)检疫主管部门监督下按 IPPC 的要求进行除害处理,并加施 IPPC 专用标志。来自欧盟的参展物使用木质包装的和来自美、日、韩的参展物使用针叶树包装的,在入境申报时须由参展商或代理人提供输出国官方出具的植物检疫证书,如无上述包装的,须分别出具无木质和非针叶树包装声明。

3. 检验检疫

(1) 入境口岸海关根据展览品的性质,实施感观检查或检疫处理后,出具通关单或有关检验检疫证单。

(2) 对于非销售的展览品免予检验和免于 3C 认证。

4. 参展物展销及展后处理

(1) 参展物展销及展后处理的基本要求。参展期间和展后需在中国境内销售的展品,须由参展商或其代理人申报,并补齐相关的手续,随附入境时海关签发的相关证单,经检验检疫合格后方可销售;参展后复出境的参展物,应申报,并附上入境时海关签发的相关证单,海关依法放行。

(2) 动植物及其产品的展后处理。展览结束后,参展的动植物及其产品一般应退回参展国或作销毁处理。参展商或代理人要求保留的,必须经主管海关批准,并按规定进行检验检疫。经检验检疫合格的,准许保留使用;经检验检疫不合格的,作除害或销毁处理。

(3) 预包装食品、化妆品的展销及展后处理。需要销售并已获得海关总署签发的"进出口食品/化妆品标签审核证书"或经所在地海关标签审核备案的预包装食品、化妆品,应当在入境报检时申请进行品质检验,经检验合格者方可销售,不合格者一律作销毁处理;未获得标签审核证书或专用证明的预包装食品、化妆品在展会上不准销售,展后一律作退运出境或销毁处理。

(4) 列入"3C"强制性安全认证展品的展销及展后处理。列入我国"3C"强制性安全认证的入境参展物,对已获得"3C"认证并加施"3C"认证标志及已经办理备案核准手续的展品可以在展会上进行销售;未获得"3C"认证资格或未经办理备案核准手续的,不准在中国境内销售,展后一律作退运出境或销毁处理。

7.8.4 入境汽车的报检

1. 报检范围

列入《法检目录》的汽车以及虽未列入,但国家有关法律法规明确由海关负责检验的汽车。

2. 报检时限和地点

进口汽车运抵入境口岸后,收货人或其代理人应向入境口岸海关报检,进口汽车入境口岸海关负责进口汽车入境检验工作,用户所在地海关负责进口汽车质保期内的检验管理工作。

3. 报检单证

进口汽车的收货人或代理人在货物运抵入境口岸后,应持合同、发票、提(运)单、装箱单(列明车架号)、3C 证书复印件、非氯氟烃为制冷介质的汽车空调器压缩机的证明等单证及有关技术资料向口岸海关报检,口岸海关审核后签发"入境货物通关单"。

在报检时,单位用户需提供营业执照或批准文件复印件;私人用户自用的进口机动车辆须提供车主的身份证及复印件或户口簿及复印件。

4. 检验结果

经检验合格的进口汽车,由口岸海关签发"入境货物检验检疫证明",并一车一单签发"进口机动车辆随车检验单";对进口汽车实施品质检验的,"入境货物检验检疫证明"须加附"品质检验报告"。经检验不合格的,海关出具检验检疫证书,供有关部门对外索赔:

5. 其他规定

(1) 对大批量进口汽车,外贸经营单位和收用货主管单位应在对外贸易合同中约定在出口国装运前进行预检验、监造或监装,海关可根据需要派出检验人员参加或者组织实施在出口国的检验。

(2) 进口汽车必须获得国家强制性产品认证证书,贴有认证标志,并须经海关验证及检验合格。

(3) 用户在国内购买进口汽车时必须取得海关签发的"进口机动车辆随车检验单"和购车发票。

在办理正式牌证前,到所在地海关登检、换发"进口机动车辆检验证明",作为到车辆管理机关办理正式牌证的依据。

(4) 进口机动车的车辆识别代号(VIN)必须符合国家强制性标准《道路车辆车辆识别代号(VIN)》(GB 16735—2004)的要求。对 VIN 不符合上述标准的进口机动车,海关将禁止其进口,公安机关不予办理注册登记手续,国家特殊需要并经批准的,以及常驻我国的境外人员、我国驻外使领馆人员自带的除外。为便利进口机动车产品报检通关,在进口前,强制性产品认证证书(3C 证书)的持有人或其授权人可向签发 3C 证书的认证机构提交拟进口的全部机动车 VJN 和相关结构参数资料进行备案,认证机构在对上述资料进行核对、整理后上报海关总署,以便口岸海关对进口机动车产品的 VIN 进行入境验证。

(5) 海关在进口汽车检验中发现安全质量问题,海关总署将根据《缺陷汽车产品召回管理规定》等发出公告,要求制造商召回有缺陷的产品。

7.8.5 入境石材

1. 报检范围

报检范围包括:进口石材(《商品名称及编码协调制度》中编码为 2515、2516、6801、6802 项下的商品)和涂料(《商品名称及编码协调制度》中编码为 3208、3209 项下的商品)。

2. 报检要求及单据

报检要求及单据包括:

(1) 报检人应在货物入境前到入境口岸海关报检;

(2) 报检时应提供合同、发票、提单和装箱单等资料;

(3) 应提供符合 GB 6566—2001 分类要求的石材说明书,注明石材原产地、用途、放射性水平类别和适用范围等;

(4) 报检人未提供说明书或者说明书中未注明的,均视为使用范围不受限制,检验时 GB 6566—2001 规定的最严格限量要求进行验收。

7.8.6 入境涂料

1. 报检要求

海关总署对进口涂料的检验采取登记备案、专项检测制度。进口涂料的生产商、进口商和进口代理商根据需要,可以向备案机构申请进口涂料备案。备案申请应在涂料进口之前至少 2 个月向备案机构申请。

海关总署指定的进口涂料备案机构和专项检测实验室,分别负责进口涂料的备案和专项检测。备案机构和专项检测实验室须具备检测能力和相应的资格。海关按照以下规定实施检验:

(1) 核查"进口涂料备案书"的符合性。核查内容包括品名、品牌、型号、生产厂商、产地、标签等。

(2) 专项检测项目的抽查。同一品牌涂料的年度抽查比例不少于进口批次的 10%,每个批次抽查不少于进口规格型号种类的 10%,所抽取样品送专项检测实验室进行专项检测。

(3) 对未经备案的进口涂料,海关接受报检时,按照相关规定抽取样品,并由报检人将样品送专项检测实验室检测,海关根据专项检测报告进行符合性核查。

(4) 经检验合格的进口涂料,海关签发"入境货物检验检疫证明"。检验不合格的进口涂料,海关出具检验检疫证书,并报海关总署。对专项检测不合格的进口涂料,收货人须将其退运出境或者按照有关规定妥善处理。

2. 报检提供的单证

货主或其代理人应当在进口涂料入境前,到入境口岸海关办理报检手续。报检时除提供合同、发票、提单和装箱单等资料外,已经备案的涂料应同时提交"进口涂料备案书"或其复印件。

7.8.7 入境来自疫区的货物

1. 疫区的概念

在我国,疫区就是世界卫生组织(WHO)或世界动物卫生组织(OIE)或国际植物保护公约(1PPC)公布并经海关总署认可的符合传染病流行特征或动植物疫病流行特征的发生传染病或其他疫情的国家或地区。疫区分为动物传染病疫区、植物疫区、人类传染病疫区。

2. 来自疫区货物的检疫

一般而言,来自动植物疫区的动植物及其产品是不能入境的。来自疫区的其他货物报检要求上与非疫区相同。但是,为防止疫情的传入,对来自疫区的货物要进行严格的检疫处理。来自疫区货物的检疫要根据疫区及货物的具体情况来确定。一般而言,与疫情有关的对应产品是不能进口的。例如,美国发生了禽流感,我国禁止直接和间接从美国进口禽鸟及其产品。对于与具体疫情无关的货物,检疫要求没有特别的变化。

3. 来自疫区货物的检疫处理

(1)动物检疫处理。动物检疫处理是指海关对经检疫不合格的动物、动物产品及其他检疫物所采的强制性的处理措施。检疫处理的方式有除害、扑杀、销毁、退回或封存、不准出境、不准过境等。根据检疫结果,对需要进行检疫处理的动物、动物产品和其他检疫物由口岸海关签发相关单证,通知货主或其代理人进行检疫处理,由口岸海关监测处理结果,或由口岸海关指定的或认可的单位按要求进行处理。

(2)植物检疫处理。植物检疫处理植物检疫处理的要求与动物检疫处理的要求基本一致,但也有所不同。一旦在上述入境物品中发现疫情,作熏蒸、热处理、消毒等植物检疫除害处理;不能作除害处理的,不准入境或过境,已经入境的作退回或销毁处理。

对经检疫不合格的检疫物,由口岸海关签发"检疫处理通知单"。对能够通过除害处理达到要求的货物,作除害处理;不能进行除害处理或除害处理后仍不符合要求的,作退回或者销毁处理。经检疫合格或经除害处理合格的出入境检疫物,由口岸海关签发"入境货物通关单",准予入境。

(3)卫生处理。卫生处理是指隔离、留验和就地诊验等医学措施,以及消毒、除鼠、除虫等卫生措施。海关对出入境的交通工具、人员、集装箱、尸体、骸骨以及可能传播检疫传染病的行李、劈物、邮包等实施检疫查验、传染病监测、卫生监督和卫生处理。

4. 禁止疫区货物的进境规定

禁止入境的疫区货物为了确保把疫情拒于国门之外,保护我国人民生命财产安全和农、林、牧、渔业的安全,国家规定了《进境植物禁止进境名录》和《国家禁止进口的血液及其制品》,具体明确禁止进境物。当某一国家发生新的疫情时,海关总署根据需要发出公告,禁止可能染疫的物品及其相关产品入境,直到疫情解除。各海关针对禁止进境物进行严格的把关。因科学研究等特殊原因需要引进禁止进境物品的,必须事先提出申请,经海关总署批准,凭批准证明文件报检。

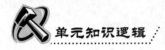
单元知识逻辑

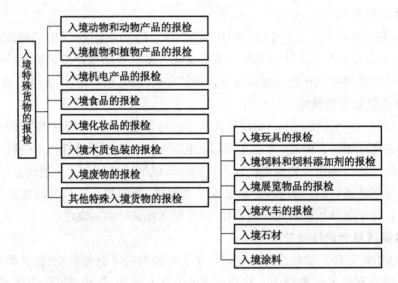

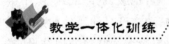
教学一体化训练

一、单项选择题

1. 海关对境外生产肉类产品及水产品的企业实施(　　)制度。

    A. 备案登记管理　　　　　　　　　　B. 注册登记管理

    C. 标识审批管理　　　　　　　　　　D. 许可审批管理

2. 无须实施装运前检验的进口旧机电产品,报检时须提供(　　)。

    A. 进口旧机电产品装运前预检验备案书

    B. 进口旧机电环保评估报告

    C. 强制性产品认证证书

    D. 进口旧机电产品免装运前预检验证明书

3. 以下所列产品,须办理检疫审批手续方可进口的是(　　)。

    A. 食品加工机械　　　　　　　　　　B. 熟制肉类罐头

    C. 新鲜水果　　　　　　　　　　　　D. 蓝湿牛皮

4. 进口化妆品由(　　)实施检验。

A. 进境口岸药监局　　　　　　　　　B. 启运地海关

C. 进境口岸海关　　　　　　　　　　D. 收货人所在地海关

5. 食品标签的审核、批准、发证工作由(　　)负责。

A. 国家认监委　　　　　　　　　　　B. 海关总署

C. 各地海关　　　　　　　　　　　　D. 国家食品药品监督管理局

6. 在国内市场销售的进口玩具,其安全、使用标识应当符合(　　)。

A. 国际玩具标准要求　　　　　　　　B. 出口国玩具标准要求

C. 我国行业标准的要求　　　　　　　D. 我国玩具安全的有关强制性要求

7. 某公司进口一批旧设备,报检时错报为新设备并办理了通关手续。以下表述正确的是(　　)。

A. 海关查实后将依法对该公司进行处罚

B. 如果海关发现后该公司立即办理更改手续,则不会受到处罚

C. 此行为不是故意造成,所以不应受到处罚

D. 新旧设备的报检要求基本一样,因此该公司虽存在报检失误也不应受到处罚

8. 进口汽车的收货人或其代理人应持有关证单在进境口岸或到达站办理报检手续,口岸海关审核后(　　)。

A. 签发"合格证书"　　　　　　　　　B. 签发"检验证书"

C. 签发"出境货物通关单"　　　　　　D. 签发"入境货物通关单"

9. 国家对(　　)进口实行登记备案和专项检测制度。

A. 涂料　　　　　B. 法检货物　　　　C. 羊毛　　　　D. 化工品

10. 进境货物使用的木质包装应加贴(　　)标志。

A. IPPC　　　　　B. CCC　　　　　　C. CIQ　　　　　D. ECIQ

二、多项选择题

1. 某企业从日本进口一批冻鱼,欲从大连口岸入境通关后转济南加工,下列表述正确的有(　　)。

A. 企业先到大连海关报检,取得入境货物通关单

B. 货物通关后,企业联系济南海关施检

C. 取得通关单后,企业可以销售使用

D. 货物通关后,企业等待济南海关联系施检

2. 无国外官方出具的有效检疫证书,或者未依法办理检疫审批手续的动植物及其产品,按照法律法规规定,海关可以根据具体情况作(　　)处理。

A. 退回　　　　　B. 销毁　　　　　　C. 没收　　　　　D. 拍卖

3. 入境的粮食和饲料的报检范围为(　　)。

A. 牛肉

B. 饲料、谷类

C. 豆类、粮食作物的籽实及其加工产品

D. 薯类粮食作物的籽实及其加工产品

4. 海关对进口化妆品实施后续监督管理,对于(　　)的化妆品可以依法采取封存、补检等措施。

A. 未经海关检验　　　　　　　　　B. 无中文标签

C. 未加贴检验检疫标志　　　　　　D. 盗用检验检疫标志

5. 下列参加国际展览的入境物品中,应实施检验检疫的有(　　)。

A. 入境展览品的木质包装　　　　　B. 入境展览品的运输工具

C. 用于入境展览的食品　　　　　　D. 用于入境展览的机械品

三、判断题

1. 办理入境动物产品报检手续时,无法提供"进境动植物检疫许可证"的,可放行后补办许可证。　　　　　　　　　　　　　　　　　　　　　　　　　　　　　　　　　　　(　　)

2. 国家对进出口化妆品生产企业实施备案登记管理。　　　　　　　　　　　(　　)

3. 凡进口玩具检验合格后都应加施检验检疫标志。　　　　　　　　　　　　(　　)

4. 海关对进口涉及国家安全、环境保护、人类健康的旧机电产品实施装运前检验制度。

(　　)

5. 进口涂料入境前必须办理备案手续,取得"进口涂料备案书"方可报检。　(　　)

四、简答题

1. 简述入境植物及植物产品的报检范围。

2. 简述入境食品的报检范围和保检要求。

3. 简述入境机电产品的报检范围和报检程序。

4. 简述入境木质包装的报检要求。

五、案例分析题

成都某进出口公司从美国进口一批化妆品,货物欲从天津新港入境,目的地成都,该公司如何办理货物进境报检手续?

第8章
其他出入境检验检疫对象的报检

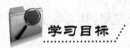 **学习目标**

知识目标：

1. 了解出入境集装箱、交通运输工具的报检要求；
2. 了解出入境人员、携带物、伴侣动物的检验检疫要求；
3. 了解出入境快件、邮寄物的检验检疫要求。

能力目标：

1. 能够掌握出入境集装箱、交通运输工具的报检业务；
2. 能够掌握出入境人员、携带物、伴侣动物的报检业务；
3. 能够掌握出入境快件、邮寄物的检验检疫。

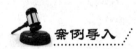 **案例导入**

2019年5月以来，厦门海关通过X光机对进境邮件实施查验时，连续截获14批1 032支来自韩国的涂抹式A型肉毒素溶液(玻璃针剂)和25批1 500支来自日本、韩国的胎盘素针剂。货物瞒报为"保健品"和"化妆品"，实际属国家有明确监管规定的出入境特殊物品，未经申报审批禁止入境。因货主无法提供检疫证明，检验检疫工作人员对该产品予以截留、处理。

网购、海淘带来的人体卫生检疫风险不容忽视。由于肉毒素可以切断神经细胞间的通信，使肌肉收缩，达到麻痹肌肉的效果，近年来作为瘦脸针、除皱针的主要成分被广泛运用于医学美容、整形等领域。而肉毒杆菌毒素除了人们所知的美容、除皱作用外，还具有剧烈的毒性，食入和吸收这种毒素后，神经系统将遭到破坏，出现头晕、呼吸困难和肌肉乏力等神经中毒症状，致残率、病死率极高。人胎素泛指人体胎盘提取物制作的产品，具有一定活化细胞、抵抗衰老的作用，但在生产纯化过程中可能会带入胎盘母体的病原微生物，若来自流产人胎的话，极有可能携带肝炎、梅毒、艾滋病等病毒。鉴于该类产品的高风险性，海关总署将其纳入特殊物品管理。2015年3月1日《出入境特殊物品卫生检疫管理规定》正式实施，根据规定要求，邮寄、携带特殊物品进境，应当在特殊物品交运前向目的地直属海关申请特殊物品审批，不能提供"特殊物品审批单"的，检验检疫部门予以退运或者销毁。

8.1 出入境集装箱的报检

8.1.1 出境集装箱的报检

1. 报检范围

出境集装箱是指国际标准化组织所规定的集装箱,其报检范围如下:

(1) 所有出境集装箱。所有出境集装箱,包括出境和过境的实箱及空箱,其必须实施卫生检疫。

(2) 装载动植物及产品集装箱。装载动植物及其产品和其他检验检疫物的集装箱,应实施动植物检疫。

(3) 装载易腐烂变质食品、冷冻品集装箱。装运出口易腐烂变质食品、冷冻品的集装箱,应实施清洁、卫生、冷藏、密固等适载检验。

(4) 输入国要求实施检验检疫集装箱。输入国要求实施检验检疫的集装箱,按要求实施检验检疫。

(5) 法规、合同约定实施检验检疫集装箱。法律、行政法规、国际条约规定或者贸易合同约定的其他应当实施检验检疫的集装箱,按有关规定、约定实施检验检疫。

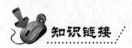 知识链接

出入境集装箱是指国际标准化组织所规定的集装箱,包括出境、入境和过境集装箱,根据是否装载货物又分为重箱和空箱。

集装箱是进出口货物运输的重要载体,伴随着集装箱运输过程中的有害生物会从一国转入他国。为了加强出入境集装箱检验检疫管理工作,按照我国《商检法》《动植物检疫法》《国境卫生检疫法》《食品安全法》及有关法律法规的规定,对入境、出境和过境的集装箱实施卫生和动植物检验检疫。

2. 报检要求

出境集装箱的报检要求包括以下几个方面。

(1) 出境集装箱报检人应该在装货前提供集装箱配载清单等相关的资料向所在地海关报检。

(2) 出境空集装箱,报检人应向出境口岸海关报检。未经海关许可,不准装运或出境。

(3) 装运出口易腐烂变质食品、冷冻品的集装箱,承运人或者装箱单位必须在装货前申请检验,未经检验合格的,不准装运。

3. 检验检疫规定

(1) 在出境口岸装载拼装货物的集装箱,由出境口岸海关检疫。

（2）对装运出口易腐烂变质食品、冷冻品的集装箱，在装运前预先实施清洁、卫生、冷藏、密固等适载检验。预检人员现场查验后，根据情况填写"海关出境集装箱检验检疫原始记录"。

（3）不需要实施卫生除害处理的出境集装箱，海关实施检验检疫后，签发"集装箱检验检疫结果单"；需要实施卫生除害处理的出境集装箱，海关应报检人要求出具"熏蒸/消毒证书"。

（4）出境口岸海关凭启运口岸海关出具的"集装箱检验检疫结果单"或"熏蒸/消毒证书"验证放行。

（5）集装箱检验检疫有效期为 21 天，超过期限的出境集装箱需要重新检验检疫。

（6）出境新造集装箱（集装箱生产企业生产的未使用过的集装箱）的检验检疫要求如下：

① 对不使用木地板的新造集装箱，仅作为商品空箱出口时不实施检验检疫。

② 对使用木地板的新造集装箱，仅作为商品空箱出口时，按下列要求办理：

a. 所使用的木地板为进口木地板，且木地板进口是附有用澳大利亚海关认可的标准作永久性免疫处理的证书并经我国海关检验合格，新造集装箱出口时可凭检验检疫合格证书放行，不实施检验检疫。

b. 所使用的木地板为国产木地板，且附有已用澳大利亚检验检疫机构认可的标准作永久性免疫处理的证明的，新造集装箱出口时可凭该处理证明放行，不实施检验检疫。

c. 所使用的木地板没有进口检验检疫合格证书或使用的国产地板没有用澳大利亚检验检疫机构认可的标准作永久性免疫处理，新造集装箱出口时应实施出境动植物检疫。

4. 报检程序

（1）受理报检。承运人、货主或其代理人在集装箱装货前应向所在地海关报检，提供相关单据向海关办理报检手续。

（2）检疫查验。在出境口岸装载拼装货物的集装箱，由出境口岸海关实施检验检疫。对装载出境易腐烂变质食品的集装箱可在装运前进行预先检验，由预检人员填写"集装箱适载性检验预检记录"。检验检疫人员审核有关单证，确定抽查集装箱数和箱号，并填写"进出境集装箱抽查通知单"，书面通知报检人。报检人接到通知后，将指定集装箱调至检验检疫场地，并及时联系检验检疫人员实施检验检疫。现场查验后，根据情况分别填写"海关出境集装箱检验检疫原始记录"。对不符合适载性检验要求的集装箱，应经整理或通过调换集装箱等方式达到适载性检验要求。

现场检验检疫主要根据集装箱所装载货物性质、是否来自疫区等情况实施以下查验：

① 开箱前，以目视方法核查集装箱箱号、封识号与报检单据是否一致，查看装箱箱体是否完整，检查集装箱外表包括角件、叉车孔、地板下部等处是否带有软体大蜗牛、种子、杂草籽、土壤等。

② 箱内检疫查验。箱内检疫查验包含如下 3 个步骤：

a. 对实施过熏蒸处理的集装箱进行查验时，应先对箱内熏蒸气体浓度进行检测，发现熏蒸剂残留超过安全标准（5ppm）的，应立即关闭集装箱并移至安全地点进行通风散毒后，方可实施检疫,防止意外事故发生。

b. 开箱后,检查箱体、货物、包装、铺垫物、填充物等有无啮齿类动物、鼠咬痕、鼠粪、鼠迹等;检查货物空隙、货物表面有无飞行或附着的蚊、蝇、游离蚤、蜱、螨、蜚蠊等;箱内有无积水及可能滋生的蚊幼虫;检查箱内是否夹带旧服装、旧麻袋、旧塑料器具等废旧物品,是否夹带工业、生活垃圾等;开箱查验的同时检查有无动植物危险性病、虫、杂草、土壤、动物尸体、动植物残留物等。若发现上述疫情应及时采样,进行分类鉴定。

c. 对于可能被致病微生物污染的集装箱,应进行微生物检测。对于装载放射源、可能超过放射性豁免水平的矿产品以及其他法律法规、国际条约、贸易合同规定必须进行放射性检测货物的集装箱,应实施放射性检测。对于装载有毒有害化学物品或可能被有毒有害化学物品污染的集装箱,应进行化学污染检查。

③ 适载性检验。装运出口易腐烂变质食品的集装箱的适载性检验工作具体按《进出口用集装箱安全与卫生检验规程》和《进出口用冷藏集装箱安全与卫生检验规程》进行。

(3) 出口核查。检验检疫后,如需要实施卫生除害处理的,签发"检验检疫处理通知书",完成处理后向报检人出具"熏蒸/消毒证书"。如不需要进行卫生除害处理,则出具"集装箱检验检疫结果单"。出境口岸海关凭启运口岸海关出具的"集装箱检验检疫结果单"或"熏蒸/消毒证书"放行。法律、法规另有规定的除外。

8.1.2 入境集装箱的报检

1. 报检范围

(1) 所有入境集装箱。所有入境集装箱,包括进境和过境的实箱及空箱,其必须实施卫生检疫。

(2) 来自动植物疫区的集装箱。来自动植物疫区的,装载动植物、动植物产品和其他检验检疫物的,以及箱内带有植物性包装物或铺垫材料的集装箱,应实施动植物检疫。

(3) 法律、合同约定实施检验检疫的集装箱。法律、行政法规、国际条约规定或者贸易合同约定的其他应当实施检验检疫的集装箱,按有关规定、约定实施检验检疫。

2. 报检要求

集装箱入境前、入境时或过境时,承运人、货主或其代理人必须向海关报检。海关按照有关规定对报检集装箱实施检验检疫。

过境应检集装箱,由进境口岸海关实施查验,离境口岸海关不再检验检疫。

(1) 报检时间。入境集装箱的承运人、货主或其代理人应在办理海关手续前向入境口岸海关报检,未经海关许可,不得提运或拆箱。

(2) 报检所需单证。入境集装箱的承运人、货主或其代理人应提供提货单、到货通知单等有关单据,包括集装箱数量、规格、号码、到达或离开口岸的时间、装箱地与目的地、货物的种类、数量及包装材料等情况。

3. 检验检疫规定

(1) 装载法定检验检疫商品的进境集装箱。海关受理报检后,集装箱结合货物一并实施检验检疫,检验检疫合格的准予放行,并统一出具"入境货物通关单"。经检验检疫不合格的,按规定处理。需要实施卫生除害处理的,签发"检验检疫处理通知书",完成处理后报检人有要求的,出具"熏蒸/消毒证书"。

(2) 装载非法定检验检疫商品的进境集装箱和进境空箱。海关受理报检后,根据集装箱可能携带的有害生物和病媒生物种类以及其他有毒有害物质情况实施检验检疫,实施检验检疫后,对不需要实施卫生除害处理的,应报检人的要求出具"集装箱检验检疫结果单";对需要实施卫生除害处理的,签发"检验检疫处理通知书"。完成处理后报检人有要求的,出具"熏蒸/消毒证书"。

(3) 应在进境口岸实施检验检疫及监管的进境、过境集装箱:

① 在进境口岸结关的、装运经国家批准进口废物原料的以及国家有关法律、法规规定必须在进境口岸查验的集装箱,口岸海关可根据工作需要制定监管地点对其集装箱实施检验检疫或做卫生除害处理。

② 对过境集装箱,实施监管。经口岸检查集装箱外表发现有可能中途撒漏造成污染的,报检人应按海关的要求,采取密封措施;无法采取密封措施的,不准过境。发现被污染或危险性病虫害的,应做卫生除害处理或不准过境。

③ 对已在口岸启封查验的进境集装箱,查验后要施加 CIQ 封识,出具"集装箱检验检疫结果单",并列明所查验的进境集装箱原、新封识号。

④ 进境转关分流的集装箱:

a. 指运地结关(转关)的进境集装箱,由指运地海关实施检验检疫。口岸海关实施口岸登记后,根据集装箱外表可能传带的有害生物种类实施检验检疫,一般在进境口岸结合对运输工具的检验检疫、箱体卸运或进入堆场后检验检疫进行。

b. 口岸海关应将在指运地检验检疫的进境集装箱的流向等相关资料信息及时通报有关海关,以便加强对进境集装箱的检验检疫和监管工作。有关海关应将逃、漏检的情况及时反馈口岸海关。

4. 判定处置

(1) 实施卫生除害处理查验发现有下列情况之一的,需实施卫生除害处理:携带土壤的;携带医学媒介生物和其他医学生物的;检疫发现有国家公布的一、二类动物传染病,寄生虫病名录及植物危险性病、虫杂草名录中所列有害生物和对农、林、牧、渔业有严重危险的其他有害生物的;发现超过规定标准的一般性病虫害;携带动物尸体、动植物残留物的;载有腐败变质货物、食品的;被传染病污染的。

(2) 实施其他除害处理①查验发现被有害化学物质污染的集装箱,必须采取冲洗、擦拭、酸碱中和、稀释等有效清洁措施;②查验发现一般放射性超标的集装箱,在条件许可的情况下,可以采取放置衰变法、表面去污法、净化处理法等进行防辐射处理。

(3) 实施销毁货物或集装箱连同货物退运处理查验发现以下情况之一的,视情节销毁货物或将集装箱连同货物整体退运:①非装运进口废物原料的集装箱夹带有废旧物品的;②装运严重超过放射性标准的且无法实施防辐射处理的货物的(不包括专用放射源);③特殊物品包装泄漏或被污染的;④国家法律、行政法规针对具体情况有明确规定的。

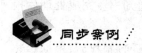
同步案例

2019年7月25日,厦门海关在码头对114.7吨灭菌乳进行现场查验时,发现6个来自乌拉圭的40尺集装箱存活逾百万活虫及虫卵,活虫经鉴定有蚤蝇、涡蛛及逍遥蛛。发现疫情后,检验检疫人员根据应急方案迅速封存,组织检疫处理单位实施专业的除虫消毒处理,防止疫情扩散。随后组织专人对该批货物进行二次查验,发现灭菌乳包装有破损、涨盒现象。超高温灭菌乳可在常温条件下贮藏和销售,但上述灭菌乳因运输和储存不当导致存在卫生安全隐患,不适合人类食用。厦门海关已对其依法做销毁处理。

8.2 出入境交通运输工具的报检

根据《卫生检疫法》及其实施细则、《进出境动植物检疫法》及其实施条例,出入境交通运输工具的检验检疫范围为:①所有出入境交通运输工具,包括船舶、飞机、火车和车辆等,都应当实施卫生检疫;②来自动植物疫区的入境交通运输工具,装载入境或过境动物的运输工具,包括船舶(含供拆船用的废旧船舶)、飞机、火车、车辆,都须实施动植物检疫。来自动植物疫区的交通运输工具,是指本航次或本车次的始发或途经地是上述动植物疫区的交通运输工具。

8.2.1 出入境船舶的报检

1. 出境船舶的报检

(1)报检范围。对所有出境国际航行船舶在离境口岸实施卫生检疫,办理出境检验检疫手续。

(2)报检时间。船方或者其代理人应在船舶离境前4小时内向海关申报,办理出境检验检疫手续。已办理手续但出现人员、货物的变化或者因其他特殊情况24小时内不能离境的,须重新办理手续。船舶在口岸停留时间不足24小时的,经海关同意,船方或者其代理人在办理入境手续时,可以同时办理出境手续。

(3)报检所需单证。办理出境检验检疫手续时,船方或者其代理人应当向海关提交航海健康申报书、总申报单、货物申报单、船员名单、旅客名单及载货清单等有关资料(入境时已提交且无变动的可免于提供),如为装运出口易腐烂变质食品、冷冻品的船舱,必须在装货前申请适载检验,取得检验证书。未经检验合格的,不准装运。装载植物、动植物产品和其他检疫物出境的船舶,应当符合国家有关动植物防疫和检疫的规定,取得"运输工具检疫证书"。对需实施除害处理的,作除害处理并取得"运输工具检疫处理证书"后,方可装运。

(4)检验检疫规定:

① 实施适载检验。对装运出口易腐烂变质食品、冷冻品的船舱,必须在装货前申请适

载检验,取得检验证书。未经检验合格的,不准装运。

② 实施除害处理装载植物、动植物产品和其他检疫物出境的船舶,应当符合国家有关动植物防疫和检疫的规定,取得"运输工具检疫证书"。对需实施除害处理的,作除害处理并取得"运输工具检疫处理证书"后,方可装运。

对有下列情况之一的船舶,应当实施卫生除害处理:来自检疫传染病疫区;被检疫传染病或者监测传染病污染的;发现有与人类健康有关的医学媒介生物,超过国家卫生标准的;发现有动物一类、二类传染病及寄生虫病,或者植物危险性病、虫、杂草的,或者一般性病虫害超过规定标准的;装载散装废旧物品或者腐败变质有碍公共卫生物品的;装载活动物入境和拟装运活动物出境的;携带尸体、棺柩、骸骨入境的;废旧船舶;海关总署要求实施卫生除害处理的其他船舶。

③ 签发"交通工具出境卫生检疫证书"。经审核船方提交的出境检验检疫资料或者经登轮检验检疫,符合有关规定的,海关签发"交通工具出境卫生检疫证书"并在船舶出口岸手续联系单上签注。

(5) 监督管理。海关对航行或者停留于口岸的船舶实施监督管理,对卫生状况不良和可能导致传染病传播或者病虫害传播扩散的因素提出改进意见,并监督指导采取必要的检疫处理措施。

海关接受船方或者其代理人的申请,办理"除鼠/免予除鼠饲证书"(或者延期证书)、"交通工具卫生证书"等有关证书。船舶在口岸停留期间,未经海关许可,不得擅自排放压舱水、移除垃圾和污物等,任何单位和个人不得擅自将船上自用的动植物、动植物产品及其他检疫物带离船舶。船舶在国内停留及航行期间,未经许可不得擅自启封动用海关在船上封存的物品。

海关对船舶上的动植物性铺垫材料进行监督管理,未经海关许可不得装卸。船舶应当具备并按照规定使用消毒、除虫、除鼠药械及装置。来自国内疫区的船舶,或者在国内航行中发现检疫传染病、疑似检疫传染病,或者有人非因意外伤害而死亡并死因不明的,船舶负责人应当向到达口岸海关报告,接受临时检疫。海关对从事船舶食品、饮用水供应的单位以及从事船舶卫生除害处理、船舶生活垃圾、泔水、动植物废弃物等收集处理的单位实行卫生注册登记管理;对从事船舶代理、船舶物料服务的单位实行登记备案管理。其从业人员应当按照海关的要求接受培训和考核。

2. 入境船舶的报检

(1) 报检范围:

① 所有入境的国际航行船舶。国际航行船舶简称为船舶,是指进出中国国境口岸的外国籍船舶和航行于国际航线的中国籍船舶。所有入境的船舶都必须实施卫生检疫。

② 来自动植物疫区的国际航行船舶。动植物疫区是指动植物疫情发生或流行的区域。来自动植物疫区的船舶在入境时,无论是否装载动植物、动植物产品和其他检疫物,都必须在口岸进行动植物检疫。

(2) 报检时间。入境船舶必须在最先抵达口岸的指定地点接受检疫,办理入境检验检疫手续。船方或其代理人应在船舶预计抵达口岸 24 小时前,如不足 24 小时,应在驶离上一口岸时,填报入境检疫申请表,向入境口岸海关申报。如果申报内容有变化,应及时更正。

(3) 报检所需单证。船方或者其代理人办理入境检验检疫手续时应向海关提交"航海健康申报书""总申报单""货物申报单""船员名单""旅客名单""船用物品申报单""压舱水报告单"及载货清单,并应检验检疫人员的要求提交"除鼠/免予除鼠证书""交通工具卫生证书""预防接种证书""健康证书"以及"航海日志"等有关资料。

(4) 检验检疫规定:

① 信号旗和信号灯的规定。根据《卫生检疫法》及其实施细则的规定,接受入境检疫的船舶必须按照规定悬挂检疫信号等候查验,在海关发给入境检疫证前,不得降下检疫信号。白天入境时,在船舶的明显处悬挂国际通语检疫信号旗:"Q"字旗表示本船没有染疫,请发给入境检疫证;"QQ"字旗表示本船有染疫或有染疫嫌疑,请即刻实施检疫。夜间入境时,在船舶明显处垂直悬挂下列灯号:红灯三盏表示本船没有染疫,请发给入境检疫证;红、红、白、红四盏,表示本船有染疫或有染疫嫌疑,请即刻实施检疫。

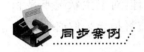同步案例

入境船舶未挂检疫信号受罚案

近日,一艘越南籍船舶"韩龙 12"号从越南沙奇港装运 400 吨木薯淀粉抵达八所港锚地,八所海关执法人员登轮对该轮实施入境卫生检疫时发现,该轮未悬挂检疫信号,违反了我国《国境卫生检疫法实施细则》的有关规定,即接受入境检疫的船舶必须按照有关规定悬挂检疫信号等候查验,在海关发给入境检疫证前不得下降下检疫信号。

② 入境船舶检验检疫的方式。海关根据船方或其代理人申报的内容进行审核,确定入境船舶的检疫方式。目前采用的方式主要有以下几种:

a. 锚地检疫。其适用的范围包括:来自检疫传染病疫区的;有检疫传染病病人、疑似传染病病人或者有人非因意外伤害而死亡且死因不明的;发现有啮齿动物异常死亡的;未持有有效"船舶免予卫生控制措施证书/卫生控制措施证书"的;没有申请随船检疫、靠泊检疫或电讯检疫的;装载活动物的;废旧船舶;船方申请锚地检疫的;海关工作需要的。

b. 随船检疫。其适用范围包括:对旅游船、军事船、要人访问所乘船舶等特殊船舶以及遇有特殊情况的船舶,如船上有病人需要救治、特殊物资急需装卸、船舶急需抢修等,经船方或其代理人申请,可以实施随船检疫。

c. 靠泊检疫。其适用范围包括:对持有我国海关签发的有效"交通工具卫生证书",并且没有应实施锚地检疫所列情况的船舶或者因天气、潮水等原因无法实施锚地检疫的船舶,经船方或其代理人申请,可以实施靠泊检疫。

d. 电讯检疫。对持有我国海关签发的有效"交通工具卫生证书",并且没有应实施锚地检疫所列情况的船舶,经船方或其代理人申请,可以实施电讯检疫。电讯检疫必须是持有

有效"交通工具卫生证书"的国际航行船舶在抵港前24小时,通过船公司或其代理人向港口或锚地所在地海关以电报形式报告。

③ 其他规定。对于来自动植物疫区的入境船舶,在入境口岸均应实施动植物检疫。发现装有我国规定禁止或限制进境的物品,施加标识予以封存,船舶在中国期间,未经口岸海关许可,不得启封动用。发现有危险性病虫害的,作不准带离运输工具、除害、封存或销毁处理;对卸离运输工具的非动植物性物品或货物作外包装消毒处理;对可能被动植物病虫害污染的部位和场地作消毒除害处理。经检验检疫合格或经除害处理合格的,由口岸海关根据不同情况,分别签发"运输工具检疫证书"或"运输工具检疫处理证书"方能准予入境。

装载入境动物的船舶,抵达口岸时,未经口岸海关防疫消毒和许可,任何人不得接触和移动动物。入境供拆船用的废旧船舶的检疫,包括进口供拆船用的废旧钢船、入境修理的船舶以及我国淘汰的远洋废旧钢船,不论是否来自动植物疫区,一律由口岸海关实施检疫。对检疫发现的我国禁止入境物,来自动植物疫区或来历不明的动植物及其产品,以及动植物性废弃物,作销毁处理。对发现危险性病虫害的舱室进行消毒、熏蒸处理。

(5)监督管理。监督管理的内容主要包括:船舶在口岸停留期间,未经海关许可,不得擅自排放压舱水、移下垃圾和污物等,任何单位和个人不得擅自将船上自用的动植物、动植物产品及其他检疫物带离船舶;船舶在国内停留及航行期间。未经许可不得擅自启封动用海关在船上封存的物品;海关对船舶上的动植物性铺垫材料进行监督管理,未经海关许可不得装卸。

8.2.2 出入境航空器的报检

1. 出境航空器报检

(1)报检范围。所有出境航空器必须实施卫生检疫。

(2)报检所需单证。实施卫生检疫机场的航空站,应在出境飞机起飞前向海关提交飞机总申报单、货物舱单、其他有关检疫证件和飞机的国籍、机型、号码、识别标志、预定起飞时间,经停站、目的站、旅客及机组人数、总申报单、货物舱单和其他有关检疫证件。

(3)检验检疫规定。在旅客登机前,检疫人员登机对出境航空器实施卫生检查。如经检疫查验判定为非染疫航空器,签发"交通工具卫生证书",准许出境。如经海关确认机上卫生状况符合我国《国境卫生检疫法》的要求,确认机上无确诊或疑似检疫传染病病人,确认机上的中国籍员工均持有海关签发的有效健康证书,然后签发"交通工具出境卫生检疫证书"并予以放行。

2. 入境航空器的报检

(1)报检范围:

① 所有入境航空器。入境航空器是指进出中国国境口岸的外国籍航空器和航行于国际航线的中国国籍航空器。所有入境航空器都必须实施卫生检疫。入境飞机可通过地面航空站向海关采用电讯方式进行检疫申报。其申报主要内容包括:入境飞机是否发现检疫传染病、疑似检疫传染病,或死因不明的现象;如有,应提供主要病状、患病人数和死亡人数。

② 来自疫区的航空器。来自疫区的入境航空器是指进出中华人民共和国国境口岸的来自疫区的外国籍航空器和航行于国际航线的中华人民共和国国籍航空器。所有入境航空器都必须实施卫生检疫。入境飞机可通过地面航空站向海关采用电讯方式进行检疫申报。其申报主要内容包括：入境飞机是否发现检疫传染病、疑似检疫传染病，或死因不明的现象，如有，应提供主要病状、患病人数和死亡人数。

（2）报检所需单证。航空器到达后，向海关提交总申报单、旅客名单及货物舱单，包括入境航空器的国籍、机型、号码、识别标志、预定到达时间、出发站、经停站、机组及旅客人数。来自黄热病疫区的，还须出示有效的灭蚊证书。

（3）检验检疫规定。检疫人员根据来自不同地区的飞机及机上旅客的健康状况采取不同的处理措施。

对来自黄热病疫区的飞机，机长或其授权代理人必须主动出示有效的灭蚊证书。如不能出示有效灭蚊证书或出示的灭蚊证书不符合要求，并且在航空器上发现活蚊，作染疫嫌疑处理。除虫须在人员下机后，卸货前进行。

对于来自动植物疫区的入境飞机，在入境口岸均应实施动植物检疫。发现装有我国规定禁止或限制进境的物品，施加标识予以封存，飞机在中国期间，未经口岸海关许可，不得启封动用。发现有危险性病虫害的，作不准带离运输工具、除害、封存或销毁处理；对卸离运输工具的非动植物性物品或货物作外包装消毒处理；对可能被动植物病虫害污染的部位和场地作消毒除害处理。经检验检疫合格或经除害处理合格的，由口岸海关根据不同情况，分别签发"运输工具检疫证书"或"运输工具检疫处理证书"，方能准予入境。

装载入境动物的飞机，抵达口岸时，未经口岸海关防疫消毒和许可，任何人不得接触和移动动物。

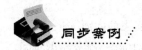

同步案例

某日，从美国洛杉矶至广州的中国南方航空公司 C2328 航班准时降落于广州白云国际机场，美国是由世界卫生组织通报当前有甲型 H1N1 流感确诊病例的国家，为此广州机场出入境检验检疫局立即启动口岸检验检疫机制，对航空器客舱和货舱进行了严格的消毒措施，对交通工具产生的垃圾等废弃物实施无害化处理，对入境人员乘坐的摆渡车以及通道进行消毒处理，并通过 X 光机对 C2328 航班入境人员携带物加强检验检疫。

8.2.3 出入境车辆及其他车辆的报检

1. 出入境车辆及其他车辆的报检范围

所有出入境的列车及其他车辆，都应向海关申报，并实施卫生检疫；来自动植物疫区、装载入境或过境动物的入境列车与其他车辆，都须实施动植物检疫。

2. 报检要求

（1）出入境列车的报检要求。出入境列车在到达或者出站前，车站有关人员应向海关提前预报列车预定到达时间或预定发车时间、始发站或终点站、车次、列车编组情况、行车路线、停靠站台、旅客人数、司乘人员人数、车上有无疾病发生等事项。

（2）出入境汽车及其他车辆的报检要求。边境口岸出入境车辆是指汽车、摩托车、手推车、自行车、牲畜车等。固定时间的客运汽车在出入境前由有关部门提前通报预计到达时间、旅客人数等；装载的货物应按口岸规定提前向海关申报货物种类、数量及重量、到达地等。

3. 出入境列车及其他车辆的检验检疫程序

（1）出入境列车的检验检疫程序。出入境客运列车的卫生检疫查验主要在于发现和阻止检疫传染病染疫人或染疫嫌疑人出入境。在接受出入境卫生检疫的列车到达之前，车站应尽早向口岸海关通知列车到达时间、车次、线路、旅客人数（组成）、有无疫病发生等事项，以便进行各项准备工作。列车停稳后，应由检疫人员首先登车询问列车长有无患病旅客，在无疫情的情况下联合检查人员方可同时进行检查。在未取得"入/出境检疫证"之前，未经检疫人员许可，任何人不准上下列车，不准装卸行李、物品。检疫查验中对旅客实行医学检查、流行病学检查，查验有关预防接种证书或健康证书，并办理有关卫生检疫手续或签发有关证件。对车体按列车卫生检查标准实施卫生检查，检疫完毕签发"入/出境检疫证"。对染疫车厢应实施卫生处理。如在规定的时间内检疫工作没有结束，出入境列车应通知车站延缓开车时间。出入境专列可根据情况给予一定礼遇，通过团体工作人员或随团医生了解车上人员健康状况或办理有关卫生检疫签证。出入境货运列车在正常情况下检疫医师与联合检查人员共同查验，首先由检疫医师对交通员工实施卫生检查，查询身体健康状况及有关检疫证明。对货物根据申报情况实施卫生检查，对车体实施卫生检查。如发现需进行卫生处理的货物或车体应通知值班站长。卫生处理完毕书面通知海关方准予开车或暂留，检疫查验完毕签发"入/出境检疫证"，并做好查验记录。

（2）出入境汽车及其他车辆的检验检疫程序。海关对大型客车应派出检疫人员登车检查，旅客及其携带的行李物品应在候车室或检查厅接受检查。

对入境货运汽车，根据申报实施卫生检疫查验或必要的卫生处理，来自动植物疫区的，由入境口岸海关作防疫消毒处理。检疫完毕后签发"运输工具检疫处理证书"。

装载出境动物的汽车及其他车辆，须在口岸海关的监督下进行消毒处理，合格后由口岸海关签发"运输工具检疫处理证书"，准予装运。

某日，从中国香港九龙开来的 T98 次列车准时到达北京西站，这是香港发现甲型 H1N1流感病人后的第二次列车。该列车进站前，负责消毒的工作人员就戴好手套、口罩和护目镜，在站台上等候。列车到达后，让旅客在通往出入境联检厅的必经之路上，铺着一块洒着消毒药水的地毯进行鞋底消毒。然后对列车的车厢及垃圾进行卫生处理。

8.3 出入境人员、携带物、伴侣动物的检验检疫

8.3.1 出入境人员卫生检疫

出入境人员卫生检疫是通过检疫查验发现染疫人和染疫嫌疑人,给予隔离、留验、就地诊验和必要的卫生处理,从而达到控制传染病源,切断传播途径,防止传染病传入或传出的目的。

1. 出入境人员健康检查对象

海关需要对下列人员进行健康检查:

(1) 申请出国或出境 1 年以上的中国籍公民;

(2) 在境外居住 3 个月以上的中国籍回国人员;

(3) 来华工作或居留 1 年以上的外籍人员;

(4) 国际交通工具上的中国籍员工。

2. 申请健康检查手续

(1) 办理体检需提交的文件。申请健康体检的出入境人员应分别填写"国际旅行人员健康检查记录"和"外国人体格检查记录",并提交下列相关证件:中国籍出境人员的护照和使馆签证(时间紧迫时也可凭任务件或单位证明申请办理);回国人员的边防入境单和入境口岸的体检联系单;来华外籍人员凭公安机关开具的申请居留体检介绍信办理。

(2) 签发国际旅行健康证书。出境人员体检合格签发"国际旅行健康证书";境外人员发给"境外人员体格检查记录验证证明"或有关体检证明;对于患有传染病如鼠疫、霍乱、黄热病、艾滋病、性病、麻风病、开放性肺结核,以及非传染病如精神病等的旅游者,不予签发"国际旅行健康证书",禁止其入境或出境。

3. 健康体检的重点项目

(1) 中国籍出境人员。对中国籍出境人员,重点检查检疫传染病、监测传染病,还应根据去往国家疾病控制要求、职业特点及健康标准,着重检查有关项目,增加必要的检查项目。

(2) 中国籍回国人员。对回国人员除按照国际旅行人员健康检查记录表中的各项内容检查外,重点对其进行艾滋病抗体检测、梅毒等性病的检测。同时根据国际疫情增加必要的检查项目,如疟疾血清学检测或血涂片、肠道传染病的粪检等。

(3) 来华外籍人员。对来华外籍人员,应验证外国签发的健康检查证明,对可疑项目进行复查,对项目不全的进行补项。对其进行的重点检查项目是检疫传染病、检测传染病和外国人禁止入境的物种传染病,即艾滋病、性病、麻风病、开放性肺结核,以及非传染病如精神病。

(4) 国际通行交通工具上的中国籍员工。除按照国际旅行人员健康检查记录表中的各项内容检查外,重点对其进行艾滋病抗体检测、梅毒等性病的检测。

4. 出入境人员的国际预防接种

(1) 申请国际预防接种的主要对象。申请国际预防接种的主要对象是出入境人员。根

据对象的具体出国国别及签证类型不同,预防接种的项目也不同,但大致可以分为 3 类:

① 前往国法定要求接种项目;

② 前往地区或机构推荐接种项目;

③ 申请人自愿要求的接种项目。

(2) 预防接种的项目。国际旅行者是否需要实施预防接种,视其旅行的路线、到达国家的要求及其传染病疫情而确定。预防接种的项目可分为 3 类:

① 根据世界卫生组织和《国际卫生条例》有关规定确定的预防接种项目。目前黄热病预防接种是国际旅行中唯一要求的预防接种项目;

② 推荐的预防接种项目;

③ 申请人自愿要求的预防接种项目。

(3) 预防接种禁忌证明。预防接种禁忌证明是签发给患有不宜进行预防接种的严重疾病的旅行者的一种证书。某些旅行者所患疾病为需要接种疫苗的禁忌症,可经申请并提供诊断证明,由海关对其签发预防接种禁忌证明。

5. 出入境人员检疫的申报要求

根据《卫生检疫法》的规定,我国对出入境人员检疫申报分为常态管理和应急管理。

(1) 常态管理。当国内外未发生重大传染病疫情时,出入境人员免于填报"出/入境健康申明卡"。但有发热、呕吐等症状,患有传染性疾病或精神病,携带微生物、人体组织、生物制品、血液及其制品、动植物及其产品等须主动申报事项的出入境人员须主动口头向检验检疫人员申报,并接受检验检疫。

检验检疫人员通过加强对出入境人员的医学巡视、红外线体温检测,加强对出入境人员携带特殊物品的检疫巡查、X 光机抽查、检查等现代科技手段和科学合理的监督管理办法,提高检验检疫工作的有效性,严防疫病传入或传出,防止禁止进境物入境。

(2) 应急管理。当国内外发生重大传染病疫情时,出入境人员必须逐人如实填报"出/入境健康申明卡",并由检验检疫专用通道通行;出入境人员携带物必须逐件通过 X 光机透视检查。

对疑似染疫人员、患有传染性疾病或精神病的人员,检验检疫人员将实行体温复查、医学检查等措施;对可能传播传染病的出入境人员携带物,检验检疫人员将采取相应的处理措施,防止疫病疫情传播。

6. 出入境人员检疫的申报内容

(1) 入境人员检疫申报。受检疫的入境人员,需要按照检疫医师的要求填写"出/入境检疫申明卡",并出示某种有效的传染病预防接种证书、健康证明或者其他有关证件。入境人员建议申报的内容包括以下几方面。

① 精神病、艾滋病(含病毒感染者)、性病、肺结核等疾病;

② 发烧、皮疹、黄疸、腹泻、呕吐等症状;

③ 随身携带的生物制品、血液制品等特殊物品;

④ 来自黄热病疫区的旅客应出示黄热病预防接种证书。

（2）出境人员检疫申报：

① 受检疫的出境人员，需要按照检疫医师的要求填写"出/入境健康申明卡"，出示某种传染病预防接种证书、健康证明或者其他有关证件；

② 出境一年以上的中国公民应出示"国际旅行健康证书"，前往黄热病疫区的中国籍旅客应出示黄热病接种证书；

③ 检疫人员对所有出境人员进行医学观察，阻止染疫人和染疫嫌疑人出境，并根据需要提供健康咨询服务。

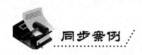同步案例

福州海关对来自澳门的厦航 MF892 航班实施入境检疫时，获知机上有一名乘客出现吐泻、黄色水样便等临床症状，随即向上级报告疫情并启动了口岸腹泻病人应急处理预案。由于根据当时福州地区正在发生霍乱流行的情况，结合病人的临床表现，初步判定为霍乱疑似病例，立即将患者转送至福州传染病医院肠道传染科就诊，采集的样本于当时即送至福建国际旅行保健中心检测。

8.3.2　出入境携带物的报检

1. 出入境携带物的含义

出入境旅客携带物是指出入境的旅客（包括交通员工和享有外交、领事特权与豁免权的人员）携带或随所搭乘的车、船、航空器等交通工具托运的物品。

2. 报检范围

出入境旅客所携带的物品中，属于特殊物品（包括微生物、人体组织、生物制品、血液及其制品）、骸骨、骨灰、废旧物品和可能传播传染病的物品以及动植物、动植物产品和其他检疫物的，海关在出入境港口、机场、车站和边境通道（海关旅客检查厅或过境关卡）等场所对其实施的检验检疫，以现场检疫为主，其他检疫手段为辅。

3. 检疫审批和许可

携带植物种子、种苗及其他繁殖材料进境的，必须事先提出申请，办理检疫审批手续。因特殊情况无法事先办理的，应当按照有关规定申请补办审批手续。办理审批手续后，须在进境口岸所在的直属海关备案。因科学研究等特殊需要携带禁止携带的进境物，必须提前向海关总署或相关行政主管部门申请办理检疫特许审批。携带特殊物品出入境，必须事先申请办理检疫审批手续；携带尸体、骸骨、骨灰等出入境，应当按照有关规定办理卫生检疫许可证。

4. 申报要求和主要单证

（1）入境人员携带上述所列检疫物品入境的，入境前必须如实填写"入境检疫申明卡"，主动向口岸海关申报。

（2）携带特殊物品出入境申报时，需提供"出/入境特殊物品卫生检疫审批单"和有关传

染病病原体的检验证单。

(3) 出入境人员携带尸体、骸骨、骨灰、棺柩报检的,需提交境外公证机构出具的公证书、死亡医学证明书、出境许可证和原墓葬地点证明等相关材料。

(4) 携带植物种子、苗木及其他植物繁殖材料进境申报的,需提供经进境口岸直属海关备案的"引进种子、苗木检疫审批单"或"引进林木种子、苗木及其他繁殖材料检疫审批单"。

(5) 因科学研究等特殊需要携带禁止进境物入境的,需提供海关总署出具的"进境动植物特许检疫许可证"。

5. 检验检疫程序

(1) 口岸海关受理申报后,对所申报的内容和相关材料进行物证审核,在国家规定允许范围内的携带物以现场检疫为主,随检随放,不签发证书。如现场检疫认定须作除害处理的,或需要截留作实验室检测的,向物主签发"出入境人员携带物留检/处理凭证",经除害处理或检疫合格后放行。

(2) 出入境人员携带的特殊物品,经检验检疫合格后予以放行;尸体、骸骨、骨灰、棺柩经检疫合格和卫生检疫合格签发"尸体/棺柩/骸骨/骨灰入/出境许可证"予以放行,不合格者则作卫生处理或予以退回。

(3) 携带入境的动物、动物产品和其他检疫物,经检疫合格或除害处理后合格的,予以放行;检验检疫不合格又无有效办法处理或经除害处理后仍不合格的,作限期退回或销毁处理,并由口岸海关签发"出入境人员携带物留检/处理凭证"。

(4) 携带国际禁止携带进境物进境的,作退回或销毁处理。

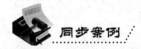

2019 年 7 月,济南海关机场办工作人员连续多次在入境旅客携带物中截获多肉植物,包括玉美人、桃美人、黄丽、乙女心等 60 多个品种,共计 150 余公斤。自多肉植物裹带的土壤中检出小杆线虫、垫刃目线虫及粉蚧壳昆虫等有害生物,检验检疫工作人员依法实施退回处理。

常见的多肉植物品种多属于景天科或仙人掌科,主要产于南非、墨西哥、美国、西欧、日本等国家和地区,近年来,因其外形呆萌、繁殖力强、易成活等特点,已迅速成为人们特别是年轻人的新一代"萌宠"。但其属于《中华人民共和国禁止携带、邮寄进境的动植物及其产品名录》的规定范畴,未经检疫及采取隔离措施的多肉植物极易携带有害生物,造成疫情传播扩散。

8.3.3 出入境人员伴侣动物报检

为防止狂犬病等恶性传染病传入我国,保障农牧业生产和人体健康,根据《中华人民共和国进出境动植物检疫法》和《中华人民共和国海关法》的规定,农业部和海关总署制定了《旅客携带伴侣动物的管理规定》。

1. 检疫申报

(1) 入境旅客携带伴侣犬、猫进境,每人限一只。旅客携带伴侣犬、猫进境,须持有输出国(或地区)官方兽医检疫机关出具的检疫证书和狂犬病免疫证书向海关申报,并由口岸海关对旅客所携带的动物实施隔离检疫。无上述证书者,一律不准携带伴侣犬、猫入境。

(2) 入境旅客携带伴侣动物出境,出境人员在离境前,需持家庭所在地县级以上兽医卫生防疫检验部门出具的动物健康证书及狂犬病疫苗接种证书到离境口岸海关申报,海关将出具检疫证和狂犬病免疫证书,供出境人员在入境国家和地区入境时使用。

2. 检疫程序

入境口岸海关对有关伴侣犬、猫在指定场所进行为期30天的隔离检疫。经检疫合格的犬、猫凭口岸海关签发的检疫证书准予进境;检疫不合格的由海关按有关规定处理。隔离检疫期内有关伴侣犬、猫的饲养管理由物主负责,或由物主委托口岸海关代理负责。不符合入境检疫要求的入境伴侣犬、猫,海关将暂时扣留。有关人员应在口岸海关规定的期限内办理退运境外手续。逾期未办理或旅客声明自动放弃的,由口岸海关进行检疫处理。

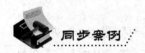

同步案例

某年2月18日,1名乌克兰籍旅客向上海海关申报随身携带宠物入境。经初步观察,该名旅客所携带的宠物非犬和猫,野性十足,性情暴躁,时常对铁笼进行撕咬,十分凶狠。上海海关工作人员立即上网查询,发现是类似于黄鼠狼等野生的鼬科类动物,不符合检验检疫入境伴侣宠物只限于猫和狗的要求,告知该名旅客宠物不可入境,要求该名旅客将该宠物返送回其所属国;否则,检验检疫机关将依法予以扣留并进行扑杀。经检疫人员详细解释法律法规,该旅客选择放弃该宠物。上海海关依法对该宠物予以扑杀并由上海市病死畜禽处理站进行焚烧处理。此次属上海口岸首次截获鼬科类动物入境。

8.4 出入境快件、邮寄物检验检疫

8.4.1 出入境快件的报检

1. 概念

出入境快件,是指依法经营出入境快件的企业(以下简称"快件运营人"),在特定时间内以快速的商业运输方式承运的出入境货物和物品。为加强出入境快件的检验检疫管理,我国制定了《出入境快件检验检疫管理办法》,海关总署及主管海关依法对出入境快件实施检验检疫。

2. 报检范围

实施检验检疫的出入境快件包括以下几类:

(1) 根据《进出境动植物检疫法》及其实施条例和《国境卫生检疫法》及其实施细则以及有关国际条约、双边协议规定应当实施动植物检疫和卫生检疫的;

(2) 列入《海关实施检验检疫的进出境商品目录》的;

（3）属于实施进口安全质量许可制度、出口质量许可制度以及卫生注册登记制度管理的；

（4）其他有关法律法规规定应当实施检验检疫的。

3. 快件运营人备案登记

海关对快件运营人实行备案登记制度。海关根据工作需要，可以在出入境快件的存放仓库、海关监管仓库或者快件集散地设立办事机构或者定期派人到现场实施检验检疫。快件运营人不得承运国家有关法律法规规定禁止出入境的货物或物品。对应当实施检验检疫的出入境快件，未经检验检疫或者经检验检疫不合格的，不得运递。

快件运营人应当向所在地海关申请办理备案登记，并提交下列资料：①备案登记申请书；②企业法人营业执照；③海关核发的"出入境快件运营人登记备案证书"；④海关要求提供的其他资料。

海关对快件运营人所提交的有关资料进行审核，符合要求的，予以签发"出入境快件运营人检验检疫备案登记证书"。快件运营人取得"出入境快件运营人检验检疫备案登记证书"后，方可按照有关规定办理出入境快件的报检手续。快件运营人如需变更备案登记的内容，应申请办理变更手续。

4. 出入境快件报检要求

（1）报检时间和地点：

① 快件运营人必须经海关备案登记后，方可按照有关规定办理出入境快件的报检手续。

② 快件出入境时，应由具备报检资格的快件运营人及时向所在地海关办理报检手续，凭海关签发的"出/入境货物通关单"向办理报关手续；快件在到达特殊监管区时，快件运营人应及时向所在地海关办理报检手续；出境快件在其运输工具离境 4 小时前，快件运营人应向离境口岸海关办理报检手续；快件运营人可以通过电子数据交换（EDI）的方式申请办理报检，海关对符合条件的，予以受理。

（2）报检提供的单证。快件运营人在申请办理出入境快件报检时，应提供报检单、总运单、每一批快件的分运单、发票、提单等相关证单。属于下列情形之一的，快件运营人还应向海关提供相应的文件资料：

① 输入动物、动物产品、植物种子、种苗及其他繁殖材料的，应提供相应的检疫审批许可证和检疫证明；

② 因科研等特殊需要输入禁止进境物的，应提供海关总署签发的特许审批证明；

③ 输入属于微生物、人体组织、生物制品、血液及其制品等特殊物品的，应提供国家相关部门出具的准出入证明、出/入境特殊物品卫生检疫审批单及有关资料；

④ 输入属于实施枪支认证制度、出口质量许可制度和卫生注册登记制度管理的，应提供有关证明；

⑤ 国家法律法规、规章或者有关国际条约、双边协议有规定的，应提供相应的其他审批证明文件。

5. 检验检疫及处理

海关对出入境快件应以现场检验检疫为主,特殊情况的,可以取样做实验室检验检疫。

(1) 入境快件经检疫发现被检疫传染病病原体污染的或者带有动植物检疫危险性病虫害的以及根据法律法规规定须做检疫处理的,海关应当按规定实施卫生、除害处理。

(2) 入境快件经检验不符合法律、行政法规规定的强制性标准或者其他必须执行的检验标准的,必须在海关的监督下进行技术处理。

(3) 出入境快件经检验检疫合格的或检验检疫不合格的但经实施有效检验检疫处理符合要求的,由海关签发“出/入境货物通关单”,予以放行。

(4) 海关对出入境快件需做出进一步检验检疫处理的,海关可以封存,并与快件运营人办理交接手续。

(5) 对应当实施检验检疫的出入境快件,未经检验检疫或者经检验检疫不合格的,不得运递。

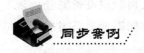
同步案例

2012年,番禺海关在深入开展“三查三整两建”活动中,成功查获一起快件商品瞒报漏报逃避检验检疫的典型案件。

涉案快件商品由深圳某贸易公司于6月19日向番禺海关申报进口,申报商品名为“包装纸箱和聚氯乙烯包装膜”。检务审单人员发现所申报商品为在国内采购更加经济的非法检产品,且该异地公司属首次在番禺海关进口,进口企业和产品的情况都属于异常。检务人员查验中发现货柜内为贴有民航快递运单的纸箱,纸箱内分别装有食品、保健品、奶粉、化妆品、随身听、音箱、儿童汽车座椅、服装、鞋等商品,大部分为法检商品。番禺海关再次现场调查后,确认该公司的行为属于不如实申报和逃避检验检疫行为,违反了《进出口商品检验法》及相关法规,并依法对该公司进行了行政处罚,该批货物于7月4日被退运出境。

8.4.2 出入境邮寄物的报检

1. 含义

为做好出入境邮寄物的检疫工作,防止传染病、寄生虫病、危险性病虫杂草及其他有害生物随邮寄物传入、传出国境,保护我国农、林、牧、渔业生产安全和人体健康,根据《进出境动植物检疫法》及其实施条例、《国境卫生检疫法》及其实施细则、《邮政法》及其实施细则等有关法律、法规的规定,我国制定了《出入境邮寄物检验检疫管理办法》。

邮寄物检验检疫是指对通过国际邮政渠道(包括邮政部门、国际邮件快速公司和其他经营国际邮件的单位)出入境的动植物、动植物产品和其他检疫物实施检验检疫。

2. 报检范围

(1) 入境的动植物、动植物产品及其他检疫物;

(2) 出入境的微生物、人体组织、生物制品、血液及其制品等特殊物品;

（3）来自疫区的、被检疫传染病污染的或者可能成为检疫传染病传播媒介的邮包；

（4）入境邮寄物所使用或携带的植物性包装物、铺垫材料；

（5）其他法律法规、国际条约规定需要实施检疫的出入境邮寄物。

海关对邮寄物的检疫应结合海关的查验程序进行，原则上同一邮寄物不得重复开拆、查验。依法应实施检疫的出入境邮寄物，未经海关检疫，不得运递。

3. 邮寄物检疫审批

（1）邮寄入境植物种子、苗木及其繁殖材料，收件人须事先按规定向有关农业或林业主管部门办理检疫审批手续，因特殊情况无法事先办理的，收件人应向入境口岸所在地直属海关申请补办检疫审批手续。

邮寄入境植物产品需要办理检疫审批手续的，收件人须事先向海关总署或经其授权的入境口岸所在地直属海关申请办理检疫审批手续。

（2）因科研、教学等特殊需要，需邮寄入境《中华人民共和国禁止携带、邮寄进境的动物、动物产品和其他检疫物名录》和《中华人民共和国进境植物检疫禁止进境物名录》所列禁止入境物的，收件人须事先按有关规定向海关总署申请办理特许检疫审批手续。

（3）邮寄《中华人民共和国禁止携带、邮寄进境动物、动物产品和其他检疫物名录》以外的动物产品，收件人须事先向海关总署或经其授权的入境口岸所在地直属海关申请办理检疫审批手续。

（4）邮寄物属微生物、人体组织、生物制品、血液及其制品等特殊物品的，收件人或寄件人须向出入境口岸所在地直属海关申请办理检疫审批手续。

4. 邮寄物检疫程序

邮寄物入境后，邮政部门应向海关提供入境邮寄物清单，须检疫审批的物品应提供检疫审批的有关单证，由检验检疫人员实施现场检疫。现场检疫时，检验检疫人员首先审核证单并对包装物进行检疫。需拆包检验时，由检验检疫人员和邮政部门工作人员双方共同拆包。如需做进一步检疫的邮寄物，由检验检疫人员和邮政部门工作人员双方共同拆包。需做进一步检疫的邮寄物，由检验检疫人员封存，向邮政部门办理交接手续后带回海关，并通知收件人限期办理审批和报检手续。

由国际邮件互换局直接分到邮局营业厅的邮寄物，由邮局通知收件人限期到海关办理检疫手续。快递邮寄物，由快递公司、收件人或其代理人限期到海关办理检疫手续。对受理报检的进境邮寄物，由海关按有关规定进行检疫。入境邮寄物经检疫合格或经检疫处理合格的予以放行。

入境邮寄物有下列情况之一的，海关对其做退回或销毁处理，出具检验检疫处理通知书：①海关总署公告规定禁止邮寄入境的；②证单不全的；③在限期内未办理检疫审批或报检手续的；④经检疫不合格又无有效处理方法的。

出境邮寄物有下列情况之一的，寄件人须向海关报检，由海关实施现场或实验室检疫：①进口国有检疫要求的；②出境邮寄物中有微生物、人体组织、生物制品、血液及其制品等特殊物品的；③寄件人有检疫要求的。

经检疫或经检疫处理合格的对出境邮寄物予以放行,海关根据进口方要求可出具有关证书;检疫不合格又无有效处理方法的,不准入境。

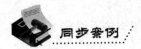 **同步案例**

2018年,厦门海关在邮检口岸截获寄自马来西亚的燕窝2.1公斤,查验发现制作工艺粗糙,夹杂羽毛,且孳生鞘翅目活体成虫和幼虫。取样送检,检出小菌虫和皮蠹幼虫,同时亚硝酸盐含量86毫克/千克,超出国家限量值1.87倍。该海关依规对该批燕窝予以截留并实施除害处理。

农业农村部和海关总署明确规定:燕窝(罐头装燕窝除外)属于禁止私自携带、邮寄的入境产品。夹杂羽毛的燕窝携带禽流感等病毒的潜在风险性更大。此外,原卫生部规定食用燕窝亚硝酸盐临时管理限量值为30毫克/千克。

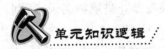 **单元知识逻辑**

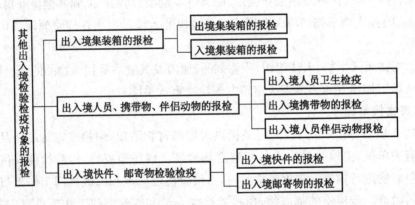

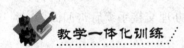 **教学一体化训练**

一、单项选择题

1. 所有入境集装箱,包括进境和过境的实箱和空箱,必须实施(　　)。
   A. 动植物检疫　　　B. 卫生检疫　　　　C. 植物检疫　　　　D. 适载检疫

2. 来自动植物疫区的,装载动植物、动植物产品和其他检验检疫物的,以及箱内带有植物性包装物或铺垫材料的集装箱,应实施(　　)。
   A. 例行检查　　　　B. 卫生检疫　　　　C. 随机抽查　　　　D. 动植物检疫

3. 来自动植物疫区的船舶、飞机、火车,经检疫发现有禁止进境的动植物、动植物产品和其他检疫物的,口岸海关必须进行(　　)。
   A. 退回　　　　　　　　　　　　　B. 没收
   C. 封存　　　　　　　　　　　　　D. 补办检疫审批手续

4. "Q"字旗表示(   )。

  A. 本船染疫严重   B. 本船有染疫嫌疑

  C. 本船不能确认有无染疫   D. 本船没有染疫,请发给入境检疫证

5. 海关对快件运营人实行(   )。

  A. 出口质量许可制度   B. 分类管理制度

  C. 备案登记制度   D. 审批认证制度

6. 中国籍出境人员重点检测(   )和监测传染病。

  A. 遗传传染病   B. 家庭传染病   C. 近亲传染病   D. 检疫传染病

7. 旅客携带物检验检疫以(   )为主。

  A. 医院检验   B. 现场检疫   C. 任意检疫手段   D. 其他检疫手段

8. 邮寄物入境后,邮政部门应向海关提供进境邮寄物清单,由检验检疫人员实施现场检疫。现场检疫时,对需拆验的邮寄物,由检验检疫人员和(   )双方共同拆包。

  A. 海关员工   B. 公安人员   C. 邮政人员   D. 收件人

二、多项选择题

1. 某公司从南非进口一批板材(检验检疫类别为"M. P/Q"),集装箱装运,货物入境时应对集装箱实施(   )。

  A. 卫生检疫   B. 动植物检疫   C. 隔离检疫   D. 适载检验

2. 边境口岸的出入境车辆是指汽车、(   )等。

  A. 摩托车   B. 自行车   C. 手推车   D. 畜车

3. 关于出入境快件报检,下列表述正确的是(   )。

  A. 快件收发货人可以直接办理报检手续

  B. 快件收发货人应当委托快件运营企业办理报检手续

  C. 快件运营企业应当以收发货人的名义办理报检手续

  D. 快件运营企业应当以自己的名义办理报检手续

4. 回国人员的健康检查除按照国际旅行人员健康检查记录表中的各项内容检查外,重点应进行(   )。

  A. 开放性肺结核检测   B. 艾滋病抗体检测

  C. 精神病检测   D. 梅毒等性病检测

5. 进出境邮寄物的范围包括(   )。

  A. 动植物、动植物产品及其他检疫物的国际邮寄物品

  B. 来自疫区的被传染病病体污染的或可能成为传染病传播媒介的国际邮寄物品

  C. 微生物、人体组织、生物制品、血液及其制品等特殊物品的国际邮寄物品

  D. 通过邮政渠道运递并需实施检疫的其他国际邮寄物品

三、判断题

1. 装运易腐烂变质食品的集装箱,须申请性能检验和使用鉴定。   (   )

2. 对装载出境动植物、动植物产品和其他检疫物的船舶,经口岸海关检验合格,取得"运输

工具检疫处理证书"后,方可装运出口。　　　　　　　　　　　　　　　　（　　）

3. 采用快件方式进出口的商品,应由收发货人办理报检手续。　　　　　　（　　）

4. 口岸海关对伴侣动物在指定场所进行为期 30 天的隔离检疫。　　　　　（　　）

5. 携带、邮寄植物种子、种苗及其他繁殖材料入境的,携带人或邮寄人应当在货物到口岸后向口岸海关申请办理检疫审批手续,经审批机关同意并经检疫合格后方可入境。
　　　　　　　　　　　　　　　　　　　　　　　　　　　　　　　　　（　　）

四、简答题

1. 简述关于出境集装箱检验检疫程序的规定。

2. 装载入境动物的运输工具的检疫主要有哪些规定?

3. 简述入境快件检验检疫的范围。

4. 简述入境旅客携带物检验检疫的报检范围。

5. 简述出入境邮寄物检验检疫的范围。

五、案例分析题

1. 某年某月某日,广州海关检验检疫人员在现场查验一批来自美国,装载进口钢材的集装箱时,发现其中一个集装箱内的角落散落着少许黑色芝麻状颗粒。经检验发现,该黑色颗粒包含二类危险性有害生物菟丝子种子。检疫人员按有关规定对发现疫情的集装箱进行了检疫处理。请问:

(1) 装载法定检验检疫商品的入境集装箱检验检疫程序是什么?

(2) 简述入境集装箱的报检时间和所需单证。

2. 江苏 A 食品工厂生产一批冷冻香菇出口美国,8 000 千克/20 000 美元,纸箱包装,内用山东产的塑料袋包装,香菇原料从浙江 B 蔬菜基地采购。该批货物计划装于集装箱中从上海口岸出口。信用证中要求 A 食品厂须取得 FDA 注册并提供该批货物的植物检疫证书。请问:

(1) 该批货物出口报检前,A 厂应向海关办理什么手续?

(2) 该批货物应向哪里申请报检?

第9章
特殊监管区域的货物报检

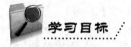

学习目标

知识目标:

了解保税区、出口加工区、边境贸易货物的报检要求。

能力目标:

能够完成各类特殊监管区域的货物报检。

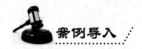

案例导入

福州海关辖区的特殊开放区域包括福州保税区、福州出口加工区、福州保税港区、泉州出口加工区等4个海关特殊监管区,晋江、龙岩、三明、武夷山等4个陆地港以及平潭综合实验区。福州海关主动创新,精准施策,服务辖区特殊开放区域,今年以来共受理报检进出口货物7 831批,货值7.32亿美元,分别同比增长25.5%和63.3%。

9.1 保税区货物报检

9.1.1 保税区的概念

保税区(Bonded Area)又称保税仓库区,是经国务院批准,由海关所设置的或经海关批准注册并监管的特定综合性对外开放经济区域。保税区是受海关监督管理的特定地区和仓库,外国商品存入保税区内,可以暂时不缴纳进口关税;如再出口,不缴纳进口关税;如要运进所在国的国内市场,则需办理报关手续,缴纳进口关税。运入区内的商品可进行储存、改装、分类、混合、展览、加工和制造等。此外,有的保税区还允许在区内经营金融、保险、房地产、展销和旅游业务。保税区主要发展进出口贸易、转口贸易、加工贸易、仓储物流、高科技和技术先进工业,相应发展货物运输、商品展示和销售以及金融等业务。保税区内出入境货物及运输工具、集装箱的报检要求与一般的报检要求类似。

9.1.2 报检范围

(1) 保税区内列入《海关实施检验检疫的进出境商品目录》(以下简称《法检目录》)的进出境货物；

(2) 虽未列入《法检目录》，但国家有关法律法规明确由海关负责检验检疫的出入境货物；

(3) 运输工具和集装箱；

(4) 应实施检验检疫的包装物及铺垫材料。

9.1.3 报检所需单证

(1) 保税区内货物出境报检时，报检人应提供外贸合同、信用证、发票、厂检单等单据；申请重量鉴定的应提供磅码单；属商品检验和食品卫生检验范围内的应检货物，应提供"出境货物运输包装性能检验结果单"(正本)。

(2) 保税区内货物入境报检时，报检人应提供外贸合同、发票、提(运)单等有关证单；保税区内出入境货物为旧机电产品的应按旧机电产品备案手续办理相关证明。

9.1.4 报检程序

进出保税区的法定检验检疫的物品，货主或其代理人须向海关申报或报检，海关凭"入境货物通关单"或"出境货物通关单"验放。

保税区内企业从境外进入保税区的仓储物流货物以及自用的办公用品、出口加工所需原材料、零部件，免予实施强制性产品认证。

保税区内从事进出口加工、国际贸易、国际物流以及进出口商品展示的企业办理报检手续前，应在海关办理备案或注册登记手续；保税区内从事加工、储存出境食品的企业还应办理出口食品生产企业卫生注册登记手续。

1. 保税区与境外之间进出的应检物

(1) 从境外进入保税区的法定检验检疫对象，属于卫生和动植物检疫范围的，由海关实施卫生和动植物检疫；应当实施卫生和动植物检疫除害处理的，由海关进行卫生除害处理。

(2) 海关对从境外进入保税区的可以用做原料的固体废物、旧机电产品、成套设备实施检验和监管，对外商投资财产按照有关规定进行价值鉴定，对未办理通关手续的货物不实施检验。

(3) 保税区内企业从境外进入保税区的仓储物流货物以及自用的办公用品、出口加工所需原材料、零部件，免予实施强制性产品认证。

(4) 从保税区输往境外的应检物，海关依法实施检验检疫。

(5) 从非保税区进入保税区后不经加工直接出境的，保税区海关凭产地海关签发的"出境货物换证凭单"或"换证凭条"换证放行，不再实施检验检疫；如需要重新报检的，应按规定重新报检。

2. 输出保税区的法定检验检疫对象的检验检疫

（1）法定检验检疫对象从中华人民共和国境内非保税区（不含港澳台地区）进入保税区时，不需要办理海关通关手续的，海关不实施检验检疫；需要办理海关通关手续的，海关按规定实施检验检疫。

（2）从保税区输往非保税区的法定检验检疫对象，除法律法规另有规定的，不实施检疫；属于实施食品卫生监督检验和商品检验范围的，海关实施检验；对于集中入境分批出区的货物，可以分批报检；符合条件的，可以于入境时集中报检，集中检验，经检验合格的出区时分批核销。

（3）从保税区输往非保税区的法定检验检疫对象，列入强制性产品认证目录的，应当提供相应的认证证书，其产品上应当加贴强制性产品认证标志。

（4）入境时已经实施检验的保税区内的货物输往非保税区的，以及从非保税区进入保税区的货物又输往非保税区的，不实施检验。

3. 保税区内互流通的应检物

保税区内企业之间进行销售、转移的货物及其包装物、铺垫材料、运输工具、集装箱，海关免予实施检验检疫，无须报检。

4. 经保税区转口的应检物

（1）经保税区转口的动植物、动植物产品和其他检疫物，入境报检时应当提供输出国家或地区政府部门出具的官方检疫证书；转口动物应同时提供海关总署签发的"动物过境许可证"和输入国家或地区政府部门签发的允许入境的证明；转口转基因产品应同时提供海关总署签发的"转基因产品过境转移许可证"。

（2）经保税区转口的法定检验检疫对象，在保税区短暂仓储，原包装转口出境并且包装密封状况良好，无破损、洒漏的，入境时仅实施外包装检疫，必要时进行防疫消毒处理；如果由于包装不良以及在保税区内经分级、挑选、刷贴标签、改换包装形式等简单加工的原因转口出境的，海关应实施卫生检疫、动植物检疫以及食品卫生检验。

（3）经保税区转口的法定检验检疫对象出境时，除法律法规另有规定和输入国家或地区政府要求入境时出具我国海关签发的检疫证书或检疫处理证书的以外，一般不再实施检疫和检疫处理。

9.2 出口加工区的货物报检

9.2.1　出口加工区的概念

出口加工区（Export Processing Zone）是一个国家或地区在其港口、国际机场等地方，划出一定的范围，新建和扩建码头、车站、道路、仓库和厂房等基础设施以及提供免税等优惠待遇，鼓励外国企业在区内投资设厂，生产以出口为主的制成品的加工区域。

9.2.2 报检范围

(1) 出口加工区内列入《法检目录》的出入境货物;

(2) 虽未列入《法检目录》,但国家有关法律法规明确由海关负责检验检疫的出入境货物;

(3) 运输工具和集装箱;

(4) 应实施检验检疫的包装物及铺垫材料。

9.2.3 报检所需单证

(1) 加工区内货物出境报检时,应提供外贸合同、信用证,发票、厂检单等单据;申请重量鉴定的应提供磅码单;属商品检验和食品卫生检验范围的货物,应提供包装检验合格单;

(2) 加工区内货物入境报检时,应提供外贸合同发票、提(运)单等有关证单;属强制性产品认证目录内的产品,需按照规定提供强制性产品认证证书或相关的免办证明;

(3) 来自美国、日本、欧盟和韩国的应检货物入境时,报检人须按规定提交与包装有关的证书或声明;

(4) 入境旧机电产品的应按旧机电产品备案手续办理相关证明。

9.2.4 报检程序

出口加工区内的企业办理报检手续前,应向海关办理备案或注册登记手续。

货主或其代理人须向海关申报或报检,海关凭海关出具的"入境货物通关单"或"出境货物通关单"验放。

加工区内的中外合资、合作企业及各种对外补偿贸易方式中,境外(包括我国港澳台地区)投资者以实物作价投资的或企业委托境外投资者用投资资金从境外购买的财产,应向海关申报实施财产价值鉴定。

1. 加工区与境外之间进出的应检物

(1) 加工区内的企业为加工出口产品所需的货物以及其在加工区内自用的办公和生活消费用品,免予实施品质检验。但以废物作为原料的按有关规定实施环保项目检验。

(2) 入境法定检验检疫的货物、集装箱以及运输工具,应当接受卫生检疫;来自检疫传染病疫区的、被检疫传染病污染的以及可能传播检疫传染病或者发现与人类健康有关的啮齿类动物和病媒昆虫的集装箱、货物、废旧物等物品以及运输工具应实施卫生处理。

(3) 入境动植物及其产品和其他检疫物,装载动植物、动植物产品和其他检疫物的装载容器、集装箱、包装物、铺垫材料,以及来自动植物疫区的运输工具,应实施动植物检疫及检疫监督管理。

(4) 从加工区出境的属商品检验和食品卫生检验范围的货物。有下列情况之一的,应实施品质检验或食品卫生检验:标明中国制造的;使用中国注册商标的;申领中国原产地证明书的;需海关出具品质证书的。

（5）对从加工区出境的,属卫生检疫和动植物检疫范围内的应检货物,按输入国家（或地区）要求和我国的有关规定实施检验检疫。

（6）装运出境易腐烂变质食品、冷冻品的集装箱应实施适载检验。

2. 加工区与区外之间进出的应检物

（1）境内区外运入加工区的任何货物,海关不予检验检疫。

（2）加工区运往区外的法定检验检疫的货物,视同进口,按如下要求办理报检手续:属商品检验范围的,须实施品质检验;属食品卫生检疫范围的,须实施食品卫生检验;属《中华人民共和国实施强制性产品认证目录》（以下简称《强制性产品认证目录》）内的,需按照规定办理强制性产品认证证书或相关的免办证明;属动植物检疫范围的,不再实施动植物检疫;属卫生检疫范围的,不再实施卫生检疫;从加工区运往区外的废料和旧机电产品,海关按有关规定实施环保项目检验。要实施卫生注册登记和出口质量许可制度管理的企业,应按规定申请办理有关手续。用于食品、动植物产品的加工、存放场所应当符合食品卫生和动植物检疫的有关规定。

9.3 边境贸易货物的报检

9.3.1 边境贸易的概念

边境经济技术合作区、边境自由贸易区和边境特别管理区等区域有一定的特殊性,其检验检疫管理具有一定特点。依托以上区域开展的边境贸易,主要分为边民互市贸易和边境小额贸易。边民互市贸易,系指边境地区在边境线 20 公里以内、经政府批准的开放点或指定的集市上,在规定金额或数量范围内进行的商品交换活动。边境小额贸易,系指沿陆地边境线经国家批准对外开放的边境县（旗）、边境城市辖区内经批准有边境小额贸易经营权的企业,通过国家指定的陆地边境口岸,与毗邻国家边境地区的企业或其他贸易机构之间进行的贸易活动。边境贸易中的报检手续相对简化。

9.3.2 报检范围

海关对边境贸易进出口商品实行全申报（报检）管理制度。

（1）边境小额贸易中属《法检目录》内的进出口商品,边境小额贸易公司或其代理人应当依照有关法律、法规和规章的要求,向海关办理报检手续。

（2）边境小额贸易中不属《法检目录》的进出口商品,边境互市贸易的所有进出口商品,边境小额贸易公司或其代理人、边民互市贸易的主体或其代理人应当向海关如实申报进出口商品的品名、数量、金额、国别等信息。

9.3.3 报检所需单证

（1）报检时,应提供有关外贸证单;

（2）属于实行检疫许可制度或者卫生注册登记制度管理的货物报检时,应提供检疫许可证明或者卫生注册登记证明;

（3）入境展览物为旧机电产品的,应按旧机电产品备案手续办理相关证明。

9.3.4　报检程序

边境小额贸易中货物的报检手续与一般贸易进出口货物的报检手续基本相同。由于边民互市贸易的形式比较灵活,批量小,批次多,一般没有正规的贸易合同和单据,因此报检手续较为简化。

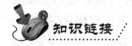

海关特殊监管区域	概　念
保税仓库	是指经海关批准设立的专门存放保税货物及其他未办结海关手续货物的仓库
出口监管仓库	指对已办结海关出口手续的货物进行存储、保税物流配送、提供流通性增值服务的海关专用监管仓库
保税物流中心（A 型）	指经海关批准,由中国境内企业法人经营、专门从事保税仓储物流业务的海关监管场所
保税物流中心（B 型）	指经海关批准,由中国境内一家企业法人经营,多家企业进入并从事保税仓储物流业务的海关集中监管场所
保税物流园区	指经国务院批准,在保税区规划面积或者毗邻保税区的特定港区内设立的、专门发展现代国际物流业的海关特殊监管区域
保税区	经国务院批准设立的、海关实施特殊监管的经济区域
出口加工区	指经国务院批准设立的,由海关实行封闭监管的,专门发展出口加工业的海关特殊监管区域
跨境工业园区	指经国务院批准,在实行享受保税区政策同时,与境内区外（内地）之间进出货物在税收方面又享受出口加工区政策的海关特殊监管区域
保税港区	指经国务院批准,设立在国家对外开放的口岸港区和与之相连的特定区域内,具有口岸、物流、加工等功能的海关特殊监管区域
综合保税区	设立在内陆地区的具有保税港区功能的海关特殊监管区域,由海关参照有关规定对综合保税区进行管理,执行保税港区的税收和外汇政策集保税区、出口加工区、保税物流区、港口的功能于一身,可以发展国际中转、配送、采购、转口贸易和出口加工等业务

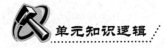
单元知识逻辑

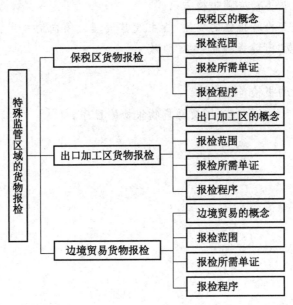

特殊监管区域的货物报检
- 保税区货物报检
  - 保税区的概念
  - 报检范围
  - 报检所需单证
  - 报检程序
- 出口加工区货物报检
  - 出口加工区的概念
  - 报检范围
  - 报检所需单证
  - 报检程序
- 边境贸易货物报检
  - 边境贸易的概念
  - 报检范围
  - 报检所需单证
  - 报检程序

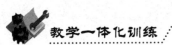
教学一体化训练

一、单项选择题

1. 从加工区出境的属商品检验和食品卫生检验范围的货物,不需实施品质检验、食品卫生检验的为( )。

    A. 标明中国制造的   B. 使用中国注册商标的

    C. 申领中国原产地证明书的   D. 标明国外制造的纺织品

2. 保税仓库所存货物的储存期限为( ),特殊情况经批准延长期限最长不超过( )。

    A. 1年;1年   B. 6个月;6个月

    C. 6个月;1年   D. 1年;6个月

二、多项选择题

1. 列入经国务院批准设立的特殊区域的范围包括( )。

    A. 保税区

    B. 经济特区

    C. 出口加工区

    D. 边境经济技术合作、自由贸易、特别管理区域

2. 加工区运往区外的法定检验检疫的货物视为进口,则( )。

    A. 属商品检验范围,须实施品质检验

    B. 属食品卫生检验范围内,须实施食品卫生检验

C. 属动植物检疫范围内,实施动植物检疫

D. 属卫生检疫范围的,实施卫生检疫

三、判断题

1. 进出保税区的货物不需办理报检手续。   （   ）

2. 进出保税区的法定检验检疫的物品,货主或其代理人须向海关申报或报检,海关凭"入境货物通关单"或"出境货物通关单"验放。   （   ）

四、简答题

1. 简述出口加工区的报检范围。

2. 简述保税区、出口加工区和边境贸易货物报检的程序。

附 录
报检常用英语词汇

一、检验检疫 Inspection

commercial inspection mark 商标标识　　conventional allowance 合同公差

date of completion 验讫日期　　health certification mark 卫生标志

heat treatment 热处理　　inspection 检验

quarantine 检疫

二、证单 Certificates and Bills

airway bill 航空运单　　bill of entry 报关单

bill of lading(海运)提单　　certificate of origin 原产地证书

China Compulsory Certificate (CCC)中国强制认证

clean bill of lading 清洁提单　　clean credit 光票信用证

commercial invoice 发票　　documentary credit 跟单信用证

documentary draft 跟单汇票　　draft 汇票、草案

GSP Certificate of Origin 普惠制原产地　　sight draft 即期汇票

in duplicate 一式二份　　in quadruplicate 一式四份

in triplicate 一式三份　　sight L/C 即期信用证

三、外贸 Foreign Trade

air transport 空运　　allowance 允差,折扣

amount 总数,总额　　applicant 申请人

as follows 如下　　as per 依据,按照

at the request 应……请求　　beneficiary 受益人,收款人

document against acceptance (D/A)承兑交单

document against payment (D/P)付款交单

duty free 免税

四、包装 Packing

bale 包,捆　　cardboard 卡纸,卡纸板

carton 纸箱　　case 箱、盒

cask 木桶　　container 集装箱,容器

gunny bag 麻袋　　in bulk 散装

kraft paper 牛皮纸　　oil paper 油纸

package 包装，包件

pallet 托盘

plastic bag 塑料袋

wooden case 木箱

wooden crate 纸条箱

五、运输 Transportation

destination 目的地，目的港

port of lading 装货港

port of delivery 交货港

port of discharging/unlading 卸货港

shipper 托运人，发货人

六、保险 Insurance

all risks 一切险，全部险

force majeure 不可抗力

policy 保险单

七、世界主要港口 Major Ports of the World

Amsterdam 阿姆斯特丹

Antwerp 安特卫普

Barcelona 巴塞罗那

Bordeaux 波尔多

Boston 波士顿

Busan，Pusan 釜山

Berlin 柏林

Cairo 开罗

Cape Town 开普敦

Chicago 芝加哥

Chittagong 吉大港

Hiroshima 广岛

Kawasaki 长崎

Kingston 金斯顿

Liverpool 利物浦

London 伦敦

Long Beach 长滩

Los Angeles 洛杉矶

Manchester 曼彻斯特

Marseille 马赛

Melbourne 墨尔本

Nagasaki 长崎

Nagoya 名古屋

Naples（Napoli）那不勒斯

New York 纽约

Osaka 大阪

Quebec 魁北克

Rotterdam 蔻特丹

Seattle 西雅图

Southampton 南安普顿

Sydney 悉尼

Tokyo 东京

Toronto 多伦多

Vancouver 温哥华

Venice 威尼斯

Victoria 维多利亚

Yokohama 横滨

参 考 文 献

［1］张玲,刘文娟. 报检实务［M］. 北京:科学出版社,2016.

［2］焦朝霞. 国际贸易报检实务［M］. 北京:清华大学出版社,2016.

［3］李贺,姚雷,田南生. 报检实务［M］. 上海:上海财经大学出版社,2016.

［4］曾理,赵崎. 报检实务与操作［M］. 北京:清华大学出版社,2016.

［5］王桂英、牛淑梅. 出入境报检实务［M］. 北京:中国海关出版社,2017.

［6］李贺,潘福妮,文楚江. 报检与报关实务［M］. 上海:上海财经大学出版社,2019.

［7］中国检验检疫出入境货物报检实用手册编委会. 中国检验检疫出入境货物报检实用手册［M］. 北京:团结出版社,2019.

［8］中华人民共和国海关总署:http://www.customs.gov.cn。

［9］中华人民共和国商务部:http://www.mofcom.gov.cn。

［10］中国国际贸易单一窗口:http://www.singlewindow.gov.cn。

图书在版编目(CIP)数据

报检实务/金朵主编. —上海:复旦大学出版社,2019.12
(复旦卓越. 中高职贯通职业教育系列)
ISBN 978-7-309-13953-2

Ⅰ.①报… Ⅱ.①金… Ⅲ.①国境检疫-中国-高等
职业教育-教材 Ⅳ.①R185.3

中国版本图书馆 CIP 数据核字(2018)第 220497 号

报检实务
金 朵 主编
责任编辑/方毅超

复旦大学出版社有限公司出版发行
上海市国权路 579 号 邮编:200433
网址:fupnet@ fudanpress.com http://www.fudanpress.com
门市零售:86-21-65642857 团体订购:86-21-65118853
外埠邮购:86-21-65109143
上海四维数字图文有限公司

开本 787×1092 1/16 印张 14.25 字数 318 千
2019 年 12 月第 1 版第 1 次印刷

ISBN 978-7-309-13953-2/R · 1703
定价:32.00 元